Dr. Gary Smalley/Ted Cunningham

Mehr Spaß im Bett

Die Geheimformel für großartigen Sex

Dr. Gary Smalley/Ted Cunningham

Mehr Spaß im Bett

Die Geheimformel für großartigen Sex

SCM Hänssler

SCM

Stiftung Christliche Medien

Bestell-Nr. 394.939
ISBN 978-3-7751-4939-6

Internet: www.scm-haenssler.de
E-Mail: info@scm-haenssler.de
Übersetzung: Katrin Arnholz
Umschlaggestaltung: Bettina Nill
Titelbild: shutterstock.com
Satz: typoscript GmbH, Kirchentellinsfurt
Druck und Bindung: CPI – Ebner & Spiegel, Ulm
Printed in Germany

Inhalt

Garys Widmung:

Ich widme dieses Buch meiner Tochter Kari und ihrem Mann Roger Thomas Gibson. Roger ist nicht nur mein Literaturagent, sondern auch ein sehr guter Freund sowie ein ganz besonderer Ehemann und Vater. Es tut mir leid, liebe Väter auf der ganzen Welt, aber kein Vater kann einen besseren Schwiegersohn haben als ich. Ich kann mir auch nicht vorstellen, dass ein anderer Vater eine liebevollere und aufmerksamere Tochter haben kann, die nicht nur eine wunderbare Mutter ist, sondern bald auch ein kleines Mädchen, Zoie, aus Äthiopien adoptieren wird.

Teds Widmung:

Ich widme dieses Buch meiner Geliebten, meiner Braut und besten Freundin, Amy. Meine Liebe für sie wächst jeden Tag mehr. Wir haben große Träume für unser gemeinsames Leben. Sie ist eine tolle Mutter und leitet mit viel Hingabe das Kinderprogramm in unserer Gemeinde. Ich darf also nicht nur meine Zeit zu Hause mit ihr verbringen, sondern auch bei der Arbeit. Sie ist mein größter Fan, und ich bin ihr größter Fan.
Ich liebe dich, Amy!

Danke

Wir möchten Roger Gibson dafür danken, dass er mit uns geträumt und diesen Traum in die Realität verwandelt hat. Er ist nicht nur unser Literaturagent, sondern auch unser guter Freund.

Margaret Feinberg ist mehr als nur eine gute Autorin. Sie hat uns mit ihrem journalistischen Gespür bei der Zusammenarbeit immens geholfen und das Beste aus uns herausgeholt. Margaret dient mit ganzem Herzen und ist eine unglaublich gute Wortschmiedin.

Vielen Dank an Alex Field, der dieses Buch von Anfang bis Ende betreut hat. Er hat uns sehr ermutigt und es ist eine große Freude, mit ihm zusammenzuarbeiten.

Danke Regal und Gospel Light! Bill Greig III, Sie sind ein sehr guter Teamleiter. Wir danken auch dem Team, Bill Denzel, Bruce Barbour, Mark Weising, Aly Hawkins sowie dem Marketing und Sales Team bei Regal!

Außerdem wollen wir uns bei allen Mitarbeitern des Smalley Relationship Center bedanken. Tag für Tag helfen Sie anderen Menschen in ihren Ehen. Ihre harte Arbeit wird dankbar aufgenommen.

Danke, Norma Smalley, Terry Brown, Ron Cunningham, Bonnie Cunningham, Scott Weatherford, Austin Deloach, Kim Fertig, Sue Parks und Roger Gibson für das Lesen und die Anmerkungen zum Manuskript.

Die Mitarbeiter der Woodland Hills Community Church haben bei der Arbeit an dem Buch eine große Rolle gespielt. Ted Burden und Bernard Bourque haben viel von ihrem Wissen einfließen lassen. Pam Strayer tippte die Texte ein, und Denise Bevins hat sich während der Arbeit an dem Buch um die vielen kleinen Details in meinem Leben gekümmert. Richard Williams und Jim Brawner waren im Kreativprozess eine große Hilfe. Danke! Danke! Danke!

Viele unserer Freunde und Familien finden ihre Geschichte auf diesen Seiten wieder. Wir lieben euch und sind euch zu Dank für eure Geduld verpflichtet.

Vorwort

Dieses Buch ist meine (Garys) erste gemeinsame Veröffentlichung mit Ted Cunningham. Ich kenne Ted und seine Frau Amy seit sechs Jahren. Er ist ein großartiger Ehemann und Vater zweier wunderbarer Kinder, Corynn und Carson. Ted ist nicht nur ein guter Freund und guter Autor – er ist auch mein Pastor. Ted und ich sind beide seit mehr als sechs Jahren Gemeindeälteste der Woodland Hills Church in Branson, Missouri. Jede Woche freuen sich Norma, meine Frau, und ich darüber, wie Gott durch Ted zu Tausenden in unserer Gemeinschaft spricht. Seine Predigten sind so praxisnah und so ehrlich. Ich habe viel von Ted gelernt und gern mit ihm an diesem Buch zusammengearbeitet. Ich weiß, dass auch Sie viel von ihm lernen werden.

(Übrigens: Die Namen der Personen in diesem Buch sowie die Details der Geschichten, die wir erzählen, sind verändert worden, um die Betroffenen und ihre Beziehungen zu schützen.)

Kapitel 1

Ein solider Unterbau für den besten Sex

Ellen war ziemlich nervös, als sie das Gemeindezentrum betrat. Sie war in einer guten, vom Glauben geprägten Familie aufgewachsen; ihre Eltern hatten erst kürzlich ihren 35. Hochzeitstag gefeiert. Niemals hätte Ellen gedacht, dass sie einmal professionelle Beratung brauchen würde – schon gar nicht für ihre Ehe.

Als sie im Warteraum saß, ertappte sie sich dabei, wie sie sich ihr halblanges, blondes Haar wieder und wieder um den Zeigefinger wickelte – eine Angewohnheit, die sie schon als Kind gehabt hatte. Immer wenn sie unruhig oder aufgebracht war, griff sie darauf zurück. Als ihr bewusst wurde, was sie tat, presste sie ihre Hände im Schoß fest aneinander. Sie wusste, dass sie mit jemandem über ihre Ehe reden musste – darüber, was wirklich vorging. Der Pastor, der sie und ihren Mann getraut hatte, schien der Richtige dafür zu sein.

In den nächsten Minuten nahm sie ihre Umgebung wie durch einen Schleier wahr. Die Sekretärin rief ihren Namen. Sie stand auf und ging den langen Flur hinunter, an dessen Ende sie der Pastor mit einem festen Händedruck begrüßte. Sie setzte sich in einen etwas zu großen, abgenutzten Ledersessel.

»Mit was würden Sie gerne anfangen?«, fragte der Pastor.

Ellen holte tief Luft. »Wir sind seit fünf Jahren verheiratet und haben zwei bis dreimal in der Woche Sex«, sagte sie mit einer Ruhe, die sie selbst verblüffte.

»Das erscheint mir gut und gesund zu sein«, antwortete der Pastor.

»Aber …« Sie schaute auf den Boden, suchte nach den richtigen Worten oder zumindest dem Mut, sie zu äußern. »Ich habe noch nie einen Orgasmus gehabt.«

Ihr stiegen die Tränen hoch. Es war, als hätten sich alle Schleusen geöffnet; sie konnte sie jetzt nicht mehr zurückhalten. »Was mache ich falsch? Was macht er falsch? Was machen wir falsch?«, fragte Ellen und wischte sich mit dem Handrücken die Tränen von den Wangen.

Der Pastor schaute Ellen an. Er sah ihren Schmerz. Er konnte eine Spur davon sogar in sich selbst spüren. Aber er hatte keine Antwort. In seiner Ausbildung war ihm eine großartige Theologie beigebracht worden, aber solche Fragen wurden nie behandelt. Eine ganze Flut von Gedanken schoss ihm durch den Kopf: *»Wie kann der Ehemann dieser jungen Frau 300 oder 400 Mal Sex mit ihr gehabt haben, ohne dass er merkt, dass seine Frau keinen Orgasmus hat? Wie durcheinander oder sogar schuldig muss sie sich nach dem Sex fühlen! Was haben ihre jeweiligen Eltern vergessen, ihnen zu sagen? Soll ich etwa den jungen Mann zur Seite nehmen und ihm ein paar Skizzen zeichnen? Ist das überhaupt eine Frage, die man einem Pastor stellt? Ist das eine Frage, die ein Pastor beantworten sollte? Sollte ich die beiden an jemand anderen verweisen? Wie oft erlebt eigentlich meine Frau einen Orgasmus? Was, wenn meine eigene Frau sich genauso fühlt wie diese junge Frau?«*

Schweißperlen formten sich über seinen Augenbrauen und der Pastor antwortete: »Sie sind eine sympathische Frau und ich möchte, dass Sie den besten Rat bekommen. Ein guter Freund, der hier in die Gemeinde geht, ist Arzt, und ich weiß, dass er sich auch mit diesen Fragen beschäftigt. Wenn Sie möchten, vereinbare ich einen Termin für Sie. Bis dahin stehe ich Ihnen gern zur Verfügung. Wir können gemeinsam mit Ihrem Mann ein Gespräch führen, oder ich rede allein mit ihm.«

Sex. Für einige ist das ein Tabu-Thema. Andere finden es abstoßend. Wieder andere vermarkten es und verdienen Millionen damit. Wussten Sie, dass die meisten Paare genauso ungern über Sex reden wie über ihre eigene Beerdigung? Vielleicht ist die christliche Gemeinde deshalb in Bezug auf Sex in Todesstille verfallen.

Einige sind dem Mythos aufgesessen, dass Sex etwas ist, das nur zwischen Ehemann und Ehefrau besprochen werden sollte. Doch auch wenn Sex etwas Heiliges ist, das in einer Ehe einen Schutzraum braucht, müssen wir darüber reden, wenn wir die Thematik achten und schützen wollen. Gott fürchtet sich nicht vor diesem Thema. Wussten Sie, dass Gott uns mehr Gebote über Sex gegeben hat als über Erziehung? Die Bibel enthält mehr Informationen und Richtlinien dazu, wie man ein Baby zeugt, als dazu, wie man sich um ein Baby kümmert! Gott hat uns Sex geschenkt – ein Geschenk, das wir wertschätzen, feiern und genießen dürfen.

In meinen 45 Jahren Erfahrung als Paartherapeut haben mich viele Menschen gefragt: »Gary, warum hast du nie ein Buch über Sex geschrieben?« Die Antwort ist einfach. »Ich weiß es nicht.« Ich habe auf Konferenzen und in Seminaren über die Unterschiede zwischen Männern und Frauen gesprochen, aber ich habe dem größten Geschenk Gottes an die Ehe, Sex, nie ein ganzes Buch gewidmet.

Gott hat uns Sex geschenkt – ein Geschenk, das wir wertschätzen, feiern und genießen dürfen.

Deshalb ist das Buch, das Sie in den Händen halten, so wertvoll. Es soll nicht nur Ihre Ehe und Ihre Beziehung zu Ihrem Partner oder Ihrer Partnerin stärken – es soll Sie zudem für den besten Sex Ihres Lebens vorbereiten. Sie werden erfahren, wie Sie in Ihrer Beziehung die richtige Atmosphäre dafür schaffen. Wir werden die geschlechtsspezifischen Unterschiede zwischen Ihnen und Ihrem Partner oder Ihrer Partnerin erklären. Wir kommen auch direkt zur Sache und sprechen über Vorspiel, Sexualverkehr und wie Sie Ihre Kreativität kultivieren können. Sie werden die geistliche Dimension von Sex entdecken lernen – so haben Sie Sex vielleicht noch nie betrachtet. Schließlich wollen wir auch Anregungen geben, wie Sie Konflikte besser bewältigen und Ihre Beziehung stärken können, so dass Sie vom heutigen Tag an tatsächlich den besten Sex Ihres Lebens genießen können.

Auf dem Weg dahin werden Sie erfahren, wie Sie Ihre Kommunikation verbessern und Antworten auf einige der schwierigsten Fragen über Sex, Romantik und Intimität finden können.

Die Mehrheit aller sexuellen Probleme kann auf Probleme innerhalb einer Beziehung zurückgeführt werden. Dieses Buch wird keine körperlichen oder psychologischen Einschränkungen behandeln, die die Sexualität beeinflussen. Wir sind keine Ärzte oder Psychologen. Wir wollen Ihnen im Beziehungsaspekt Ihrer Sexualität helfen.

Wir werden jedoch nicht nur allgemeine Informationen abhandeln, die sowohl für den Mann als auch die Frau gelten. Wir werden ebenso spezifische, erprobte Methoden für jedes der beiden Geschlechter einzeln vorstellen.

Die Formel für großartigen Sex

Vielleicht fragen Sie sich: *Wie können Gary und Ted mir eigentlich versprechen, dass ich den besten Sex meines Lebens haben werde?* Weil Gott Sex so geschaffen hat, dass er viel mehr ist als reiner Geschlechtsverkehr. In den folgenden Kapiteln sprechen wir nicht nur über das Vorspiel, den Akt und den Nachklang, sondern vor allem auch darüber, unter welchen Voraussetzungen in Ihrer Ehe überhaupt die Basis und die Atmosphäre für den besten Sex entwickelt werden können – die Art von Sexualität, für die Sie und Ihr Partner bzw. Ihre Partnerin geschaffen wurden!

Bevor wir zu weit vorgreifen, zur Veranschaulichung eine einfache und doch sehr wirksame Formel:

Gegenseitige Wertschätzung ➲ Sicherheit ➲ Intimität ➲ Sex

Was diese Darstellung mit dem besten Sex Ihres Lebens zu tun hat? In den folgenden Kapiteln werden Sie erfahren, wie gegenseitige Wertschätzung Sicherheit schafft. Sicherheit bereitet wiederum den Boden für Intimität. Und Intimität ist die Voraussetzung für großartigen Sex. Tatsache ist, dass Sie keinen großartigen Sex ohne Wertschätzung und Offenheit füreinander erleben können.

Die Reise zum besten Sex Ihres Lebens – dem Sex, für den Gott Sie und Ihren Partner bzw. Ihre Partnerin geschaffen hat – beginnt auf dem Weg zu Ihrem Herzen. Der Gedanke, Ihr Partner oder Ihre Partnerin wären der Grund für Konflikte in Ihrer Ehe, ist zu kurz gedacht. Ihre Herzen geben den Kurs vor, wie sich Ihre Partnerschaft entwickelt. Der beste Sex Ihres Lebens beginnt in Ihrem eigenen Herzen, nicht in Ihrem Kopf oder zwischen Ihren Beinen.

Kompass für den besten Sex Ihres Lebens

Wir wollen Ihnen in diesem Buch die Richtung zeigen, wie Sie die möglichst beste und sicherste Beziehung führen können. Sobald die gegenseitige Wertschätzung und Sicherheit, die Sie in Ihrer Beziehung haben, beständig ist, wird Ihr Sexleben besser werden, als Sie es sich vorstellen können.

Zu Anfang gleich das Wichtigste: Versuchen Sie nie, Ihr Sexleben zu verbessern. Arbeiten Sie stattdessen an Ihrer Wertschätzung füreinander sowie an der Sicherheit in Ihrer Beziehung. Sie werden entdecken, dass guter Sex das Nebenprodukt einer liebevollen Beziehung ist. Die Wirkung ist vergleichbar mit dem Geldverdienen: Wenn Sie jeden Tag nur darauf aus sind, Ihr Einkommen zu vermehren, werden Sie schnell feststellen, wie flüchtig Geld sein kann. Es ist wie der Goldtopf am Fuße des Regenbogens. Jagen Sie nicht dem Gold nach; streben Sie stattdessen danach, den Menschen, die Sie lieben, mit etwas zu dienen, das sie wirklich brauchen. Bieten Sie einen guten Service an. Sie werden sehen, wie das Geld stetig fließen wird. Mit Sex ist es dasselbe. Bauen Sie mehr Wertschätzung und Sicherheit auf, und die sexuelle Zufriedenheit wird ganz wie von selbst steigen.

Die Reise zum besten Sex Ihres Lebens – dem Sex, für den Gott Sie und Ihren Partner bzw. Ihre Partnerin geschaffen hat – beginnt auf dem Weg zu Ihrem Herzen.

Ich (Gary) kann das aus eigener Erfahrung bestätigen. Meine sexuelle Beziehung zu Norma hat sich entscheidend verändert, als meine Wertschätzung für sie wuchs. Das ist, was Wertschätzung meint: Den anderen wie ein besonderes Geschenk zu behandeln, wie etwas, das sehr wertvoll ist.

Vor einigen Jahren kam ich von einer zweiwöchigen Konferenz wieder, auf der es darum ging, wie wichtig es ist, einander wertzuschätzen und zu ehren. Ich erkannte damals, dass ich bis dahin erwartet hatte, dass Norma mich im Bett glücklich machen sollte. Auf dieser Konferenz hörte ich von einem Prinzip, das das Leben verändern kann: Wenn wir unser Leben für andere hingeben, können wir es von Gott zurückgewinnen.

Ich kam nach Hause, ohne zu wissen, was mich erwarten würde. Ich wollte einfach meiner Frau dienen, da Gott mich mit sich selbst füllte. Nach drei Wochen fragte mich Norma, warum ich seither keine sexuellen Annäherungsversuche unternommen hätte. Ich war selbst überrascht – ich hatte nicht einmal daran gedacht! Ich hatte mich darauf konzentriert, Gott zu dienen und ihm zu vertrauen, alle meine Bedürfnisse zu stillen. Und er hatte es getan.

Ich erklärte ihr, dass ich keine Erwartungen an sie hatte und ihr einfach nur dienen wollte, so gut ich es konnte. Dann sagte sie etwas, das ich nie vergessen werde: »Das brauche ich auch so sehr. Ich möchte gehalten werden und möchte es genießen können.«

Noch nie hatte ich diese Worte gehört. Wenn Sie Ihre Kraft darauf konzentrieren, Ihrem Partner oder Ihrer Partnerin zu dienen, ihn oder sie wertzuschätzen und zu achten, dann wird der andere nach Wegen suchen, Ihre Liebe zu erwidern. Meine Frau hat sich nie wieder gegen Sex gesperrt.

Im nächsten Kapitel werden wir Ihnen das Wissen und die Fähigkeiten vermitteln, damit Sie die bestmögliche Grundlage für die Sexualität in Ihrer Ehe schaffen können.

@ GarySmalley.com

Jede Woche stellen auf unserer Internetseite GarySmalley.com viele Menschen Fragen zu Problemen in ihrer Ehe. Wir tun unser Bestes, diese Fragen biblisch fundiert und praxisnah zu beantworten. Die folgende typische Frage einer Frau, die nicht verstanden hat, wie Sex und sexuelle Intimität miteinander zusammenhängen, klingt vielleicht vertraut:

Frage: Ich bin seit 34 Jahren verheiratet, und schon von Anfang an gab es Probleme mit dem Sex. Jahrelang habe ich versucht, meinen Mann zufriedenzustellen – egal, was das bedeutete und wie oft er wollte –, aber irgendwann war ich einfach erschöpft. Ich wusste nicht, wie ich meine eigenen Bedürfnisse ausdrücken konnte, so dass er meine Gefühle wahrnehmen und verstehen konnte – also blieben sie unbefriedigt. Im Moment halten wir beim Sex einfach nur durch – weder für ihn noch für mich entsteht dabei echte Intimität. Es fühlt sich erzwungen und leistungsorientiert an. Es macht mich krank. Wie kann ich anfangen, das Drehbuch zu meinem Sexleben umzuschreiben?

Antwort: Wir beglückwünschen Sie dazu, dass Sie die Probleme in Ihrem Sexleben in Angriff nehmen. Die meisten Männer werden sexuell durch das stimuliert, was sie sehen. Die meisten Frauen dagegen werden durch das, was sie fühlen, stimuliert. Intimität bedeutet, daran zu arbeiten, den Bedürfnissen des Partners nachzukommen. Ich glaube fest, dass es möglich ist, dass beide Partner davon profitieren! Sie und Ihr Mann können ein neues Sicherheitsgefühl in Ihre Ehe bringen. Es klingt so, als würde Sie beide es brauchen und sich wünschen.

Denken Sie zunächst daran, dass *die einzige Person, die Sie ändern können, Sie selbst sind.* Sie können Ihren Mann nicht verändern. Ihr Problem ist auch nicht im Schlafzimmer zu lösen. Fangen Sie mit der Erkenntnis an, dass Sie weder seinen Sexualtrieb noch seine Ziele beim Sex ändern werden.

Zweitens: *Das genannte Problem ist selten das wirkliche Problem.* Fragen Sie sich, ob Sex tatsächlich das Problem ist, um das es wirklich geht. Vielleicht fühlt sich Ihr Mann als Liebhaber nicht bestätigt? Fühlt er sich vollwertig auf sexuellem Gebiet? Sex ist immer ein Gradmesser dafür, wie gut Ihre Ehe ist. Ist Ihr Mann bereit, eine Situation zu finden, von der Sie beide profitieren können? Wenn ja, fangen Sie an, nach so einer Lösung zu suchen. Das mag eine Weile dauern, aber es lohnt sich. Vielleicht liest er dieses Buch mit Ihnen? So könnten Sie bestimmte Themen vielleicht einfacher ansprechen, da wir als unabhängige Dritte den Input geben.

Sex wird Sie nie befriedigen und erfüllen, wenn Sie sich in Ihrer Beziehung nicht sicher fühlen und der Ärger in Ihr Innerstes eingedrungen ist. Guter Sex braucht Offenheit. Unsere Seelen verschließen sich nach Jahren harter Worte, emotionaler Distanz und Frust. Norma Smalley benutzt gern das Bild von einem »Seelentunnel«, um das Konzept einer offenen und einer verschlossenen Seele zu verdeutlichen:

> Gott hat so gute Arbeit geleistet, als er uns geschaffen hat! Wenn mein Seelentunnel voller Steine ist, macht mir Sex keinen Spaß. Gott hat sich das wohl so gedacht, damit wir keinen Ärger in uns festhalten. Ich denke, dass ein Mann Folgendes verstehen lernen muss: Wenn er um Vergebung bittet, muss er jeden Stein einzeln wegräumen. Viele Männer wollen den Tunnel auf einmal ausräumen. Aber das funktioniert nicht. Die Steine sind über die

> Jahre hinweg dort angesammelt worden, und es braucht Zeit, sie wieder zu entfernen.

Es hilft außerdem sehr – idealweise schon am Altar – zu vereinbaren, bestimmte Worte in der Ehe nie zu benutzen. Norma und ich haben einander versprochen, nie das Wort »hassen« zu verwenden bzw. Dinge zu sagen wie: »Ich werde mich von dir scheiden lassen.« Oder: »Ich ertrage dich nicht.« Es gibt Worte, die so vergiftet sind, dass sie auch dann noch schwer aus dem Gedächtnis zu vertreiben sind, wenn der andere um Vergebung bittet.

Wenn es nichts hilft, dasselbe wieder und wieder zu versuchen, denken Sie an etwas anderes. Vielleicht eine Paartherapie. Versuchen Sie, Ihrem Mann zu sagen, wie sehr Sie ihn lieben und dass Sie den Rest Ihres Lebens mit ihm verbringen wollen. Und auf diesem Gebiet wollen Sie gern gemeinsam an Ihren Problemen arbeiten. Fragen Sie ihn, ob er bereit ist, gemeinsam nach einer Lösung zu suchen, bei der Sie beide gewinnen.

Intimität beginnt nicht im Schlafzimmer; sie findet im Schlafzimmer ihren Höhepunkt. Sexuelle Probleme zeigen, dass irgendwo größere Probleme liegen. Konzentrieren Sie sich auf das, was Sie selbst tun können, sehen Sie Ihre eigene Verantwortung, und Ihr Weg wird frei sein für mehr Sicherheit und Kommunikation in Ihrer Ehe – und hoffentlich den besten Sex Ihres Lebens!

Zusammenfassung

Sex ist ein Geschenk Gottes an uns, das wir wertschätzen, feiern und genießen dürfen.

Die Mehrheit aller sexuellen Probleme kann auf Probleme innerhalb der Beziehung zurückgeführt werden.

Gott hat bei Sex an so viel mehr gedacht als an reinen Geschlechtsverkehr.

Die Reise zum besten Sex Ihres Lebens – dem Sex, für den Gott Sie und Ihren Partner bzw. Ihre Partnerin geschaffen hat – beginnt auf dem Weg zu Ihrem Herzen.

Bettgeflüster

Wie oft, wenn überhaupt, hast du mit deinen Eltern über Sex gesprochen?

Welches Bild haben sie dir darüber vermittelt?

Gibt es Fragen oder Themen, die deiner Meinung nach tabu sind und die wir nicht besprechen sollten? Welche?

Wie würdest du auf einer Skala von 1 bis 10 – 1 schal und reizlos, 10 aufregend und inspirierend – unsere Ehe einstufen?

Wann fühlst du dich am meisten von mir geliebt?

Kapitel 2

Alles zum Köcheln bringen

Viel zu viele Paare gehen zu zögerlich mit dem Thema Sex um. Ich erinnere mich an die Geschichte einer Frau, die ich oft bei meinen Seminaren erzähle. Diese Frau nahm an einer Ehe-Konferenz teil. Ihr Mann wollte nicht mitkommen. Es gefiel ihr sehr gut und sie freute sich darüber, dass sie so viel Neues gelernt hatte. Als sie nach Hause kam, sagte sie zu Ihrem Mann: »Schatz, ich wünschte du wärest dabei gewesen – es war fantastisch! Ich möchte dir gern so viel davon erzählen.«

»Das ist schön«, antwortete ihr Mann, »aber ich habe gerade viel zu tun. Lass uns später darüber reden.«

»Könnten wir wenigstens eine Sache kurz besprechen, die ich gelernt habe? Sie ist so einfach und trotzdem einleuchtend.«

»Okay – eine Sache, solange es schnell geht«, antwortete er.

»Der Redner hat gesagt, dass es, gerade wenn die Kinder noch aufwachsen, wichtig ist, dass wir auch als Paar, nur zu zweit, etwas unternehmen. Wenn wir jetzt ein gemeinsames Hobby haben, werden wir nachher nicht so verloren dastehen, wenn sie ihre eigenen Wege gehen.«

»Du darfst nicht alles glauben, was du auf einem Seminar hörst«, antwortete der Mann.

»Aber ich denke, dass er recht hat«, schoss sie zurück. »Die Idee hat mir so gefallen, dass ich mir schon Gedanken gemacht habe, was wir zusammen machen könnten.«

Der Mann bereitete sich innerlich auf das vor, was jetzt kommen würde.

»Würdest du mir beibringen, wie man jagt, so dass wir zusammen auf die Jagd gehen können?«

Der Mann konnte es nicht fassen. Seine Frau wollte mit ihm auf die Jagd gehen! Vielleicht waren solche Eheseminare doch nicht so übel.

Zu ihrem nächsten Geburtstag kaufte er seiner Frau ein Gewehr. Sie war begeistert. Als die Hirschjagd-Saison begann, gingen sie auf die Pirsch. Im Wald trennten sie sich. Als der Mann drei Schüsse hörte, die schnell nacheinander abgefeuert wurden, rannte er in diese Richtung. Dort fand er seine Frau, die sich offensichtlich mit einem Fremden stritt. Als er näher kam, hörte er, wie der Fremde seine Frau anschrie: »Sie können meinen Hirsch gern haben. Aber lassen Sie mich vorher meinen Sattel abnehmen!«

Auf irgendeine Art und Weise kann sich wohl jeder von uns, der verheiratet ist oder noch heiraten will, mit dieser Frau identifizieren: Die meiste Zeit wissen wir nicht, worauf wir zielen – vor allem wenn es um Sex geht. Wir wissen, dass wir Erfahrung und Übung brauchen, aber manchmal entwickeln sich die Dinge doch nicht so, wie wir es erwartet haben. Und manchmal lernen wir am meisten aus unseren größten Fehlern.

Alles lässt sich wieder auf die Formel zurückführen, die wir im ersten Kapitel schon erwähnt haben:

Gegenseitige Wertschätzung ➲ Sicherheit ➲ Intimität ➲ Sex

Ich (Gary) habe länger als erwartet gebraucht, um die Wahrheit dieser Formel zu erkennen. Aber sie beweist sich in unzähligen Ehen immer wieder. Mehr als 10 000 Paaren habe ich weltweit folgende Fragen gestellt:

- Welche Dinge stärken Ihrer Meinung nach eine Beziehung?
- Welche Dinge schwächen Ihrer Meinung nach eine Beziehung?

In ihren Antworten wurde deutlich, dass Sex immer in irgendeiner Weise mit der Qualität einer Beziehung zu tun hat – aber ich brauchte noch einige Jahre länger, um zu verstehen, dass alles mit der Wertschätzung füreinander beginnt. Über die Jahre hinweg habe ich gelernt, wie wichtig sie für eine gesunde Ehe ist. Mein bester Lehrer auf diesem Gebiet war und ist meine beste Freundin – meine Frau Norma.

Sich mehr wertschätzen lernen

Als Norma und ich uns kennenlernten, waren wir nicht sofort ein festes Paar. In den ersten vier Jahren unserer Beziehung haben wir uns in regelmäßigen Abständen getrennt und sind dann wieder zusammengekommen. Schließlich haben wir geheiratet. (Ich kann immer noch nicht fassen, dass sie mich tatsächlich geheiratet hat.)

Bald nach unserer Hochzeitsreise fing ich an, unbewusst das Verhalten meines Vaters nachzuahmen. Als Jüngstes von sechs Kindern hatte ich meinem Vater immer wieder dabei beobachtet, wie er wegen meiner älteren Brüder und Schwestern zornig explodierte. Mein Vater und meine Mutter stritten sich oft äußerst heftig. Ich lernte schnell, dass es gewisse Dinge gab, die ich besser nicht zu meinem Vater sagte. Es war besser, manches hinunterzuschlucken.

Wie oft warf mein Vater seine Serviette auf den Tisch und stieß wütend hervor: »Ich gehe. Keiner in dieser Familie respektiert mich!« – Ein Ausspruch, auf den meine Geschwister mit den Worten reagierten: »Super. Dann hau endlich ab!« In meiner Kindheit hatte ich keine Ahnung davon, was es bedeutet, eine harmonische Familie zu sein – erst recht nicht, was eine gesunde Ehe ist. Nie habe ich meinen Vater meine Mutter umarmen sehen. Ich wusste auch nicht, was es wirklich bedeutete, jemanden zu lieben. Meine älteren Schwestern erzählen, dass mein Vater ein gutmütiger Mensch gewesen sei, manchmal sogar ein richtiger Spaßvogel. Bei meiner Geburt muss er wohl schon von den ersten fünf Kindern erschöpft gewesen sein.

Es war mir überhaupt nicht klar, wie stark die Erlebnisse meiner Kindheit meine Beziehung zu Norma beeinflussen würden. Ich wusste nicht, dass die Art und Weise, wie unsere Eltern uns ihre Beziehung vorleben (oder nicht vorleben), noch Jahre später verheerenden Schaden anrichten kann. In den ersten fünf Jahren ging es mit unserer Ehe rapide bergab. Ich hatte nicht die geringste Ahnung, wie ich diese Entwicklung aufhalten konnte. Ich redete mit Norma und sprach bestimmte Dinge an, die sie meiner Meinung nach verändern sollte, damit unsere Beziehung besser laufen sollte.

Eines Tages kam ich von der Arbeit nach Hause. Norma drehte sich nicht einmal um, um mich zu begrüßen und »Hallo« zu sagen. Sie sagte gar nichts. Ich wusste, dass die Zeichen auf Sturm standen.

»Was ist los?«, fragte ich zaghaft.

»Nichts!«, gab sie hart zurück.

Damals wusste ich noch nicht, dass Kommunikation – besonders zwischen Mann und Frau – vor allen Dingen nonverbal abläuft. »Nichts« bedeutete in diesem Fall »eine ganze Menge«.

»Können wir darüber reden?«, machte ich einen neuen Anlauf.

Sie schüttelte den Kopf. Ein paar Stunden später konfrontierte sie mich mit der brutalen Wahrheit: Der Grund, warum sie sich immer dagegen verwehrt hatte, mit mir darüber zu reden, was sie in unserer Beziehung frustrierte und verletzte, war, dass ich mich nicht verändern wollte. Ich hatte nie etwas verändert oder mich angepasst. Es war für sie zu schmerzhaft geworden, über unsere Probleme zu reden. An diesem schicksalhaften Tag fragte ich sie, was mit unserer Ehe nicht stimmte. Endlich hatte ich selbst nichts mehr zu sagen und war bereit, ihr zuzuhören. Noch heute erinnere ich mich an Normas Antwort: »Ich habe es dir schon hundertmal gesagt, aber du verstehst es einfach nicht.«

»Bitte, sag es mir noch einmal, Norma. Bitte«, bettelte ich.

Sie begann zu reden. Zum ersten Mal hörte ich auf jedes einzelne Wort, hörte mir jeden Gedanken bewusst an. Dann sagte sie etwas, das unsere Ehe für immer veränderte: »Ich habe das Gefühl, dass alles auf dieser Welt für dich wichtiger ist, als ich es bin.«

»Moment mal«, sagte ich. »Was meinst du damit, dass mir alles auf der Welt wichtiger sei als du?« Ich verstand nicht genau, was sie mir sagen wollte.

»Schau dir einfach dein Leben an«, antwortete sie. »Alles ist wichtiger für dich als ich. Deine Arbeit ist wichtiger. Jagen und Angeln sind dir wichtiger. Alles ist dir wichtiger als ich.«

»Meinst du auch Fernsehen und solche Sachen?«, fragte ich.

»Ja … Fernsehen und solche Sachen auch.«

Die Art und Weise, wie ich mein Leben lebte, zeigte meiner Frau, dass alles andere wichtiger war als die Person, die ich liebte.

Ich starrte sie geplättet an. Ich muss ausgesehen haben wie eine dieser Comic-Figuren, die gerade mit der Bratpfanne eins übergezogen bekommen hatten. Auf keinen Fall hielt ich Fernsehen für wichtiger als meine Frau. So etwas hätte ich nie gesagt. Aber mein Verhalten sprach eine andere Sprache. Die Art und Weise, wie ich mein Leben lebte, zeigte meiner Frau, dass alles andere wichtiger war als die Person, die ich liebte.

An diesem Tag traf ich eine Entscheidung, die unsere Ehe für immer verändern sollte. Ich sagte: »Ich weiß zwar noch nicht, wie ich es umsetzen kann, aber ich werde ab heute alles tun, um dir zu zeigen, dass du die Nummer eins in meinem Leben bist. Von allen Menschen auf der Welt ist mir keiner so wichtig wie du. Es gibt keine Forelle, keine Fernsehsendung, nichts auf dieser Erde, dass mir wichtiger sein soll als du.«

Sofort begann ich zu lernen, was es bedeutet, meine Frau wertzuschätzen und zur ersten Priorität in meinem Leben zu machen. Ich entdeckte, dass die Grundlage für alles, was meine Frau und jeder Partner oder jede Partnerin braucht, in einem Wort zusammengefasst werden kann: Wertschätzung. Jemandem einen hohen Wert beimessen. Wenn wir jemanden oder etwas wertschätzen, verändert sich unsere Einstellung, was wiederum unser Handeln beeinflusst. Stellen Sie sich vor, Ihr Lieblingsschauspieler würde zum Abendessen zu Ihnen nach Hause kommen – Sie würden wahrscheinlich, zumindest ein wenig, Ehrfurcht empfinden und denken: *Ich bin gerade mit jemandem ganz Besonderen zusammen.*

> Die beiden wichtigsten Prinzipien, die die Liebe eines Paars erhalten und eine erfüllende Beziehung schaffen:
> 1. Ehren Sie Ihren Partner bzw. Ihre Partnerin.
> 2. Lassen Sie Ihre Beziehung auf sicherem Boden stehen.

Doch dieses Wörtchen »Wertschätzung« ist oft aus unserem Verhalten gegenüber anderen verschwunden. Unsere Welt ist voller Beispiele, wie Menschen einander missachten. Anstatt das Leben und andere Menschen zu ehren und zu würdigen, werden sie mehr und mehr schlecht gemacht. Wenn wir das Leben an sich nicht wertschätzen – einschließlich unser eigenes – wird das unser Handeln negativ beeinflussen.

Kommen Ihnen die folgenden Gedanken bekannt vor? *»Ich bin ein Idiot, aus mir wird nie etwas.«* Oder: *»Keiner mag mich!«* Das heißt, dass wir uns selbst zu wenig wertschätzen. Jeder Kommentar in dieser Art drückt uns nieder, rüttelt an unserem Selbstbewusstsein und schließlich an unserem Selbstwertgefühl. Doch diese Art von Gedanken sind nicht nur ein Ausdruck von Missachtung gegenüber uns selbst – sie missachten im Grunde auch Gott, der uns geschaffen hat. Bevor wir es merken, missachten wir auch die Menschen, denen wir begegnen. Wie wir uns selbst sehen und was wir über uns selbst denken, kommunizieren wir auch nach außen. Ehe wir uns versehen, werden wir von anderen so behandelt, wie wir uns selbst behandeln – mit recht wenig Wertschätzung.

Wie wir uns selbst sehen und was wir über uns selbst denken, kommunizieren wir auch nach außen.

Die gute Nachricht ist: Auch das Gegenteil stimmt! Wenn wir verinnerlichen, wie wertvoll wir als Menschen sind, ändert sich unser Selbstbild. Wir fangen an, uns zu verändern. Wir reagieren anders auf andere, und ehe wir uns versehen, werden wir auch anders behandelt.

Die Ehe respektieren

Wenn Sie Ihre Frau oder Ihren Mann wertschätzen, bedeutet das, dass Sie auch Ihrer Ehe einen hohen Stellenwert einräumen. Wussten Sie, dass die Ehe nicht von Menschen erfunden wurde? Sie hat ihren Ursprung in Gott. Genau wie Gott Sex geschaffen hat, worüber wir detailliert im 7. Kapitel sprechen werden, hat er uns auch die Ehe zum Geschenk gemacht.

Gott hat die Menschheit nach seinem Abbild geschaffen. »Und Gott sprach: Lasset uns Menschen machen, ein Bild, das uns gleich sei« (1. Mose 1,26; LUT). Diese Bibelstelle weist nicht so sehr auf die äußerliche Ähnlichkeit mit Gott hin, sondern auf seine emotionalen Eigenschaften.

1. Mose 2,18 beginnt mit den Worten »Dann sprach Gott, der Herr: ›Es ist nicht gut für den Menschen allein zu sein.‹« In anderen Worten: Es ist besser für einen Menschen, wenn er nicht allein ist. Also sagte Gott: »Ich will ihm ein Wesen schaffen, das zu ihm passt.« – Diese Formulierung soll ausdrücken, dass es um jemanden geht, der den Menschen begleitet und dort ergänzt, wo er selbst schwach ist. In der Lutherübersetzung steht dafür das Wort »Gehilfin«, auf Hebräisch *ezer*, was so viel heißt wie »jemand, der hilft«. Es bezieht sich auf einen Menschen, der den anderen unterstützt. Das gleiche Wort wird übrigens auch in Psalm 33, Psalm 70 und Psalm 15 benutzt. Hier bezieht es sich auf Gott. Er ist unser Helfer, wenn wir Sorgen und Not haben, wenn wir schwierige Zeiten erleben.

> Wir vertrauen auf den Herrn, denn nur er allein kann uns *helfen* und uns wie ein Schild beschützen. – Psalm 33,20

> Komm schnell, Gott, und rette mich! Herr, *hilf* mir. – Psalm 70,2

Israel, vertraue du auf den Herrn! Er ist dein *Helfer* und dein Schutz. – Psalm 115,9

Gott hat Ihnen einen Partner an Ihre Seite gestellt, damit er Ihnen eine Hilfe sein kann. Aber er hat Ihnen Ihren Partner nicht als Ersatz für sich selbst gegeben. Er erfüllt Ihre Bedürfnisse – aber Sie sind für Ihren geistlichen Weg hundertprozentig selbst verantwortlich. Sex hat auch eine geistliche Dimension (mehr dazu in Kapitel 10); doch zunächst ist es erst einmal wichtig zu verstehen, dass Ihre Partnerin oder Ihr Partner nicht für Ihren geistlichen Weg verantwortlich ist. Liebe Frauen, Sie sind für den geistlichen Weg Ihres Ehemannes absolut nicht verantwortlich. Dasselbe gilt für die Männer. Wir sollen stattdessen den anderen unterstützen und ihm eine Hilfe sein. Wir können unsere Liebe geben, Respekt und Ermutigung schenken. Aber Sie selbst sind der Chef Ihres Lebens; Ihr Partner bzw. Ihre Partnerin nicht. Sie allein sind vor Gott dafür verantwortlich, wie Sie Ihr Leben gestalten.

Nachdem Gott entschieden hatte, dass es für den Menschen nicht gut war, allein zu sein, berichtet die Bibel in 1. Mose, ließ er ihn in einen tiefen Schlaf fallen. Während er schlief, entnahm ihm Gott eine seiner Rippen und verschloss die Wunde. Aus der Rippe, die er dem Mann entnommen hatte, schuf Gott eine Frau. In 1. Mose 2,23 heißt es: »Endlich!«, rief Adam aus. »Sie ist ein Teil von meinem Fleisch und Blut! Sie soll ›Männin‹ heißen, denn sie wurde vom Mann genommen.« Ab da hatte Adam eine Gefährtin, die sein Leben geistlich, emotional und körperlich begleitete.

Gott hat einen Plan für Ihre Ehe: Dass Sie ein Leben lang miteinander lernen und wachsen.

Das war die erste Ehe überhaupt. Gott hat einen Plan für Ihre Ehe: Dass Sie ein Leben lang miteinander lernen und wachsen. Das mag einer der Gründe dafür sein, warum es im Buch Maleachi in der Bibel heißt, dass Gott die Scheidung hasst (Maleachi 2,16). Gott hasst nicht die Person, die sich scheiden ließ oder geschieden wurde, sondern das Zerbrechen einer Verbindung, die ganz natürlich durch die Ehe entstanden ist. Auch wenn diejenigen, die eine Scheidung durchlaufen haben, Gottes Gnade, Freiheit, Heilung sowie Vergebung erfahren können, ist eine Scheidung doch gegen Gottes Plan für Ihr Leben.

Vielleicht erscheint Ihnen eine Scheidung als einzige gangbare Möglichkeit. Jemand, den Sie kennen, hat seine Ehe im Herzen bereits aufgegeben. Aber Gott kann in jeder Art von Beziehung Wunder wirken. Sie müssen nicht aufgeben. Fangen Sie heute an, für Ihre Ehe zu kämpfen!

Ich (Ted) habe so eine Entscheidung selbst getroffen, als ich einige Jahre verheiratet war. Amy und ich waren auf einer Insel in der Nähe von Georgia im Urlaub. Ich erinnere mich, wie ich sie anschaute und ein Versprechen abgab: »Amy, ich will ehrlich mit dir sein. In den ersten sieben Jahren unserer Ehe und meines Dienstes wollte ich vor allem eins: bekannt werden. Ich wollte als guter Redner, Leiter und Lehrer bekannt werden. Meine Prioritäten lagen völlig falsch. Wenn ich sterbe, möchte ich nur für zwei Dinge bekannt sein: Ich möchte, dass die Leute mich als guten Ehemann und guten Vater in Erinnerung haben. Also: Egal wie gut oder schlecht sich unsere Beziehung entwickeln wird – ich will für immer mit dir zusammen sein.«

Amy sagte überhaupt nichts. Aber das brauchte sie auch nicht – ihr strahlendes Gesicht sprach Bände.

Wenn wir unserem Partner oder unserer Partnerin gegenüber real aussprechen, dass wir zu ihnen halten, dann ehren wir nicht nur unsere Ehe, sondern auch unseren Ehemann oder unsere Ehefrau. In diese Liebe sicher eingebettet, kann eine Beziehung sich nur positiv entwickeln.

Wie Sie Ihre Liebe im Alltag wertschätzen können

Dieses Wörtchen »Wertschätzung« beeinflusst unsere Einstellung und unsere Gefühle. Wann haben Sie das letzte Mal zu Ihrer Liebsten oder Ihrem Liebsten gesagt: »Unfassbar! Es ist einfach unglaublich. Ich sitze neben *dir*!« Wie hat sich das angefühlt? Wie, glauben Sie, hat sich Ihr Gegenüber gefühlt? Wenn Sie noch nie so etwas zu Ihrem Partner oder Ihrer Partnerin gesagt haben, versuchen Sie es doch einmal! Vielleicht fühlen Sie sich zunächst etwas unsicher – das ist ganz normal. Aber was Sie damit ausdrücken (und wir ermutigen Sie ausdrücklich dazu!), ist, dass Sie kaum glauben können, mit jemandem zusammen zu sein, der so wertvoll ist. Sie drücken Ihre Wertschätzung aus. Sie sagen: »Du bist mir viel wert! Du bist mir wichtig!« Das Beste daran ist, dass Sie es immer sagen können. Ich (Gary) sage es immer wieder, nicht nur meiner Frau, sondern auch meinen Kindern. Mein Sohn schaut zum Beispiel fern und ich komme in sein Zimmer und sage: »Unglaublich!«

Manchmal bin ich auf die Knie gesunken und habe gesagt: »Ich kann nicht glauben, dass ich mit dir unter dem gleichen Dach lebe.«

Normalerweise sagt er dann »D-a-a-d«, verdreht die Augen und lächelt. Ich mache es aber trotzdem – weil ich möchte, dass meine Frau und meine Kinder wissen, wie viel sie mir wert sind.

Wie Sie Ihre Liebe mit der Bibel wertschätzen

Die Liebe Ihres Lebens zu ehren bedeutet ganz einfach zu erkennen, wie viel Ihre Partnerin oder Ihr Partner Ihnen wert ist. Auch mithilfe der Bibel habe ich gelernt, meine Frau stärker wertzuschätzen. In bestimmte Textabschnitte füge ich einfach den Namen meiner Frau ein:

> Du hast [Name Ihres Partners] gesehen, bevor sie/er geboren war. Jeder Tag [ihres/seines] Lebens war in deinem Buch geschrieben. – Psalm 139,16
>
> Wie kostbar sind deine Gedanken über [Name Ihres Partners], Gott! Es sind unendlich viele. Wollte ich sie zählen, so sind sie zahlreicher als der Sand! – Psalm 139,17-18
>
> Du bist [Name des Partners] Vater und du liebst [sie/ihn] genauso, wie du deinen Sohn Jesus liebst. – nach Johannes 17,23
>
> Du hast [Name des Partners] berufen, als du die Schöpfung geplant hast. – nach Epheser 1,11-12
>
> Du wünschst dir nichts sehnlicher, als [Name des Partners] deine Liebe verschwenderisch zu schenken. – nach 1. Johannes 3,1

Suchen Sie nach Textstellen, die Ihnen zeigen, wie Gott die Liebe Ihres Lebens sieht, und die Sie daran erinnern, für Ihren Partner oder Ihre Partnerin zu beten!

Erwarten Sie Positives

Dieses Konzept ist eine weitere Möglichkeit, Ihren Partner oder Ihre Partnerin wertschätzen zu lernen. Das Geheimnis dahinter: Wenn Sie eine Entscheidung für oder gegen einen bestimmten Menschen treffen, werden Ihre Gefühle dieser Entscheidung folgen. Wir Menschen neigen dazu, nur das zu sehen, was wir erwarten. Das heißt: Wenn Sie Ihre Partnerin oder Ihren Partner für inkompetent, wertlos und unpünktlich halten, werden Sie auch besonders darauf achten, wenn er oder sie sich dementsprechend verhält, weil damit Ihr Urteil bestätigt wird.

Vor kurzem habe ich (Ted) den Film »The Sentinel – Wem kannst du trauen?« gesehen. Darin geht es um die Aufklärung eines Mordfalls an einem FBI-Agenten. Der Chef-Kriminologe für den Geheimdienst ist David Breckinridge (gespielt von Kiefer Sutherland). Breckinridge ist überrascht, als die örtliche Polizei schon nach 30 Minuten den Fall gelöst zu haben scheint. »Wissen Sie, was ich an solchen Schlussfolgerungen überhaupt nicht mag?«, sagt er. »Sie neigen dazu, nur noch nach Beweisen zu suchen, die Ihre These stützen. Ihnen fehlt ein frischer Blick auf neue Beweise. Noch schlimmer: Sie suchen nicht einmal danach.«

Viel zu oft neigen wir in unseren Partnerschaften zu einem ähnlichen Verhalten. Wir treffen, unbewusst oder bewusst, Urteile über das Verhalten, die Einstellung oder sogar den Wert unseres Partners oder unserer Partnerin und suchen nach Beweisen, die dieses Urteil noch untermauern.

Wenn Sie eine Entscheidung für oder gegen einen Menschen treffen, werden Ihre Gefühle folgen.

Wenn Sie glauben, Ihre Partnerin oder Ihr Partner sei faul, wird Ihnen nur solches Verhalten ins Auge stechen, das Ihr Urteil bestätigt. Vielleicht reagieren Sie überkritisch, wenn Ihr Mann oder Ihre Frau eine Stunde fernsieht – gleichzeitig übersehen Sie die Situationen, in denen er oder sie die Kinder badet, das Auto wäscht, den Rasen mäht oder das Abendessen vorbereitet. Sie werden es kaum bewusst wahrnehmen. Genau deshalb heißt es in der Bibel: »Konzentriert euch auf das, was wahr und anständig und gerecht ist. Denkt über das nach, was rein und liebenswert und bewunderungswürdig ist, über Dinge, die Auszeichnung und Lob verdienen« (Philipper 4,8). Konzentrieren Sie sich darauf. Nehmen Sie sich am besten gleich einen Stift und ein Blatt Papier und schreiben Sie auf, auf welchen Gebieten Ihr Partner oder Ihre Partnerin genau diese Eigenschaften erfüllt.

Konzentrieren Sie sich in dieser Woche im Gebet immer wieder auf diese Eigenschaften. Sie werden staunen, wie sich Ihre Einstellung und Ihre Beziehung verändern werden! Das ist das Geheimnis dieses Konzepts: Wenn Sie Ihre Einstellung gegenüber einem Menschen ändern, werden Ihre Gefühle folgen. Also fangen Sie an und treffen Sie positive Urteile über Ihren Partner bzw. Ihre Partnerin!

Ellens Happy End

Erinnern Sie sich noch an Ellen, deren Geschichte wir im 1. Kapitel erzählt haben? Ihre Geschichte hat ein Happy End, das wir Ihnen gern mitteilen möchten. Dieses Happy End hat mit Respekt und Wertschätzung zu tun.

Ellen ging in eine mittelgroße Gemeinde – nicht so klein, dass jeder jeden persönlich kannte, aber auch nicht so groß, dass sie sich in der Menge verstecken konnte. Die Gemeinde war gerade groß genug, dass sie viele andere Gemeindeglieder beim Vornamen kannte. Aber sie hatte mit niemandem eine engere Beziehung. Genau das machte es Ellen auch so schwer, ihren Pastor um Hilfe zu bitten und mit ihm über ihren sexuellen Frust zu sprechen: Sie kannte ihn nur oberflächlich und wusste nicht, wie er reagieren würde.

Ihr Pastor respektierte ihre Fragen und ihre Enttäuschung. Er nahm sogar ihren Ehemann beiseite und zeichnete ihm einige Skizzen. Er erklärte ihm ganz praktisch, wie er seiner Frau Freude am Sex bereiten konnte.

Ellens Ehemann nahm die Anregungen auf – auch wenn ihn die Gespräche und Instruktionen durch den Pastor zunächst schockierten und ihm äußerst peinlich waren. Ellens Ehemann schenkte ihr unheimlich viel Wertschätzung. Zunächst, indem er ihr zuhörte und sie zu verstehen versuchte. Später in derselben Woche schenkte er ihr den ersten Orgasmus in ihrer Ehe.

In der Folgewoche dankte er dem Pastor überschwänglich. Respekt und Wertschätzung – damit hat die Veränderung in Ellens Leben angefangen: mit einem Pastor, der ihr zuhörte, und einem Ehemann, der sie liebte. Sie haben gemeinsam an ihren Problemen gearbeitet und dabei besser als zuvor zueinander gefunden. Sie können das auch! Egal, mit welchen sexuellen Problemen Sie zu kämpfen haben – dieses Buch kann Ihnen besser helfen, als Sie es sich vorstellen können. Im nächsten Kapitel zeigen wir Ihnen, wie Sie die bestmögliche Atmosphäre für großartigen Sex schaffen können.

@ GarySmalley.com

Frage: Ich habe meinen Märchenprinz geheiratet, aber fürchte langsam, das »Glücklich bis ans Lebensende« wird sich nicht einstellen. War es wirklich Liebe oder habe ich mich mit meiner Fantasie und dem Glanz des Märchenprinzen selbst getäuscht?

Antwort: Dornröschen, Aschenputtel und Schneewittchen hatten auch nicht nur rosige Zeiten, bevor sie ihr »Glücklich bis ans Lebensende« bekamen. Und wissen Sie was? In Ihrer Ehe wird es nicht anders sein.

Die meisten von uns wachsen mit einem verzerrten Bild davon auf, wie eine gesunde Liebesbeziehung auszusehen hat. Unsere Vorstellungen kommen von Liedern, Büchern, Freunden, Filmen und aus dem Fernsehen, die die Liebe als etwas beschreiben, das schnell erblüht, einen überwältigt, romantisch ist und natürlich immer erwidert wird. Diese Bilder zeigen jedoch nur einen Ausschnitt aus der Liebe, nämlich den Beginn, zu dem wir verliebt sind und sozusagen die »Chemie« füreinander entdecken. Gute Beziehungen beinhalten jedoch noch viel mehr als »Chemie«. Die Liebenden in unseren Büchern und Filmen kommen aber nie so weit. Meistens erfahren wir nicht, ob sie lange genug zusammen bleiben, um herauszufinden, ob sie auch auf lange Zeit gesehen zusammenpassen. Wir sehen eineinhalb Stunden zu, wie die Charaktere Missverständnisse und Frust überwinden und schließlich romantisch dem Sonnenuntergang entgegengehen. Was danach passiert, wissen wir nicht.

Diese Darstellungen von der Liebe hinterlassen ins uns viele falsche Vorstellungen:

- Leidenschaft ist gleich Liebe.
- Mein Partner sollte alle meine Bedürfnisse erfüllen.
- Wenn die Liebe einmal gestorben ist, kann man sie nicht zurückgewinnen.
- »Die Chemie stimmt« – das ist das Wichtigste.
- Die Liebe besiegt alles.
- Wenn die Beziehung schwierig wird, bedeutet das, dass ich den falschen Partner habe.
- Mein Partner muss mich glücklich machen.

- Einmal verliebt, immer auf Höhenflug.
- Liebe ist ein Gefühl, das man hat oder nicht hat.

Nichts davon stimmt. Alle Punkte dieser Liste sind große Missverständnisse über die wahre Natur der Liebe. Die Chemie bleibt nicht für immer. Irgendwann hört der Höhenflug des Verliebtseins auf. Das bedeutet aber noch lange nicht, dass auch die Liebe tot ist. Überhaupt nicht. Ganz im Gegenteil; sie könnte gerade erst beginnen.

Jetzt fängt die Arbeit an. Nichts in der Welt kann in eine marode Ehe Leben zurückpumpen, wenn das Paar einander nicht vertraut, wenn beide sich nicht sicher fühlen – sich bedingungslos geliebt, wertgeschätzt und verstanden fühlen. Bauen Sie eine sichere Ehe auf?

Alle Partnerschaften erleben ein Auf und Ab. Sie erleben nichts, was andere nicht schon erlebt haben. Das Wichtigste ist, dass Sie zwar auf Ihre Gefühle hören, sich aber bei Ihren Entscheidungen nicht allein auf sie verlassen. Die Liebe erhält sich nicht nur durch Gefühle. Bauen Sie Ihre Ehe auf der Entscheidung auf, den anderen zu lieben und wertzuschätzen.

Fangen Sie an, Ihr eigenes »Glücklich bis ans Lebensende« zu schaffen, anstatt auf das Happy End zu warten. Ein großartiges Ende kommt nicht einfach so daher. Man muss es sich erarbeiten. Über Jahre hinweg.

Sie sind erst auf den ersten 100 Metern eines Marathonlauf. Laufen Sie weiter!

Zusammenfassung

Die beiden wichtigsten Prinzipien für eine beiderseits befriedigende Partnerschaft sind erstens die Wertschätzung für Ihren Partner oder Ihre Partnerin und zweitens Sicherheit in Ihrer Beziehung.

Wertschätzung heißt, Ihren Partner oder Ihre Partnerin als wertvoll anzuerkennen.

Ihren Partner wertzuschätzen bedeutet, Ihre Ehe zu achten und damit das Versprechen, das Sie sich an Ihrem Hochzeitstag gegeben haben.

Wie wir uns selbst sehen, so werden uns auch andere sehen.

Wenn wir verstehen, wie wertvoll wir als Menschen sind, werden sich auch unsere Gefühle uns selbst gegenüber ändern.

Unsere Einstellung und unsere Gefühle wachsen aus der Wertschätzung für den anderen.

Wenn Sie sich ein Urteil über eine andere Person bilden, werden Ihre Gefühle folgen.

Bettgeflüster

Was stärkt deiner Meinung nach eine Ehe am meisten?

Was schwächt deiner Meinung nach eine Ehe am meisten?

Neigst du manchmal dazu, Folgendes zu dir selbst zu sagen?
»Ich bin ein Idiot.« Oder: »Aus mir wird nie was.«
Oder: »Niemand mag mich!«

Kapitel 3

Eine prickelnde Atmosphäre schaffen

Eines Abends lagen Amy und ich (Ted) im Bett und lasen. Sie war in ein Buch von Shaunti Feldhahn mit dem Titel »Männer sind Frauensache« vertieft. Das Buch handelt davon, wie Männer denken und wie ihr Denken funktioniert. Mitten in der Lektüre hielt sie inne. Knallhart stellte sie mir die Frage: »Kämpfst du damit, andere Frauen zu begehren?«

»Ja, klar«, schoss ich ohne Zögern zurück.

»Das macht mich so wütend«, sagte sie.

»Auf wen? Mich oder Gott?«, fragte ich.

»Was hat Gott damit zu tun?«, fragte sie zurück.

»Aus irgendeinem Grund hat Gott das männliche Gehirn so geschaffen, dass wir auf visuelle Reize anspringen«, antwortete ich.

Sie schwieg. Dann diskutierten wir noch ein paar Minuten hin und her. Diese eine Frage hatte uns den Raum geöffnet, uns auszutauschen und zusammen zu beten. Dann sagte Amy etwas, das ich nie vergessen werde: »Ich will, dass du weißt, dass ich alles mir Mögliche tun werde, damit du nicht mehr damit kämpfen musst.«

Meine Antwort war einfach: »Jipije!« Und ich dachte: *Dieses Buch wird immer besser – lies weiter!*

Im Kern unserer Unterhaltung ging es nicht einmal um Sex oder Versuchung. Wir sprachen stattdessen über unsere Wünsche und Sehnsüchte. Viele Menschen denken, Sex sei ein Bedürfnis. Aber in Wirklichkeit ist Sex eine Sehnsucht.

Luft, Nahrung, Wasser – das sind Bedürfnisse. Ohne Sex kann aber jeder überleben.

Ich beschloss, die Frage an Amy zurückzugeben und sie nach ihren Sehnsüchten zu fragen. Sie sagte, sie wünschte sich, dass ich jeden Tag gegen vier Uhr nach Hause käme, um auf die Kinder aufzupassen, so dass sie joggen gehen könnte. Da ich jetzt weiß, dass ihr das so wichtig ist, setze ich mir jeden Tag das Ziel, um vier zu Hause zu sein. Das klappt nicht immer, aber sie weiß, dass ich mich darum bemühe.

Viele Menschen denken, Sex sei ein Bedürfnis.
Aber in Wirklichkeit ist Sex eine Sehnsucht.

An diesem Abend entdeckte ich etwas, was unsere Beziehung für immer verändern sollte. Wir wollten uns beide in unserer Ehe sicher fühlen. Eine der besten Möglichkeiten dafür ist es, Ihren Partner oder Ihre Partnerin wertzuschätzen und zu versuchen, seine oder ihre Wünsche und Sehnsüchte wahrzunehmen und zu stillen. Wenn Sie Sicherheit in Ihrer Beziehung schaffen, entsteht automatisch eine andere Atmosphäre, die auch Ihr Liebesleben beeinflussen wird.

Gegenseitige Wertschätzung ➲ Sicherheit ➲ Intimität ➲ Sex

In diesem Kapitel schauen wir uns an, wie Sie diese Sicherheit in Ihrer Ehe erreichen können. Wir werden herausfinden, wie Sie in Ihrer Beziehung die Grundlage dafür schaffen und über die Jahre hinweg optimieren können.

Wie Sie die geheimsten Wünsche Ihres Partners entdecken

Jesus hat gesagt, dass »der Größte unter euch den anderen dienen« muss (Matthäus 23,11). Das heißt: Wenn Sie Ihren Partner oder Ihre Partnerin wirklich lieben, werden Sie sich bemühen, nicht nur seine oder ihre Grundbedürfnisse zu stillen, sondern auch seine oder ihre tieferen Wünsche zu erfüllen. Ich halte das für so wichtig, dass ich in den vergangenen Jahren dazu übergegangen bin, in Beratungsgesprächen nicht mehr von »Romantik«, sondern von »Sicherheit« zu sprechen. Manchmal kommt ein Paar in mein Büro und sagt: »Wir haben ein Sex-Problem.«

Meine Antwort: »Sie haben kein Problem mit Sex, sondern mit Intimität. Sie haben ein Problem mit Intimität, weil Sie ein Problem mit der Sicherheit in Ihrer Beziehung haben. Und Sie haben ein Problem mit der Sicherheit, weil Sie ein Problem mit gegenseitiger Wertschätzung haben.«

Sex ist nur das Barometer Ihrer Ehe. Wertschätzung führt zu Sicherheit, Sicherheit führt zu Intimität und Intimität zu Sex. Sicherheit bedeutet, Achtung und Respekt aufzubauen und Ihren Partner oder Ihre Partnerin als sehr wertvoll anzusehen. Sicherheit bedeutet, den anderen so zu sehen, als trüge er Gottes Siegel. Wenn Sie an der Sicherheit in Ihrer Beziehung arbeiten, wird automatisch Intimität entstehen.

Als ich 22 war, heiratete ich Amy Freitag – eine schöne, kluge, lebhafte junge Frau. Vor kurzem haben wir unseren elften Hochzeitstag gefeiert. Ich kann ehrlich sagen, dass unsere Liebe heute stärker, unsere Intimität tiefer und unser Sexleben besser ist als je zuvor. Amy zieht mich belustigt damit auf, dass mein Testosteronspiegel in den vergangenen drei Jahren gestiegen sei. Wollen Sie das Geheimnis wissen?

Es ist eigentlich nichts Neues. Es steht schon in einem der ältesten Bücher der Bibel, dem Hohenlied.

Das Hohelied ist ein besonderes Buch in der Bibel. Schauen Sie sich die ersten Zeilen an:

> Ach, dass er mich küsse mit den Küssen seines Mundes, denn deine Liebe ist köstlicher als Wein. Der Duft deiner Salben ist betörend, dein Name ist wie feinstes Öl. Darum lieben dich die Mädchen! Nimm mich mit zu dir; komm, lass uns eilen! Der König hat mich in sein Zimmer geführt. – Hoheslied 1,2-4

Sie können sich vorstellen, was als Nächstes passiert! Eine moderne Übersetzung der Worte, die Salomos Frau sagt, könnte auch so klingen: »Küss mich leidenschaftlich – dein Name klingt wie ein frischer, duftender, offenwarmer Pfannkuchen.« Oder in anderen Worten: »Allein dein Name weckt schon Gefühle in mir. Deine gesamte Persönlichkeit wirkt so anziehend auf mich.«

Als Nächstes sagt die Frau: »Kein Wunder, dass die Frauen dich lieben.« In anderen Worten: »Ich weiß, dass andere Frauen dich begehren. Dein Name wirkt nicht nur auf mich, sondern auch auf andere. Ich fühle mich geehrt und gesegnet, dass du mit mir zusammen bist.« Dann sagt sie: »Nimm mich mit dir fort – beeil dich!« Ist das nicht der Traum jeden Mannes? Sie sagt: »Ich will dich. Nur dich. Ich will nur mit dir zusammen sein.« Wie Sie bemerken, spricht sie noch nicht über Äußerlichkeiten. Sie beginnt mit dem, was von außen nicht zu sehen ist.

Denken Sie einen Moment nach: Was fällt dem Menschen, den Sie lieben, als Erstes ein, wenn der Ihren Namen nennt?

Das Hohelied benutzt eine Sprache, die die folgende Frage aufwirft: Was für ein Mann war Salomo, dass die Frauen ihn so begehrten? Die Antwort: Er war ein Mann, der wusste, wie man Frauen wertschätzt und ihnen Sicherheit gibt.

Die fünf Stufen sexueller Intimität

1. Stufe

Beschreibung: Augenkontakt, Wahrnehmung des Körpers des anderen
Definition: Sich angezogen fühlen, Sehnsucht, Begehren
Bibelverse: »Starrt mich nicht an, weil meine Haut so dunkel ist. Die Sonne hat mich dunkel gebräunt. Die Söhne meiner Mutter ärgerten sich über mich und ließen mich die Weinberge hüten. Doch meinen eigenen Weinberg konnte ich nicht hüten« (Hoheslied 1,6).

»Einer prachtvollen Stute vor dem Prunkwagen des Pharao gleichst du, meine Freundin« (Hoheslied 1,9).

2. Stufe

Beschreibung: Handkontakt, Berührung an Schulter, Taille, Gesicht, Kopf
Definition: Verzögerung, Aussicht auf mehr
Bibelverse: »Mein Geliebter ist für mich wie ein mit Myrrhe gefüllter Beutel, der zwischen meinen Brüsten ruht« (Hoheslied 1,13).

»Sein linker Arm liegt unter meinem Kopf und sein rechter umfängt mich« (Hoheslied 2,6).

»Meine Taube verbirgt sich hinter den Felsen, verharrt in einem Versteck in der Felswand. Lass mich dich sehen; lass mich deine Stimme hören! Denn deine Stimme ist wundervoll und du siehst so schön aus« (Hoheslied 2,14).

3. Stufe

Beschreibung: Mund berührt Gesicht, anderen Mund und Körper
Definition: Intime Berührung
Bibelverse: »Wenn der Tag anbricht und die Schatten fliehen, dann komm zu mir, mein Geliebter, so flink wie eine Gazelle oder ein junger Hirsch auf den zerklüfteten Bergen« (Hoheslied 2,17).

»Deine Lippen, meine Braut, sind wie träufelnder Honig. Ja, Honig und Milch sind unter deiner Zunge. Der Duft deiner Kleider ist wie der Duft des Libanon« (Hoheslied 4,11).

4. Stufe

Beschreibung: Körper an Körper
Definition: Geschlechtsverkehr
Bibelverse: »Wach auf, Nordwind! Erhebe dich, Südwind! Durchweht meinen Garten und verströmt den Duft seiner Gewürze. Lasst meinen Geliebten in seinen Garten kommen und seine köstlichen Früchte essen!« (Hoheslied 4,16).

»Ich komme in meinen Garten, meine Schwester, meine Braut. Ich sammle meine Myrrhe und meine Gewürze und esse meinen Honig aus der Wabe. Ich trinke meinen Wein und meine Milch. *Esst, Freunde, und trinkt! Berauscht euch an der Liebe!* (Hoheslied 5,1; der letzte Vers ist hervorgehoben, weil Gott dort direkt zu den Menschen spricht.)

5. Stufe*

Beschreibung: Höhepunkt
Definition: Verbindlichkeit und Tiefe
Bibel: »Leg mich wie einen Siegelring an dein Herz, wie einen Siegelring um deinen Arm. Denn stark wie der Tod ist die Liebe und ihre Leidenschaft so unentrinnbar wie das Totenreich. Ihre Glut lodert wie Feuer; sie ist eine Flamme des Herrn. Große Wassermassen können die Liebe nicht auslöschen, Ströme sie nicht überfluten. Und wenn einer seinen ganzen Besitz hergäbe, um sich die Liebe zu erkaufen, so würde man nur über ihn spotten« (Hoheslied 8,6-7).

Was für ein lebendiges Sexleben! Den besten Sex Ihres Lebens erleben Sie durch Verbindlichkeit und Treue.

*Die meisten Paare erreichen Stufe 5 nie. Der Grund dafür: Großartiger Sex ist erst dann möglich, wenn Konflikte gelöst sind. Offenheit ist die wichtigste Voraussetzung dafür. Wenn Paare bei Stufe 4 aufhören, werden Sie nicht einmal die Hälfte von dem ausschöpfen, wozu Gott Sex geschaffen hat. Der beste Sex spiegelt die Verbindlichkeit und Tiefe wider, die in einer Beziehung herrschen.

Vor der Ehe die Basis für Sicherheit legen

Wie können Sie also eine stabile Grundlage für eine gute Ehe und ein gutes Sexleben schaffen? Sie können auf drei Wegen Sicherheit in Ihre Beziehung bringen. Diese drei wichtigen Schritte sollten Sie noch *vor* der Ehe in Angriff nehmen.

1. Stellen Sie sicher, dass die Persönlichkeit des anderen für Sie im Vordergrund steht – und nicht Ihr eigenes Begehren

Auch wenn es wichtig ist, jemanden zu fragen: »Bist du Christ?«, bevor man sich auf ihn oder sie einlässt, ist es noch besser zu fragen: »Bist du ein Nachfolger von Jesus?« Beide Fragen scheinen ähnlich zu sein, aber dazwischen liegen Welten. Wenn jemand sagt, dass er Christ sei, kann das heißen, dass er konfirmiert wurde oder in einer christlichen Familie aufgewachsen ist. Aber jemand, der sagt, dass er Jesus nachfolgt, liest wahrscheinlich die Bibel, betet regelmäßig und lebt in einer wachsenden Beziehung zu Gott. Wenn jemand sich nur als Christ bezeichnet, kann das alles Mögliche bedeuten.

Bevor Sie sich auf jemanden einlassen, sollten Sie seinen oder ihren Charakter kennenlernen. Denken Sie daran: Charakter zeigt sich in Form von Selbstkontrolle. Wie reagiert der andere auf Frust oder Enttäuschung? Behandelt er oder sie Sie mit Respekt – verbal, geistlich, körperlich? Kennt er oder sie seine oder ihre eigenen Grenzen?

2. Vermeiden Sie Abkürzungen

Salomo rät: »Ich beschwöre euch bei den Gazellen und den Rehen des Feldes, dass ihr die Liebe nicht aufweckt und stört, bis es ihr selbst gefällt« (Hoheslied 3,5). Und ich glaube, dass dies eine der größten Weisheiten des Lebens ist.

Ich (Ted) stelle jungen Männern oft folgende Frage: »Willst du den Ruf haben, ein toller Hengst zu sein?« Das bringt sie meist zum Lachen. Doch ich ermutige sie zur Enthaltsamkeit. Ich erinnere sie daran, dass sie eines Tages mit einer jungen Frau zusammen sein könnten, die von ihrem Vater missbraucht wurde. Die einzige Arte der Liebe, die sie kennt, ist die körperliche. »Du wirst der erste Mann sein, der sagt:

›Nein, wir werden es nicht tun. Ich werde dir meine Liebe erst dann körperlich zeigen, wenn wir durch die Ehe eine Basis der Sicherheit geschaffen haben. Wir machen es richtig.« Das ist echte Stärke.

3. Stürzen Sie sich nicht übereilt in die Ehe

Ich würde niemanden dazu ermutigen, sich in die Ehe zu stürzen, nur um Sex haben zu können. Das ist einer der schlimmsten Fehler, den Sie tun können. Wenn Sie Ihre Beziehung nicht auf den fünf Säulen, die eine gesunde Beziehung ausmachen – nämlich Charakter, Neugierde, Faszination, Bindung, der Umgang mit Konflikten und Verbindlichkeit – aufbauen und stärken, werden Sie in einer ungesunden Beziehung enden. Wir haben mehr als genug solcher Paare in unserer Beratung erlebt. Es klappt einfach nicht. Männer müssen zeigen, dass sie zur Zurückhaltung und Selbstbeherrschung fähig sind. Wenn Ihr Freund das nicht kann, ist es Zeit, sich jemanden zu suchen, der Charakterstärke besitzt. Die Ehe ist eine berechtigte Lösung für das Bedürfnis nach Sex (siehe 1. Korintherbrief 7). Aber Paulus spricht sich nicht für eine überstürzte Ehe aus.

Wenn Sie als Mann mit Lust und Versuchung zu kämpfen haben, kann Kapitel 12 Ihnen helfen, dieses Problem ein für alle Mal zu bewältigen. Im 5. Kapitel erzähle ich darin, wie ich selbst auf diesem Gebiet Kraft und Freiheit gewinnen konnte.

Sicherheit in Ihrer Ehe aufbauen

Sobald Sie die Basis für Sicherheit in Ihrer Beziehung geschaffen haben, können Sie in den Folgejahren darauf aufbauen. Aber auch wenn Sie erst heute damit anfangen, gibt es viele Möglichkeiten, Sicherheit in Ihrer Beziehung zu entwickeln.

1. Schützen Sie das Herz Ihres Partners oder Ihrer Partnerin

Mein größter Wunsch als Mann, der seine Frau liebt und ihr sein Leben schenkt, ist, dass ihr Herz mir gegenüber offen bleibt. Im Hohenlied 2,15 sagt Salomos Freundin: »Fangt uns die Füchse.« Obwohl das ganz unterschiedlich interpretiert werden kann, denke ich, dass es sich hier um die »Füchse« des Konflikts handelt – Konflikte, die sich durch unser Leben ziehen. Im Grunde sagt sie: »Wenn Konflikte aufkommen, dann lass uns gleich darüber reden.« Wenn Sie sich zeitnah den »Füchsen« stellen, schaffen Sie Sicherheit und damit auch Intimität in Ihrer Partnerschaft.

2. Grenzen setzen

Eine der besten Entscheidungen, die Amy und ich nach unserer Hochzeit trafen, war, umzuziehen, und zwar an einen Ort, der etwa 1 000 Meilen von unseren Familien entfernt war. Das klingt hart, aber dadurch war es uns möglich, unsere Probleme unter uns zu klären, ohne dass sich jemand eingemischt hätte.

Adam und Eva hatten weder einen biologischen Vater noch eine biologische Mutter. Darum ist 1. Mose 2,24 – »Darum wird ein Mann seinen Vater und seine Mutter verlassen und seiner Frau anhängen, und sie werden zu einem Fleisch werden« (ELB) – in der Zukunftsform geschrieben. Er gilt für alle, die nach Adam und Eva kommen. Der Vers macht auch deutlich, dass es Hindernisse geben wird, die einer gesunden Einheit im Wege stehen.

Viel zu viele Paare kommen in unsere Beratung, weil deren Eltern sich zu stark in ihre Beziehung einmischen. Auch wenn es wichtig ist, Zeit mit seiner Ursprungsfamilie zu verbringen, sollten diese Beziehungen angemessen sein.

Meine eigenen Schwiegereltern sind ein gutes Beispiel dafür, wie eine gesunde Beziehung zur Familie aussieht. Amy und ihre Mutter, Linda, sind enge Freundinnen. Doch in den mehr als zehn Jahren unserer Ehe habe ich nicht einmal den Eindruck gehabt, dass Linda sich in unsere Ehe eingemischt hätte. Linda ist bibelfest und weiß, dass Gott möchte, dass ein Paar die eigene Familie verlässt und sich ein eigenes Leben aufbaut.

Im Epheserbrief 5,31 heißt es: »Deshalb wird ein Mann Vater und Mutter verlassen und sich an seine Frau binden und die beiden werden zu einer Einheit.« Im modernen Hebräisch wird das Wort »binden« mit »kleben« übersetzt. Ein Mann und seine Frau sollen wie »Kleber« werden – aber dieser »Kleber« kann nicht halten, wenn beide noch an ihren Eltern kleben. Genauso wenig wird der Kleber haften, wenn beide noch an alten Beziehungen, Freunden oder einer Sucht hängen.

Wenn bei einer Hochzeit eine Mutter auf mich zukommt und sagt: »Ich verliere heute keine Tochter – ich gewinne einen Sohn«, dann ist meine Antwort immer direkt und offen: »Nein, Sie verlieren eine Tochter.« Diese Perspektive – sich erst lösen zu müssen, um woanders »kleben« zu können – ist der Schlüssel für ein Paar, das wirklich Einheit erleben will.

3. Benutzen Sie Sex nicht als Waffe oder Belohnung

Sex ist etwas Schönes und Wunderbares. Und Sex hat Macht. Aber Sex ist nicht dazu geschaffen, um als Waffe oder Belohnung eingesetzt zu werden. Er soll von beiden Seiten in einer Atmosphäre der Sicherheit genossen werden. Der beste Sex Ihres Lebens ist nicht ohne Kommunikation möglich. Es wird mehr als nur ein paar Momente in Ihrem Eheleben geben, zu der die Zeit für Sex nicht optimal ist. Es ist absolut in Ordnung zu sagen »Nicht jetzt.« oder »Ich brauche etwas Zeit.« Aber denken Sie auch an den Leitfaden, den die Bibel dazu gibt: Ein verheiratetes Paar »soll sich [nicht] dem anderen verweigern, es sei denn, beide Ehepartner beschließen übereinstimmend, sich für eine begrenzte Zeit sexuell zu enthalten« (1. Korintherbrief 7,5). Sex sollte nie dazu benutzt werden, den Menschen, den Sie lieben, zu manipulieren oder zu kontrollieren.

4. Bleiben Sie Ihrer Partnerin oder Ihrem Partner ein Leben lang treu

Wenn die Bibel davon spricht, dass beide Partner »zu einem Fleisch« werden (1. Mose 2,24), bedeutet das, dass sie zu einer Einheit werden. Wenn dies in der Ehe wörtlich vollzogen wird, meint die Textstelle aber auch zugleich eine Einheit auf allen Ebenen. Sie werden eins. Vor dem Sündenfall waren der Mann und die Frau nackt und sie schämten sich nicht (1. Mose 2,25). Sie waren nicht nur physisch nackt, sie waren auch frei von Sünde. Sie waren eine perfekte Einheit.

5. Versöhnungs-Sex nach einem Streit

Hier gibt es die Fünf-Minuten-Regel. Ich kann aus eigener Erfahrung sagen, dass diese Regel hilft, Liebe, Respekt und Sicherheit in einer Ehe zu bewahren. Wenn es einen Konflikt gibt, dann nehmen Sie sich einfach fünf Minuten Zeit. Ich will kurz erzählen, wie diese Regel entstanden ist. Früher war es so, dass ich mich bei jeder Meinungsverschiedenheit mit Amy emotional verschlossen habe. Ich verschloss mein Herz. Ich saß im Keller und wartete, bis sie kam und sich entschuldigte. Unsere Gespräche verliefen etwa so:

»Ted, es tut mir leid.«

»Gut«, sagte ich und tat unbeteiligt.

»Ich hätte das, was ich gesagt habe, nicht so sagen sollen«, räumte sie liebenswürdig ein.

Ich glaubte, dass sie dafür verantwortlich wäre, dass mein Herz für sie offen bleibt. Ich dachte, wenn sie das Richtige sagte und ich gut darauf reagierte, würde mein Herz ihr und Gott gegenüber offen sein. Mann, lag ich falsch damit! Im Grunde habe ich meine Liebe zu ihr davon abhängig gemacht, wie sie sich verhielt.

Aber die Bibel fordert uns heraus, in unseren Beziehungen »freundlich und demütig« zu sein, »geduldig im Umgang miteinander. Ertragt einander voller Liebe« (Epheser 4,2). Ich lernte, dass nicht Amy dafür verantwortlich war, dass mein Herz offen bleibt, sondern ich selbst.

Also führte ich die Fünf-Minuten-Regel ein. Im Grunde habe ich mir selbst eine Auszeit gegeben. Wie es in Jakobus 1,19 steht – »Seid schnell bereit, zuzuhören, aber lasst euch Zeit, ehe ihr redet oder zornig werdet« –, verlasse ich die Streitszene für mindestens fünf Minuten, in denen ich Gott bitte, mein Herz wieder zu öffnen. In diesen fünf Minuten schmolle ich nicht, ich jammere nicht und ich suche auch nicht nach drei Gründen, warum sie an allem schuld war. Ich übernehme zu 100 Prozent die Verantwortung für mein Herz. Jedes Mal, wenn ich das tue, ist unsere Verbindung in Liebe, Respekt und Sicherheit nicht nur bewahrt, sondern auch gestärkt.

Die Fünf-Minuten-Regel hat uns dabei geholfen, dass unsere Herzen füreinander offen geblieben sind. Wenn das Herz offen ist, öffnet sich auch jede Tür zu sehr guten Gesprächen, zu intensiver gemeinsamer Zeit, zu Intimität und Sex.

Wenn Sie noch nie Sex zur Versöhnung mit Ihrem Partner oder Ihrer Partnerin hatten, lernen Sie erst, Ihren Konflikt zu lösen, bevor Sie in die Kissen fallen. Versöhnungssex (siehe Kapitel 11) kann großartig sein, sobald die Sonne untergegangen ist.

Im nächsten Kapitel werden Sie erfahren, warum Männer und Frauen so verschieden sind – und wie Sie anfangen können, sich über diese Unterschiede in Ihrer Ehe zu freuen.

@ GarySmalley.com

Frage: Als wir zusammengekommen sind, war alles super. Unsere Ehe war dann nicht so großartig. Was ist mit der Aufregung und der Liebe passiert, die wir am Anfang hatten?

Antwort: Wenn man sich kennenlernt und ineinander verliebt, dreht sich alles um Neugier und Faszination. Wir verbringen Stunden mit dem anderen, um ihn besser kennenzulernen. Wir stellen tolle Fragen und versuchen, das Herz des anderen zu erkunden. Im Hohenlied beschreibt König Salomo ein wundervolles Bild dieser Phase der Liebe:

> Meine Taube verbirgt sich hinter den Felsen, verharrt in einem Versteck in der Felswand. Lass mich dich sehen; lass mich deine Stimme hören! Denn deine Stimme ist wundervoll und du siehst so schön aus. – Hoheslied 2,14

Salomo sagt damit: »Ich will dich kennenlernen.« Er mag es, wenn sie redet. Er unterhält sich gern mit ihr. Er will sich mit ihr austauschen.

Die Ehe bringt Neues in die Liebe: *Verantwortung* und *Pflicht*. In der ersten Kennenlernphase müssen Sie keine gemeinsamen Rechnungen bezahlen, den Haushalt managen und Kinder großziehen.

Es geht jedoch *nicht* darum, Neugier und Faszination nicht durch Pflicht und Verantwortung zu ersetzen, sondern sie in der Beziehung weiter zu erhalten. Meine Frau hat sich nicht wegen meines Jobs in mich verliebt oder weil ich den Rasen so gut mähen kann. Sie hat sich in mich verliebt, weil ich sie wirklich kennenlernen wollte. Sie hat sich so gefühlt wie Salomos Liebste: »Mein Geliebter gehört mir und ich gehöre ihm« (Hoheslied 2,16).

Stellen Sie einander weiterhin interessante Fragen, um sich noch besser kennenzulernen. Halten Sie sich regelmäßig einen Abend füreinander frei, an dem Sie nicht gestört werden. Gehen Sie ab und zu wieder an die Orte, an denen Sie sich früher getroffen haben. Wenn diese zu weit weg sind, dann sprechen Sie über Ihre Erinnerungen an Ihr Lieblingsrestaurant, vergangene Urlaube, Ihre Hochzeitsreise usw.

Auch nach 40 Jahren Ehe finde ich immer noch neue Dinge über meine Frau heraus. Sie fasziniert mich!

Hören Sie nie auf, einander Fragen zu stellen. Hören Sie nie auf, das Herz Ihres Partners oder Ihrer Partnerin zu erkunden und unentdeckte Seiten aufzustöbern.

Norma und ich essen sehr gern in einem Lokal, das Joe's Crab Snacks heißt. Meist beenden wir unseren Abend mit einem flotten Spaziergang um einen See. Man könnte denken, dass es nach 40 Jahren Ehe an dem Menschen, den man geheiratet hat, nichts Neues mehr zu entdecken geben würde. Falsch! Obwohl ich in fast jeder Situation weiß, wie Norma sich ungefähr verhalten wird, überrascht sie mich auch heute immer wieder.

An einem Donnerstag, als wir unsere Hummercremesuppe gegessen und zu unserem Spaziergang aufgebrochen waren, fing Normas Knie zu schmerzen an. Ich war mir sicher, sie würde mich bitten, dass wir zurück zum Auto gehen sollten. Falsch! Sie schaute runter auf ihr Knie und sagte: »Ich werde heute Abend spazieren gehen und werde dich hinter mir herschleifen, wenn ich muss.« Das versetzte mich in Erstaunen.

Es macht mich traurig, wenn ich an Paare denke, die zusammenleben, jedoch nicht mehr vom Leben des anderen fasziniert sind. Ich fühle mich gesegnet, dass ich mein Leben lang meine Partnerin kennenlernen darf.

Leben Sie mit Faszination und Bewunderung für Ihren Partner. Sie werden sehen, wie sich Ihr Sicherheitsgefühl in der Beziehung dadurch verändert!

Zusammenfassung

Viele Menschen denken an Sex als ein Bedürfnis, aber in Wirklichkeit ist Sex eher ein Verlangen oder eine Sehnsucht. Luft, Nahrung und Wasser sind Dinge, die wir wirklich brauchen. Sonst sterben wir.

Arbeiten Sie mit Christus an Ihrem Charakter, um Selbstbeherrschung in Ihrem Sexleben zu entwickeln.

Um eine sichere Atmosphäre in Ihrer Ehe zu schaffen, sollten Sie gesunde Grenzen zur Ursprungsfamilie und zu Freunden ziehen.

Sex sollte nie dazu benutzt werden, Ihren Partner zu manipulieren, zu kontrollieren oder zu belohnen.

....

Bettgeflüster

Was fällt dir spontan ein, wenn du meinen Namen hörst?

Um mich ganz der Nachfolge von Christus zu widmen, will ich ...

Denkst du, dass wir gesunde Grenzen zu unseren Ursprungsfamilien haben?

Was tun wir, um unsere Verbindung untereinander zu stärken?

Kapitel 4

Genießen Sie den Unterschied!

Ich (Gary) habe einen Freund, der American Football spielt und recht kräftig gebaut ist. Er hat mir eine Geschichte von seiner Hochzeitsreise erzählt, die ich bis heute nicht vergessen habe.

Schon am Abend der Hochzeit gab es zwischen ihm und seiner Frau erste Verstimmungen. Die Trauung lag gerade erst ein paar Stunden hinter ihnen und schon stolperte das junge Paar darüber, wie unterschiedlich sie beide doch waren.

Mein Freund wollte die Kontrolle über die Beziehung gewinnen und zeigen, wer die Hosen anhatte. Er nahm also eine Hose aus seinem Koffer, warf sie seiner Frau vor die Füße und sagte: »Schatz, zieh die an.«

Seine zierlich gebaute Frau hob sie hoch, schaute sie an und sagte: »Die ist riesig! Ich kann sie nicht anziehen. Sie ist mir zu groß.«

»Stimmt!«, sagte er. »Und ich will dir ein für alle Mal zeigen, wer in unserem Haus die Hosen anhat.«

Seine Frau holte daraufhin aus ihrem Koffer einen pinken Spitzenslip und schnippte ihn ihm entgegen wie einen Gummi.

»Probier den mal an«, entgegnete sie.

»Da komme ich nicht rein«, antwortete ihr Mann.

»Stimmt!«, antwortete sie. »Und so wird es auch bleiben, bis du deine Einstellung geändert hast.«

Intimität in einer Beziehung entsteht, wenn Wertschätzung und Sicherheit aufgebaut werden – und nicht dadurch, dass einer der Partner für sich Respekt einfordert. Wenn Sie jedoch die Unterschiede zwischen Männern und Frauen nicht verstehen, kann es schwierig werden, Wertschätzung und Sicherheit aufzubauen.

Deshalb wollen wir zunächst einen Überblick über diese Unterschiede geben und dann die fünf großen Unterschiede zwischen Männern und Frauen detaillierter besprechen. Diese Aspekte können Wertschätzung und Sicherheit in einer Beziehung fördern, wenn man sie berücksichtigt. Andererseits können sie eine Beziehung sonst wirklich schwächen.

Echte Intimität

Echte Intimität fängt damit an, die einzigartigen Unterschiede zwischen Männern und Frauen – Unterschiede, die Gott geschaffen hat – zu verstehen. Intimität beginnt nicht im Schlafzimmer. Sie beginnt mit Wertschätzung und Sicherheit, wie wir es in den vorherigen Kapiteln beschrieben haben, und sie endet mit Sex, worüber wir im nächsten Kapitel sprechen werden.

Gegenseitige Wertschätzung ➲ Sicherheit ➲ Intimität ➲Sex

Intimität schließt auch die alltäglichen kleinen Gesten ein, die gegenseitige Zuneigung und Treue ausdrücken – und die letztendlich in Frauen das Verlangen nach Sex hervorrufen. Der beste Sex Ihres Lebens beginnt mit Dingen, die zunächst gar nicht so erscheinen: sich an den Händen halten, die Schultern berühren, eine innige Umarmung.

Die Unterschiede zwischen Männern und Frauen sind frappierend, wenn es um Sex geht. Der durchschnittliche Mann ist innerhalb von Sekunden für Geschlechtsverkehr bereit. Die Frau braucht im Durchschnitt viel länger – manchmal Stunden oder sogar Tage, in denen sie Wertschätzung erfährt –, bis sie emotional bereit ist, mit ihrem Mann intim zu sein. Viele Männer wissen nicht, dass für eine Frau 80 Prozent der Berührungen, die sie braucht, nichts mit Sex zu tun haben. Der beste Sex Ihres Lebens beginnt damit, diese Unterschiede zu respektieren und sie zu genießen.

Sex beginnt im Kopf

In ihrem Bestseller »Brain Sex: Der wahre Unterschied zwischen Mann und Frau« schreiben die Autoren Anne Moir und David Jessel, dass allein die Feststellung, dass Männer und Frauen sich in ihren Begabungen und Fähigkeiten unterscheiden, vor hundert Jahren noch so offenkundig war, dass man fast gelangweilt gegähnt hätte. Heute ruft so eine Aussage ganz andere Reaktionen hervor. Äußert sich ein Mann entsprechend, wird er schnell als sozial inkompetent und naiv hingestellt; ihm fehlt es anscheinend an Allgemeinbildung, oder ihm wird unterstellt, nur provozieren zu wollen. Äußert sich eine Frau in diese Richtung, könnte ihre Äußerung als Verrat an der Emanzipation verstanden werden, an den Errungenschaften, die sich Frauen in den vergangenen Jahrzehnten für die Gleichstellung von Mann und Frau, für ihre Rolle in der Gesellschaft sowie dem Respekt ihr gegenüber erkämpft haben.

Die Autoren schreiben: »Jeder Wissenschaftler, der sich mit dem Thema befasst, kommt zum selben Ergebnis und stellt einen Unterschied in den Gehirnen von Männern und

Frauen fest. Nur selten gab es eine größere Kluft zwischen der öffentlichen Meinung – die davon ausgeht, dass Männer und Frauen dasselbe Gehirn haben – und den Erkenntnissen der Forschung: dass sie eben nicht dasselbe Gehirn haben.«[1]

Es lohnt sich aus folgenden Gründen, sich mit den Unterschieden zwischen Männern und Frauen zu beschäftigen:

- Um diese Unterschiede zu respektieren.
- Um neugieriger zu werden.
- Um die Wünsche Ihres Partners oder Ihrer Partnerin besser verstehen zu können.
- Um besser Verständnis und Vergebung zu üben.
- Um ein Gegenmittel für negative Überzeugungen zu finden.

Die Autoren von »Brain Sex« glauben, dass die Unterschiede zwischen Männern und Frauen in der Anatomie des Gehirns liegen. Sie schreiben:

> Das Gehirn, die emotionale Schaltzentrale des Lebens, ist bei Männern und Frauen unterschiedlich aufgebaut; es verarbeitet Informationen unterschiedlich, was zu einer anderen Wahrnehmung, anderen Prioritäten und anderem Verhalten führt. In den vergangenen Jahren haben sich immer mehr Wissenschaftler damit auseinandergesetzt, was die Geschlechter so unterschiedlich macht. Ärzte, Wissenschaftler, Psychologen und Soziologen sind – unabhängig voneinander – zu einem erstaunlich ähnlichen Ergebnis gekommen. Das Bild, das sie zeichnen, zeigt eine überraschende sexuelle Asymmetrie.[2]

Wussten Sie, dass jede einzelne Zelle im Körper eines Mannes anders gebaut ist als eine Zelle im Körper der Frau? Das allein ergibt schon Millionen angeborener Unterschiede. Auch die chemischen Stoffe, die durch unsere Körper fließen, sind verschieden. Unsere Muskelstruktur unterscheidet sich voneinander. Sogar unsere Immunsysteme funktionieren unterschiedlich! Da die Frau zwei X-Chromosomen hat, ist ihr Immunsystem stärker als das des Mannes. Während der Empfängnis sind Frauen stärker als Männer. Es sterben weniger Mädchen vor und nach der Geburt als Jungen. Frauen leiden unter weniger Krankheiten und können besser gegen Krankheiten ankämpfen.

Wussten Sie, dass sich sogar das Blut von Männern und Frauen unterscheidet? Männer haben fast eine Million mehr rote Blutkörperchen in jedem Tropfen als Frauen. Dazu kommt, dass im Durchschnitt 5,6 Liter Blut durch den Körper des Mannes fließen, während es bei Frauen nur 3,6 Liter sind. 40 Prozent des Gewichts eines Mannes besteht aus Muskeln; bei Frauen sind es nur 20 Prozent. Männer haben eine dickere Haut und schwerere Knochen. Darum gibt es mehr Männer als Frauen, die harte körperliche Arbeit verrichten. Deshalb gewinnen Männer auch oft im Armdrücken gegen Frauen.

Frauen haben viele isolierende Zellen in ihrem Körper, die sie einerseits attraktiver machen, andererseits aber auch dazu führen, dass Frauen schneller zunehmen und schwerer wieder abnehmen. Diese Zellen sind in Zeiten einer Hungersnot oder auch während der Schwangerschaft von großem Nutzen.

Gehirnwäsche?

Eine der faszinierenden Erkenntnisse, die wir bei unserer Recherche zu diesem Thema gewonnen haben, ist, dass wir in den ersten Tagen nach der Empfängnis gleich aussehen. Wir sehen alle wie kleine Mädchen aus – man kann Jungs von Mädchen nicht unterscheiden. Dann passiert ein kleines Wunder: Die Mutter setzt einen chemischen Stoff frei, der durch den Körper fließt. Wenn der Embryo ein Mädchen ist, passiert nichts. Bei einem Jungen stimuliert der Stoff die Freisetzung von Testosteron. Testosteron verändert unsere Körper, es ist unser natürlicher sexueller Antrieb, und es macht uns aggressiver. Testosteron gibt dem kleinen Jungen eine Gehirnwäsche.

Als Resultat ist das Gehirn des Mannes einseitig gepolt. Wir benutzen immer nur eine Seite des Gehirns. Frauen sind stattdessen beidseitig gepolt. Sie können beide Seiten nutzen. Die beiden Gehirnhälften sind bei Frauen stärker miteinander vernetzt. Das heißt, dass Frauen leichter auf ihre beiden Gehirnhälften zugreifen können, weshalb ihre Intuition größer ist. Deshalb können Frauen zu jedem Zeitpunkt mehr Informationen aufnehmen als Männer.

Würden wir auf einer Leinwand ganz kurz Textzeilen einblenden und sowohl Männer als auch Frauen bitten, sie aufzuschreiben, würde Folgendes passieren: Die Frauen würden sich Notizen machen, während die Männer damit beschäftigt sein würden, immer wieder gehetzt zu bemerken: »Hast du das gesehen?« und »Das habe ich verpasst«. Frauen sind naturgemäß aufmerksam. Sie hören und sehen zu jeder Zeit mehr, weil ihre Gehirne anders gebaut sind.

Männer tendieren dazu, die linke Gehirnhälfte zu bevorzugen. Dort sitzt unser Sprachsystem. Von dort beziehen wir unsere Logik und die Fähigkeiten, die wir für Ingenieurwissenschaften und Buchhaltung brauchen. Frauen tendieren dazu, die rechte Gehirnhälfte zu bevorzugen, wo unsere Kreativität sitzt.

Was das Ganze noch interessanter macht, ist die Tatsache, dass diese Kategorisierung nicht auf jeden Mann und jede Frau zutrifft. Sie stimmt nur in 80 Prozent der Fälle. Es gibt also Frauen, deren linke Gehirnhälfte dominant ist, und Männer, deren rechte Gehirnhälfte dominant ist. Sie könnten übrigens eine oder einer von ihnen sein!

Für die Mehrheit gilt jedoch, dass Männer verstärkt die linke Gehirnhälfte benutzen, die für Fakten, Vorträge halten, Logik und Eroberung verantwortlich ist. Obwohl Frauen beide Gehirnhälften benutzen, favorisieren sie oft die rechte Hälfte, die stärker für Gefühle verantwortlich ist. Die rechte Gehirnhälfte ist kreativer und innovativer. Von dort aus kommt auch der Impuls, andere zu berühren und eine intime, liebevolle Beziehung aufzubauen.

Wissen Sie, welche Muskelgruppe bei einem kleinen Mädchen nach der Geburt besonders aktiv ist? Ihre Lippenmuskulatur. Frauen zeichnen sich oft durch ein stärkeres Bewusstsein und die Fähigkeit aus, sich mit einem anderen Menschen sehr persönlich auszutauschen. Gott hat Frauen zu Spezialisten für Kommunikation gemacht.

Frauen sind weniger aggressiv als Männer. Sogar als kleine Jungen fangen wir öfter Streit an als Mädchen. Im Durchschnitt haben Männer gewaltbesetztere Träume als Frauen; Frauen haben romantischere Träume als Männer. Es ist schwerer, Männern etwas beizubringen als Frauen. Männer sind streitsüchtiger und geben gern an. Es gibt mehr Männer als Frauen, die stottern, und es fällt Männern schwerer, Lesen zu lernen. Viele sind kränklicher. Diese Unterschiede wirken sich sehr stark auf das Zusammenleben in einem Haushalt aus.

Die fünf großen Unterschiede, auf denen Sie Sicherheit aufbauen können

Über die Jahre hinweg haben sich fünf große Unterschiede zwischen Männern und Frauen herauskristallisiert, die eine Beziehung eigentlich stärken können und sollen. Wenn sie jedoch falsch angepackt werden, können sie eine sonst gesunde Ehe schwächen.

1. Männer konzentrieren sich auf Fakten, während sich Frauen auf ihre Intuition verlassen und Gefühle ausdrücken

In einer Studie wurden die Laute aufgezeichnet, die kleine Jungen und Mädchen zwischen zwei und vier Jahren von sich gaben. Die Forscher fanden heraus, dass 100 Prozent dieser Laute bei den Mädchen mit Kommunikation zu tun hatten, entweder mit sich selbst oder mit jemand anderem. Nur 60 Prozent der Laute, die die Jungen von sich gaben, hatten mit Kommunikation zu tun; fast die Hälfte davon waren imitierte Motorengeräusche![3] Diese Entdeckung kann man direkt ins Eheleben übertragen: Die Frau fragt: »Können wir heute Abend reden?« – der Mann imitiert Motorengeräusche.

Oft hat ein Mann, der von Arbeit nach Hause kommt, bereits fast seinen ganzen Gesprächsbedarf des Tages gedeckt. Seine Frau fängt dagegen gerade erst an. Die Frau will reden und der Mann fragt: »Worüber?«

»Nichts Besonderes. Einfach reden.«, antwortet die Frau.

Ein Mann wird sich im Gespräch eher auf die Fakten konzentrieren – falls es überhaupt Fakten zu diskutieren gibt. Sobald die Fakten besprochen sind, ist auch das Gespräch beendet. Die Frau denkt, das Gespräch hätte gerade erst angefangen und das Beste käme noch, wenn es bereits seinen

Höhepunkt überschritten hat, weil der Mann keine Fakten mehr zu besprechen hat.

Viele Männer finden es schwierig, über Gefühle und Beziehungsthemen zu sprechen. Eine Frau fragt vielleicht: »Wie geht es dir bei der Arbeit?« Ein Mann wird oft versucht sein, die Standard-Antwort zu geben: »Ganz okay.« Der Grund? Viele Männer fühlen sich unwohl, wenn sie über ihre Gefühle sprechen sollen, und wissen nicht, was sie antworten sollen.

Amy und ich (Ted) gehen normalerweise um 22.00 Uhr ins Bett. Es gibt Tage, an denen ich schon mittags meinen ganzen Redebedarf gedeckt habe, besonders an Sonntagen, an denen ich zweimal am Vormittag predige, oder an einem Sonnabend, an dem ich auf einer Konferenz gesprochen habe. An den meisten dieser Abende geht Amy ins Bett und hat noch an die 5 000 Worte übrig, die sie loswerden will. Wenn das Licht ausgeht, fängt sie an. Mittlerweile haben wir uns darauf geeinigt, dass sie keine 5 000 Worte von mir erwartet. Ich muss nur zuhören. Diese Vereinbarung hat uns viele Streitgespräche in der Nacht erspart. Das Einzige, worum Amy mich bittet, ist, dass ich nicht alle meine Worte während des Tages schon aufbrauche, sondern einen Teil davon für sie aufspare.

2. Männer suchen nach Lösungen; Frauen suchen Mitgefühl, Einfühlungsvermögen und Verständnis

Hin und wieder kommt meine (Garys) erwachsene Tochter zu Besuch und sagt: »Können wir reden?« Wir setzen uns ins Wohnzimmer und sie fängt zu erzählen an. Oft fällt es mir schwer, ihr zuzuhören. In meinem Kopf arbeitet es: *Braucht sie meinen väterlichen Rat? Soll ich etwas reparieren? Braucht sie meine Hilfe?* Schließlich frage ich sie: »Kari, sprechen wir über irgendetwas Bestimmtes?«

»Nö, ich will nur mit dir quatschen«, antwortet sie dann.

Wenn ich das höre, weiß ich, dass ich mich entspannen und die Zeit mit ihr genießen kann. Oder nehmen wir ein anderes Thema: Einkaufen. Eine Frau fragt: »Wollen wir einkaufen gehen?« Der Mann antwortet: »Klar, ich komme mit.« Das Problem: Für die Frauen in meiner Familie ist Einkaufen nicht einfach Einkaufen, sondern *s-h-o-p-p-i-n-g*.

Diese Erfahrung durfte ich schon früh in unserer Ehe machen. Wir sind in das größte Einkaufszentrum in der Nähe gegangen. Ich fragte, wonach wir suchen würden. Norma sagte, wir würden nach neuen Schuhen suchen; also gingen wir in den ersten Laden und sie probierte ein Paar an.

Ich sagte: »Die stehen dir gut. Passen sie denn? Wollen wir sie kaufen?« Und wissen Sie, was sie als Nächstes tat? Sie stellte sie zurück ins Regal, ging in den nächsten Laden und probierte andere Schuhe an, die fast genauso aussahen. Ich fand welche, die wirklich gut waren, und schlug vor, dass sie zwei Paar kaufen könnte. Aber sie stellte die Schuhe immer wieder zurück ins Regal. Das ging eine Stunde lang so. Und was wollte sie dann machen? Eine Kaffeepause und sich unterhalten!

Ich konnte mich allerdings kaum konzentrieren, denn wir hatten ja bisher kein einziges Paar Schuhe gefunden. Ich fühlte mich, als würde ich nicht einkaufen gehen, sondern auf der Jagd sein – nach Schuhen, die ich so schnell wie möglich finden, kaufen, einpacken und von hier wegbringen wollte.

Das ist einer der größten Unterschiede zwischen uns. Über die Jahre hinweg habe ich tatsächlich trainiert, nicht einfach nur einkaufen zu gehen, sondern zu *s-h-o-p-p-e-n*. Wir haben sogar unsere Söhne trainiert – sie schaffen mittlerweile zwei Stunden! Ich mache mit, weil ich weiß, wie gern meine Frau einkaufen geht. Es ist etwas, was wir gemeinsam machen können, und ich kann ihr damit meine Wertschätzung zeigen.

Und: Wir unterhalten uns beim Einkaufen über viele Dinge, über die wir sonst nicht reden würden.

3. Männer sind eher objektiv, Frauen sind eher subjektiv

Auf vielen Gebieten kann man Männer mit dem Innenraum eines Schiffs vergleichen, so als hätten wir viele kleine Kabinen. Wir gehen in eine hinein und schließen die Tür. Dann gehen wir in eine andere und schließen wieder die Tür. Und so weiter. Frauen ähneln mehr einem Fluss. Sie fließen. Vergangenheit, Gegenwart und Zukunft fließen zusammen.

Wenn ein Mann abends nach Hause kommt, kann es gut sein, dass seine Frau ihn fragt: »Hast du heute an mich gedacht?« Der Mann antwortet: »Da muss ich erst nachdenken. Bestimmt habe ich an dich gedacht.« Im Allgemeinen denken Männer in Schubladen. Wenn sie bei der Arbeit sind, sind sie bei der Arbeit. Wenn sie zu Hause sind, sind sie zu Hause.

Wenn Amy und ich (Ted) im Auto sitzen und ich fahre, fragt sie mich manchmal: »Woran denkst du gerade?« Sie überrascht mich meistens damit. Sie kann nicht verstehen, dass Männer ihr Gehirn ausschalten und an überhaupt nichts denken können. Meistens denke ich mir schnell etwas aus und sagte: »Wir brauchen demnächst einen Ölwechsel.« (Der Aufkleber links oben auf der Windschutzscheibe war das Erste, was mir ins Auge fiel.) Meine lieben Damen, ich muss Ihnen etwas Wichtiges sagen: Wenn Sie sich jemals gefragt haben, ob Ihr Mann über Ihre Beziehung nachdenkt oder nicht – er tut es nicht.

Andererseits: Nehmen wir ein Fußball-Spiel, das nachmittags im Fernsehen läuft. Warum fällt es Frauen so leicht, einfach daran vorbeizulaufen, ohne sich im Geringsten dafür zu interessieren? Weil sie die Fußballer nicht kennen. Weil sie absolut keine Beziehung zu den Männern auf dem Spielfeld haben. Wie Sie eine Frau dazu bringen, mit Ihnen Fußball zu schauen? Erzählen Sie ihr von den Spielern. Keine Statistik, sondern Persönliches. Nehmen Sie eine Sportzeitschrift zur Hand, lesen Sie über deren Familien, Kinder, ihr Privatleben vor – und das nächste Mal bei einem Spiel, können Sie sagen: »Derjenige, der gerade geschossen hat, hat Zwillinge. Die Frau des Abwehrspielers hatte Brustkrebs, hat es aber überlebt.« Sie werden überrascht sein, wie viele Frauen sich Fußball anschauen, wenn das Ganze persönlicher wird.

4. Viele Männer können sich von ihrem Umfeld getrennt betrachten; doch die meisten Frauen identifizieren sich mit ihrem Zuhause

Unser erstes Haus haben Amy und ich 1998 gekauft, als ich noch in der Ausbildung in Dallas war. Es war so ein Fertighaus für 90 000 Dollar, das zu einem Komplex von etwa 200 Häusern gehörte. Wir konnten ein paar Sonderwünsche äußern, aber im Grunde bestand das Haus aus den gleichen Fertigteilen wie jedes andere.

Kurz nachdem wir eingezogen waren, saßen wir eines Abends zusammen vor dem Fernseher. Mitten in der Serie sprang Amy auf und sagte plötzlich: »Ich kann keine Minute länger in diesem Wohnzimmer sitzen!«

»Warum denn nicht?«, fragte ich.

»Stört es dich nicht, dass die Türgriffe mit Messing verkleidet sind, der Deckenventilator aber mit Nickel? Was haben sich die Architekten nur dabei gedacht!«, rief sie empört.

Ich schaute mir die Türklinken an, dann den Ventilator, dann wieder die Türklinken. Ich konnte überhaupt nicht verstehen, warum sie sich so aufregte. Wir hatten gerade einen super spannenden Krimi gesehen! Ich wusste nicht, dass Amy sich die ersten 30 Minuten überhaupt nicht auf die Handlung im Film konzentrieren konnte, weil die Türklinken und der Ventilator nicht zusammenpassten.

Was glauben Sie, was wir am nächsten Samstag gemacht haben? Richtig: Wir sind in den nächsten Baumarkt gegangen und haben mit Nickel verkleidete Türklinken gekauft. Amy hatte ihren Frieden. Das heißt … bis wir an diesem Abend ins Schlafzimmer kamen. Der Deckenventilator in unserem Schlafzimmer war aus Messing! Also ging es wieder in Baumarkt …

Viele Frauen identifizieren sich mit ihrem Zuhause, und selbst kleine Unstimmigkeiten können dafür sorgen, dass sie sich nicht wohlfühlen.

Ist es Ihnen schon passiert, dass Sie gerade dabei waren, das Haus zu verlassen, und Ihre Frau sagt: »Oh, ich habe den Abwasch vergessen.« oder »Habe ich die Betten schon gemacht?« Es fällt Frauen schwer, einfach zu gehen und Dinge liegen zu lassen. Es ist, als wäre ein Teil von *ihr* noch unsauber oder unordentlich. Ich kann ohne Probleme das Haus verlassen, auch wenn nicht abgewaschen ist. Meine Frau kann das nicht. Wenn ich das verstanden habe, kann ich sie besser lieben und ihr dienen, so dass sie sich wohl und in unserer Beziehung sicher fühlt.

5. Männer konzentrieren sich auf die grundlegenden Probleme; Frauen konzentrieren sich auf die Details, aus denen das Ganze besteht

Frauen nehmen das Leben mit beiden Gehirnhälften wahr. Sie erleben es sowohl rational als auch emotional. Wenn wir etwas erleben, das uns emotional berührt, können wir uns leichter daran erinnern. Auch Studenten, die beim Lernen vor allem ihre rechte Gehirnhälfte und ihre Gefühle benutzen, können sich länger und detaillierter an das Gelernte erinnern.

Wenn ein Vater seinen Sohn in seiner WG in einer anderen Stadt anruft, fragt er: »Wie geht es dir? Hast du genug Geld? Wie ist der Unterricht? Hast du Freunde gefunden? Gut. Dann mach's gut.« Und er legt auf. Wenn die Mutter anruft, fragt sie: »Wie geht es dir? Wie sieht dein Zimmer aus? Erzähl mir von deinen Mitbewohnern. Deinen Freunden. Deinen Professoren. Dem Essen.« Sie will auch die Details wissen.

Es dauert immer lange, bis wir so weit sind, mit unseren Kindern das Haus zu verlassen. Das liegt nicht unbedingt an den Dingen, die wir mitnehmen, sondern eher daran, wie frustriert Amy und ich übereinander sind, was ihre Auswahl angeht.

Für mich ist das ganz einfach: Wir gehen mit unseren zwei und vier Jahre alten Kindern aus dem Haus. Wir ziehen ihnen Schuhe an und setzen sie in die Kindersitze im Auto.

Amys Liste der Sachen, die wir brauchen, ist ein wenig länger: Haare und Zähne müssen geputzt werden; die Kragen sind ordentlich, und alle Knöpfe sind zugeknöpft; es gibt keine größeren Flecken auf der Kleidung; ein Rucksack wird mit Saftflaschen, Windeln, Tüchern, einmal Wechselkleidung, Banane, Apfel, Haarspangen und Spielzeug für die Kinder gepackt.

Wenn es einmal nicht so klappt, dann sieht die Situation wie folgt aus: Amy und ich sind an einem Samstag nach ihrem Mitarbeitertreffen in der Gemeinde zum Abendessen verabredet. Das heißt, ich bin mit den Kindern zu Hause und alleine verantwortlich, mit ihnen aus dem Haus zu gehen. Weil mich als Mann die Details nicht interessieren, habe ich natürlich keine Liste. Corynn, Carson und ich kommen im Restaurant an. Amy sieht etwas schockiert aus. Carsons Pullover hat einen großen Saft-Fleck. Corynns Hosen passen nicht zu ihrem T-Shirt. Amy fragt: »Wo ist der Rucksack?«

»Ich wusste, dass ich etwas vergessen hatte«, gab ich zu.

Dieser fünfte Unterschied zwischen Männern und Frauen hat, als wir ihn verstanden hatten, in unserer Beziehung viel verändert und zu mehr Sicherheit geführt. Mittlerweile respektiere ich ihre Liste und bemühe mich, dass die Kinder besser aussehen, wenn ich mit ihnen aus dem Haus gehe. Wenn es nicht ganz so klappt, hat Amy gelernt zu lachen – sie weiß, dass ich mich bemühe.

Handbuch für die Ehe

Wir haben bisher noch keine einzige Frau kennengelernt, die kein wandelndes Handbuch für die Ehe wäre. Jeder Ehemann kann sich freuen: Er sitzt auf einer Goldmine an Beziehungserfahrungen – bzw. liegt er neben dieser Goldmine im Bett. Selbst wenn eine Frau als Kind missbraucht, als Teenager gemobbt oder von Verwandten schlecht behandelt wurde, kann sie trotzdem auf dieses intuitive Wissen zurückgreifen, wenn Sie sich wirklich um sie bemühen.

Es ist das ganz Besonderes an Frauen, dass sie dieses innere Wissen und die Sehnsucht nach einer guten Beziehung haben. Gott selbst muss es so in ihnen angelegt haben. Jeder Ehemann kann also auf dieses Beziehungshandbuch zugreifen. Er muss dazu nur drei Fragen stellen:

1. Wie gut soll deine Ehe auf einer Skala von 1 bis 10 sein?

Normalerweise antwortet eine Frau mit einer 10 oder einer Zahl, am Ende der Spanne. Ich habe noch nie eine Frau getroffen, die sich mit einer 2 oder 3 zufriedengegeben hätte. Niemand will heiraten und dann unglücklich sein.

2. Wo ordnest du deine Ehe auf einer Skala von 1 bis 10 heute ein?

Interessanterweise beantworten die meisten Frauen diese Frage realistischer als die Männer. Im Durchschnitt ordnen Männer ihre Beziehungen zwei bis vier Punkte besser ein als Frauen. Deshalb überrascht es Männer oft, wenn sie hören, was ihre Frauen über ihre Ehe denken. Doch egal, welche Antwort eine Frau auf diese Frage gibt – worauf es wirklich ankommt, ist die dritte Frage. (Sie werden jedoch nur zur dritten Frage vordringen, wenn Sie Ihrer Frau weiterhin Aufmerksamkeit schenken und ihr zuhören.)

3. Was müssten wir tun, um unsere Beziehung in den nächsten Wochen auf eine 10 zu bringen?

Jedes Paar kann mithilfe dieser drei Fragen seine Beziehung verändern! Ihre Einstellung ist dabei jedoch besonders wichtig: Stellen Sie Ihre Fragen mit einem Quäntchen Demut und dem Wunsch, Ihre Beziehung tatsächlich voranzubringen und auch an sich selbst zu arbeiten. Bereiten Sie sich darauf vor, die ehrliche Antwort Ihrer Frau zu hören. Wenn Sie auf die Antwort Ihrer Frau mit den Worten »Ich kann nicht glauben, was du da sagst.«, reagieren, wird sie sich wahrscheinlich zurückziehen und nichts weiter sagen. Halten Sie sich zurück und zeigen Sie Ihrer Frau, wie sehr Sie ihre Meinung schätzen: »Mir ist es mit unserer Beziehung wirklich ernst. Im Moment verstehe ich noch nicht ganz, was du meinst, aber ich werde mich bemühen, dass unsere Beziehung eine 10 erreicht.«

In unserer Beratungspraxis ist es schon vorgekommen, dass Paare innerhalb einer Stunde ihre Ehe umgekrempelt haben, nur weil sie bereit waren, sich diesen drei Fragen zu stellen.

Unterschiede überwinden

Wussten Sie, dass das menschliche Gehirn so leistungsfähig ist, dass wir im Durchschnitt nur acht Prozent seiner Kapazität nutzen? Das bedeutet, dass wir alle unsere geistigen sowie beziehungsorientierten Fähigkeiten ausbauen können. Sie konzentrieren sich bevorzugt auf die linke oder rechte Gehirnhälfte? Dann können Sie lernen, auch die andere Hälfte stärker zu nutzen. Jede Frau und jeder Mann tragen ein enormes Lernpotential in sich.

Warum fangen Sie nicht gleich heute damit an? Betrachten Sie Ihren Partner oder Ihre Partnerin mit neuen Augen. Geben Sie ihm oder ihr eine 10 auf Ihrer Skala. Geben Sie Ihrer Liebe mehr Gewicht. Schenken Sie Ihrer Partnerin oder Ihrem Partner Sicherheit. Entscheiden Sie sich jeden Tag neu dafür, Ihren Partner oder Ihre Partnerin wertzuschätzen. Auch wenn Sie sich am Anfang gar nicht so fühlen – Ihre neue Einstellung wird Ihre Gefühle nicht unberührt lassen. Ehe Sie sich versehen, haben Sie eine Ehe mit dem Wert 10 auf der Skala. Und diese 10 wirkt sich auch auf Ihr Sexleben aus, wie wir in den folgenden Kapiteln erklären werden.

@ GarySmalley.com

Frage: Ich lese ein Buch darüber, wie Männer denken. Wenn ich ehrlich bin, frustriert es mich sehr, dass Männer so stark visuell erregt werden. Seither hatten mein Mann und ich einige recht intensive Diskussionen über das Thema. Ich habe ihn geradeheraus gefragt, ob er andere Frauen begehrt. Unsere Gespräche enden immer wieder damit, dass alle Männer auf diesem Gebiet versucht sind. Stimmt das? Wenn ja, was kann meinen Mann vor dieser Versuchung schützen?

Antwort: Die Antwort auf Ihre erste Frage ist ja. Der Theologieprofessor Howard Hendricks wurde einmal wie folgt zitiert: »Wenn ein Mann keine Frauen begehrt, hat er ein anderes Problem.«

Es gibt viele Missverständnisse darüber. Zunächst: Die Versuchung an sich ist keine Sünde. Gott ist zwar enttäuscht von uns, wenn wir versucht werden. Sehr stark versucht zu sein, ist jedoch nicht dasselbe, wie die Sünde tatsächlich zu begehen. Auch die reifsten Christen werden versucht.

Versuchung ist für alle Nachfolger von Christus ein Thema. Die Bibel ermutigt uns auf diesem Gebiet: »Vergesst nicht, dass die Prüfungen, die ihr erlebt, die gleichen sind, vor denen alle Menschen stehen« (1. Korinther 10,13). Es ist auch nicht Gott, der uns in Versuchung führt: »Wer der Versuchung erliegt, sollte niemals sagen: ›Diese Versuchung kommt von Gott.‹ Gott lässt sich nicht zum Bösen verführen, und er verleitet auch niemanden zur Sünde« (Jakobus 1,13). Die Versuchung an sich ist keine Sünde. Sie wird erst zur Sünde, wenn wir ihr erliegen und danach handeln. Aber keine Versuchung ist unwiderstehlich.

Versuchung ist eine Sache, aber eine andere Frau zu begehren, bedeutet, dass Sie sich Sex mit ihr vorstellen. Für mich ist es bereits Ehebruch, wenn jemand masturbiert, während er an eine andere Frau denkt (Matthäus 5,28). Wer sich nach sexueller Intimität mit einer anderen Frau sehnt, träumt davon, mit ihr zusammen zu sein und in diesem Traum seine sexuelle Spannung loszuwerden. Ehebruch heißt, dass Sie Gott und Ihrer Frau gegenüber Ihr Versprechen brechen, keine andere Frau in Ihrem Geist und Herzen zu haben.

Wenn wir begreifen, wie Männer und Frauen versucht werden, können wir auch größere Sicherheit in unserer Ehe aufbauen. Eine Möglichkeit, Ihre Partnerin oder Ihren Partner zu respektieren, ist, Ihr Herz vor dieser Versuchung zu schützen.

Darüber zu reden, wie Sie dies tun, ist ein weiterer Schlüssel zur Sicherheit.

Die Bibel schenkt uns Ermutigung in 1. Korinther 10,13: »Doch Gott ist treu. Er wird die Prüfung nicht so stark werden lassen, dass ihr nicht mehr widerstehen könnt. Wenn ihr auf die Probe gestellt werdet, wird er euch eine Möglichkeit zeigen, trotzdem standzuhalten.« Jesus hat alles bereits selbst erlebt. Er war schon vor uns da. »Dieser Hohe Priester versteht unsere Schwächen, weil ihm dieselben Versuchungen begegnet sind wie uns, doch er wurde nicht schuldig« heißt es in Hebräer 4,15.

Genau deshalb ist es so wichtig, unsere Herzen zu schützen. Nein zu einer Versuchung zu sagen, bedeutet, Ja zu etwas viel Besserem zu sagen. Dass Sie mit Ihrem Mann über das Thema sprechen, ist sehr gut. Versuchen Sie, nicht zu verurteilen. Wenn Ihre Ehe gesund, aber angreifbar ist, dann können Sie Ihrem Mann dabei helfen, seine Versuchung zu vermindern.

Zusammenfassung

Intimität in einer Beziehung entsteht durch gegenseitige Wertschätzung und das Gefühl der Sicherheit - nicht dadurch, dass Sie von dem anderen Respekt einfordern.

Um echte Intimität zu erleben, müssen wir auf die Unterschiede zwischen Männern und Frauen, die Gott so einzigartig geschaffen hat, achten.

Wenn Sie Ihren Partner oder Ihre Partnerin wertschätzen und ihm oder ihr Sicherheit geben, werden Sie bald echte Intimität erfahren.

Bettgeflüster

Wie gut wünschst du dir auf einer Skala von 1 bis 10 unsere Ehe?

Wo stehen wir auf einer Skala von 1 bis 10 heute mit unserer Ehe?

Was müssten wir heute oder in den nächsten Wochen tun, um unserer Ehe eine 10 geben zu können?

Welche Unterschiede zwischen uns haben bisher zu Konflikten geführt?

Was können wir tun, um diese Unterschiede als positiv und bereichernd wahrzunehmen?

Kapitel 5

Das Geheimnis für großartigen Sex

Als Amy und ich frisch verheiratet waren, versuchte ich immer wieder vergeblich herauszufinden, wie ich meine Frau dazu bringen konnte, dass sie Lust auf Sex hat. Wir haben damals beide den ganzen Tag gearbeitet. Als wir nach Hause kamen, haben wir das Abendessen zubereitet und noch etwas im Haushalt gemacht. Gegen 21 Uhr war ich bereit für Sex – sie meistens nicht.

Ich dachte mir eine fiktive Liste aus, warum sie keine Lust hatte:

Ihr Chef hatte ihr zu viel Arbeit gegeben.

Sie war müde, weil sie den ganzen Tag unterrichtet hatte.

Ihr war vom Abendessen schlecht.

Sie hatte ihre Tage.

Sie hatte vergessen, ihre Stille Zeit zu machen.

Ist Ihnen aufgefallen, dass auf der Liste etwas fehlt? Ich vielleicht? Es konnte ja auf gar keinen Fall so sein, dass ich der Grund ihrer Lustlosigkeit war. Schließlich war sie selbst und nicht ich dafür verantwortlich, Lust zu bekommen.

Ich war so dumm!

Das verstand ich jedoch erst, als ich Gary Smalleys DVD-Serie *Homes of Honor* anschaute. Darin beschreibt Gary, dass Männer sehr schnell zum Sex bereit sind, während Frauen mehr Zeit brauchen. Mir war bis dahin nicht klar gewesen, dass es bereits darauf ankommt, was man morgens tut, wenn man abends mit seiner Frau Sex haben will.

Bevor ich das hörte, hatte ich sieben Jahre lang in meiner Ehe Probleme mit dem Sex gehabt. Ich hatte keine Ahnung, dass das Geheimnis für großartigen Sex im Zuhören und in der Kommunikation liegt. Ich wusste nicht, dass gegenseitige Wertschätzung zu Sicherheit führt, was wiederum zu Intimität und wiederum zu Sex führt.

Gegenseitige Wertschätzung ➲ Sicherheit ➲ Intimität ➲Sex

Jetzt weiß ich, dass großartiger Sex im Herzen anfängt und nicht zwischen den Beinen. Diese Erkenntnis hat dazu geführt, dass Amy und ich heute sehr viel intimer miteinander sind – nicht weil wir neue Positionen oder Sex-Techniken eingeübt haben, sondern weil wir gelernt haben, durch Kommunikation auch emotional zueinanderzufinden.

Jedes Mal, wenn wir Seminare oder Konferenzen abhalten, kommen Paare, die 20 Jahre oder mehr verheiratet sind, auf Gary und mich zu. »Wir wünschten, wir hätten davon gehört, als wir frisch verheiratet waren«, sagen sie. Also: Egal ob Sie erst verlobt sind oder bald silberne Hochzeit feiern – wenn Sie die folgenden sechs Kommunikationsebenen kennen, steht dem besten Sex Ihres Lebens nichts mehr im Weg. Sie werden merken, dass Sex mehr als nur ein körperliches Erlebnis ist – er beinhaltet ebenso ein emotionales und mentales Erlebnis.

Die sechs Kommunikationsebenen

Erfolgreich kommunizieren heißt nicht nur, darauf zu achten, *was* man sagt, sondern auch *wie* man es sagt. Sie können zum Beispiel das Wort »Frau« ganz verschieden aussprechen. Einmal »Frau« oder »FRAU!« oder »Frahau«. Es ist nur ein Wort, aber durch unseren Tonfall, die Geschwindigkeit, in der wir sprechen, und unseren Gesichtsausdruck können wir ganz verschiedene Dinge ausdrücken.

> Die beste Kommunikation Ihres Lebens beginnt, wenn Ihr Wunsch, den anderen zu verstehen, größer ist als Ihr Wunsch, verstanden zu werden.

Denken Sie bei der folgenden Beschreibung an Ihre Familie, an Freunde und auch Ihren Partner oder Ihre Partnerin. Auf welcher der folgenden Kommunikationsebenen fühlen Sie sich am wohlsten?

Ebene 1: Plaudern

Wir plaudern, wenn wir jemand Fremden treffen oder einen anderen Menschen gerade erst kennenlernen. Wir plaudern im Supermarkt und im Restaurant sowie mit Menschen, die wir nicht richtig kennen. Auch in einer Ehe plaudern manche Paare nur, nämlich wenn sie gelangweilt oder wütend aufeinander sind. Plaudern ist die am wenigsten befriedigende Art der Kommunikation; er kann sogar jeden Rest von Liebe abtöten, der noch übrig ist.

Ebene 2: Fakten

Auf dieser Ebene tauschen wir Informationen aus. »Weißt du, wie das Wetter am Wochenende werden soll?«; »Hast du heute die Nachrichten gehört?«; »Wie hat dein Mittagessen geschmeckt?« In den meisten Ehen haben solche Gespräche entweder gar kein oder nur wenig Potential für Spannungen. Aber auch hier können sich Konflikte einschleichen: »Ich habe doch gesagt, um sechs gibt es Abendbrot.«, könnte einen

Streit bei einem Paar einleiten. Die Antwort: »Nein, heute Morgen hast du ganz klar um sieben gesagt! Ich habe keine Lust mehr darauf, dass du die Zeiten änderst, wie es dir passt. Ich sterbe vor Hunger und gehe jetzt zum Imbiss. Mach, was du willst.«

Setzen Sie Ihre Beziehung nicht wegen solcher Diskussionen aufs Spiel. Jede zornige Auseinandersetzung schwächt Ihre Ehe, denn Sie verletzen das ihr zugrunde liegende Prinzip: *Zusammen eins*. (In Kapitel 11 gehen wir darauf ein, wie Sie Konflikte vermeiden können, bevor sie überhaupt auftreten.)

Ebene 3: Meinungen

Hier kann die Kommunikation brenzlig werden. Wir riskieren einen Konflikt um etwas, was wir alle haben – eine eigene Meinung. Auf dieser Ebene nennen wir nicht nur Fakten, wir bewerten sie auch. Wenn zwei Menschen ihre Meinungen austauschen, spüren sie sofort ihre Unterschiede. Sie sehen, wie hoch die Risikobereitschaft des anderen ist, und wissen, dass die Diskussion auch in einen Streit ausarten könnte. Solche Diskussionen stellen die Wertschätzung und Sicherheit in einer Beziehung auf den Prüfstand. Wenn es Ihnen gelingt, die Meinung Ihres Partners oder Ihrer Partnerin als seine oder ihre Meinung zu respektieren und wertzuschätzen – und nicht als Ihre eigene – werden Sie viel stärker sein oder ihr Herz erkennen. Respekt vor der Meinung des anderen führt zu einer tieferen Beziehung. Eine solche tiefe Verbindung zwischen Ehepartnern kann zu großartigem Sex beitragen! Wenn Frauen sich verstanden und respektiert fühlen, schmelzen sie regelrecht in den Armen ihres Mannes dahin. Wenn Sie die Überzeugungen des anderen herausfinden und respektieren, werden Sie eine viel tiefere Beziehung zueinander entwickeln.

Ebene 4: Gefühle

Wenn es Ihnen gelingt, verschiedene Meinungen auf eine gesunde und reife Art zu diskutieren, dabei Ihre Unterschiede zu respektieren und sogar wertzuschätzen, wird sich Ihre Kommunikation vertiefen: Sie werden sich auch über Ihre Gefühle austauschen. Sie fangen an, sich dem anderen emotional zu öffnen. Diese Art der Kommunikation ist heikel. Wenn Sie dem anderen Ihre Gefühle mitteilen, er aber sagt, dass Ihre Gefühle unangebracht sind, entfernen Sie sich eher voneinander, als sich anzunähern. Sie können sich auch abgelehnt, zurückgewiesen oder vom anderen kontrolliert fühlen. Auch Ihr Selbstwertgefühl und Ihre Selbstsicherheit können Schaden nehmen. Sie denken, Sie wären ein Versager. Für eine gesunde Kommunikation ist es unerlässlich, auch über Gefühle zu sprechen – aber hier bleiben die meisten Paare stecken. Wenn hier nicht auf eine gesunde Art und Weise kommuniziert wird, wird zumindest einer der Partner verletzt. Deshalb ist es äußerst wichtig, niemals negativ auf die eigenen oder die Gefühle des anderen zu reagieren. Hören Sie einfach zu und versuchen Sie, Ihren Partner oder Ihre Partnerin zu verstehen.

Ebene 5: Bedürfnisse und Wünsche

Wenn Sie problemlos mit Ihrem Partner oder Ihrer Partnerin über Gefühle reden können, können Sie sich auch über Ihre Bedürfnisse austauschen. Hier geht es darum auszusprechen, was wir uns wirklich vom anderen wünschen. Auf diesem Niveau sind Wertschätzung, Respekt und Sicherheit in Ihrer Beziehung unabdingbar. Sie müssen das Gefühl haben, Ihre Meinungen, Gefühle und tieferen Bedürfnisse äußern zu können, ohne vom anderen verurteilt, kritisiert oder sogar angeklagt zu werden. Wenn Sie dieses Kommunikationsebene erreicht haben, entwickeln Sie echte Intimität. Aber es gibt immer noch eine letzte Ebene.

Ebene 6: Ihre tiefsten Überzeugungen

Ihre Überzeugungen bilden den Kern Ihrer Persönlichkeit. Wovon Sie wirklich überzeugt sind, lässt sich oft Jahre zurückverfolgen – sogar bis in Ihre Kindheit. Diese Überzeugungen sind schon sehr lange ein Teil von Ihnen und zeigen, wer Sie sind.

Ihre Worte und Reaktionen kommen direkt aus Ihrem Herzen, wo Ihre tiefsten Überzeugungen liegen. Wie Sie sich morgens anziehen, wird genauso davon beeinflusst (je nachdem, ob Sie sich in Ihrem Körper wohlfühlen oder nicht) wie Ihre Ernährung. Ihr ganzes Leben konzentriert sich auf dieser Ebene. Paare, die eine sehr tiefe sexuelle Intimität erreicht haben, haben gelernt, auf das Herz des anderen zu hören.

Wir versuchen, das Bedürfnis unseres Partners oder unserer Partnerin zu erkennen. Aber es ist die Überzeugung dahinter – das, was unsere Gefühle und Bedürfnisse weckt –, was entscheidend ist. Wenn wir erkennen, warum es das Bedürfnis gibt, dann wissen wir auch, wie wir es am besten stillen können.

Denken Sie noch einmal über die sechs Kommunikationsebenen nach. Beachten Sie, dass es wirklich wichtig ist, die sechste Ebene so oft wie möglich zu erreichen. Das sollte Ihr Ziel sein. Setzen Sie sich zum Ziel, den anderen auf allen Ebenen zu verstehen, aber besonders auf der sechsten.

Ich (Gary) habe früher einmal gedacht, es ginge darum, dass meine Partnerin mich versteht. Ich dachte, gute Kommunikation wäre Alltagskommunikation. Ich fühlte mich erfolgreich, wenn es mir gelungen war, meine Frau zu überzeugen. Wenn mir ein gutes Argument einfiel oder ich einen überzeugenden Monolog hielt, meinte ich, gut zu kommunizieren. Ich lag so etwas von daneben. Gute Kommunikation findet in einer Beziehung auf der Grundlage von Wertschätzung und Sicherheit statt. Sie fängt mit Zuhören an, entwickelt sich, wenn wir uns einander öffnen, und endet im gegenseitigen Verstehen – und nicht nur darin, selbst verstanden zu werden.

König Salomo war einer der weisesten und erfolgreichsten Männer, die es je gab. Einige seiner biblischen Schriften haben mein Leben für immer geprägt. »Vor allem aber behüte dein Herz, denn dein Herz beeinflusst dein ganzes Leben«, heißt es in Sprüche 4,23. Das sollte das Erste sein, was Sie von jetzt an jeden Tag tun. Als ich verstanden hatte, dass meine tiefsten Überzeugungen in meinem Herzen zu finden sind, wollte ich sie mir bewusster machen. Nichts hat mein Leben mehr bereichert, als meine eigenen Überzeugungen zu verstehen. Je mehr auch meine Frau von meinen tiefsten Überzeugungen verstanden hat, desto näher haben wir uns einander gefühlt und desto tiefer ist unsere Liebe geworden. Wir sind heute mehr ineinander verliebt als jemals in unseren 43 Jahren Ehe zuvor.

Besonders wenn beide von Ihnen unterschiedliche Überzeugungen zu einem wichtigen Thema haben, über das eine Entscheidung gefällt werden muss, wird Ihre Kommunikationsfähigkeit auf den Prüfstand gestellt. Hören Sie wirklich zu? Kommunizieren Sie auf den letzten drei Kommunikationsebenen? Großartiger Sex beginnt damit, Ihrer Partnerin oder Ihrem Partner zuzuhören und so viel wie möglich über sie oder ihn zu verstehen. Zuhören heißt, den anderen wertzuschätzen. Zuhören gibt Sicherheit, besonders dann, wenn Sie nicht gleich reagieren, sondern sich wirklich für den anderen interessieren. »Oh, das meinst du also.« Oder: »Ich habe mich schon lange gefragt, was du darüber denkst.«

Eine gute Kommunikationsbasis schaffen

Gott – und nicht Ihr Partner oder Ihre Partnerin – ist die Quelle, aus der Sie Leben und Hoffnung schöpfen. Daran sollten Sie sich immer wieder selbst erinnern. Das Schlimmste ist, wenn Sie Ihren Partner oder Ihre Partnerin zu Ihrem Gott machen. Er oder sie kann nie wie Gott sein. Er oder sie wird nie alle unsere Bedürfnisse stillen können – das kann nur Gott. Wenn wir das verstanden haben, können wir uns entspannen und uns darauf konzentrieren, die Beziehung, die Gott für uns vorgesehen hat, weiterzuentwickeln – ohne die Erwartung, dass der Partner uns ganz ausfüllt bzw. ein Seelengefährte wird. Gott ist unser Seelengefährte. Unser Partner oder unsere Partnerin ist unser bester Freund mit allen Schwächen, die Menschen haben. Sie können deshalb von Ihrem Partner oder Ihrer Partnerin nicht erwarten, dass er oder sie das Richtige tut oder auf eine bestimmte Art und Weise reagiert. Alles fängt bei Ihnen selbst an. Wenn Sie sich in einer Situation wiederfinden, in der Ihre Partnerin oder Ihr Partner wegen einer Kleinigkeit in die Luft geht, dann atmen Sie einen Moment lang tief durch. Achten Sie auf Ihre Worte, seien Sie gnädig und reagieren Sie in Liebe. Während Sie noch nach der Antwort suchen, hier einige Anregungen, die Sie bei der Suche nach dem wahren Motiv hinter einem Wutausbruch einsetzen können:

Achten Sie auf Ihre eigene Körpersprache und lesen Sie die des anderen

Kommunikation hat mehr mit Körpersprache als mit Worten zu tun. Wir kommunizieren mehr durch die Art, wie wir etwas sagen, als durch die Worte, die wir verwenden. Wenn Sie das nächste Mal mit Ihrer Partnerin oder Ihrem Partner über ein potentiell konfliktgeladenes Thema reden, beobachten Sie ihre oder seine Körpersprache. Dreht sie oder er sich von Ihnen weg? Tut sie extra so, als sei sie abgelenkt? Wie weit ist er von Ihnen entfernt? Am anderen Ende der Sitzgruppe? Auf der anderen Seite des Raumes? Auch wenn Ihr Partner oder Ihre Partnerin gar nichts sagt, kommuniziert er oder sie. Lernen Sie, Körpersprache zu verstehen.

Hören Sie aktiv zu

Wiederholen Sie mit anderen Worten, was Ihr Partner gesagt hat. So können Sie sicher gehen, dass Sie wirklich verstanden haben, was der andere gesagt hat. Wenn Sie dabei achtsam und vorsichtig vorgehen, kann diese Technik zu einer Atmosphäre von Verständnis und gelungener Kommunikation beitragen.

Senden Sie ermutigende Signale

Suchen Sie nach Möglichkeiten, Ihren Partner oder Ihre Partnerin durch Körperkontakt zu ermutigen. Sitzen Sie nah beieinander. Halten Sie ihre oder seine Hände, wenn es angebracht ist. Nicken Sie ab und zu oder bestätigen Sie verbal, dass Sie zuhören, indem Sie zum Beispiel »oh«, »okay«, »ja?« sagen. Natürlich sollten Sie nicht bei jedem Satz so reagieren, aber ab und zu kann es hilfreich sein.

Werden Sie konkret

»Ein unzuverlässiger Bote gerät in Schwierigkeiten, aber ein zuverlässiger bringt Heilung«, steht in Sprüche 13,17. Darum ist es so wichtig, sich konkret auszudrücken. Sagen Sie Ihrer Partnerin oder Ihrem Partner, was Ihnen auf dem Herzen liegt. Wenn Sie etwas belastet oder stört, dann sprechen Sie es an. Auch wenn es sich dabei um ein schwieriges Thema handelt, zum Beispiel warum Ihre Partnerin oder Ihr Partner keinen Sex will. Denken Sie daran, beim Thema zu bleiben. Es gibt viele Gründe, warum Ihre Partnerin oder Ihr Partner sagt: »Heute nicht.« Vielleicht sind es biologische oder hormonelle Gründe oder die Nebenwirkung von Medikamenten, die er oder sie nimmt. Einige können auf emotionale Verletzungen von früher zurückzuführen sein. Ich hatte einmal einen Mann in meiner Beratung, der die sexuelle Kälte seiner Frau nicht verstehen konnte, bis sie ihm erzählte, dass sie als Kind sexuell missbraucht worden war. Deshalb ist es so wichtig, unsere Bedürfnisse auszusprechen.

Halten Sie Augenkontakt

Unsere Augen, so sagt man, sind das Fenster zu unserer Seele. Sie geben mehr über uns preis, als wir uns vorstellen können! Das ist einer der Gründe, warum es so wichtig ist, Augenkontakt zu halten. In meiner (Ted) eigenen Beziehung zu Amy ist mir aufgefallen, dass selbst eine halbe Sekunde, in der ich den Augenkontakt abbreche, unbewusst alles wieder in Frage stellt, was ich vorher gesagt habe. Der fehlende Augenkontakt wirkt, als ob ich nicht bei der Sache wäre – auch wenn das gar nicht stimmt. Ich muss mich bewusst darauf konzentrieren, bei Amy zu bleiben und ihr zu zeigen, dass ich zuhöre. Augenkontakt gibt dem anderen mehr

Sicherheit, vor allem wenn Sie über Ihre Gefühle, Bedürfnisse und Überzeugungen sprechen. Gerade in diesen Momenten in unserer Ehe erwische ich mich immer wieder dabei, wie ich sage: »Wow, das habe ich vorher von dir nicht gewusst.«

Das passende Umfeld schaffen

Wer gute Kommunikation will, muss alles, was ablenken kann, entfernen. Den Fernseher, das Handy, den Computer ausschalten. Vielleicht denken Sie, es würde genügen, den Fernseher einfach stumm und das Handy auf Vibration zu stellen. Aber es ist besser, sie komplett auszuschalten.

Eine der besten Zeiten für mich und Amy ist nach 21 Uhr, wenn die Kinder im Bett sind. Wir machen uns eine Kanne entkoffeinierten Kaffee und setzen uns ins Wohnzimmer. Zu dieser Tageszeit habe ich meist meinen Kommunikationsbedarf schon gedeckt und keine Worte mehr übrig. Aber das ist oft auch gut, denn dann kann ich umso besser zuhören.

Wenn die Situation nicht ganz so ideal ist, kann ich versuchen, sie zu verbessern. Oft ist es so, dass Amy noch etwas einfällt, wenn wir im Bett liegen und gerade das Licht ausgeschaltet haben. Das ist an sich kein Problem – nur schlafe ich, wenn ich mich hingelegt habe, innerhalb von fünf Minuten ein und fange zu schnarchen an. Das heißt, wenn sie reden will, muss ich das Licht wieder anschalten und sie anschauen bzw. ihr verbal signalisieren, dass ich zuhöre, damit ich nicht einschlafe. Ich möchte diese kostbaren Momente der Kommunikation nicht versäumen.

Wenn Sie sich jeden Tag mehr der Kommunikationsebene 6 annähern und dadurch vielleicht auch schon besseren Sex haben, wird Ihnen sicher nicht entgangen sein, dass Sex nicht nur eine körperliche, sondern auch eine mentale und emotionale Vereinigung ist.

Mentale Verbundenheit

In den ersten Jahren meiner (Gary) Ehe, hatte ich keine Ahnung, wie man ein gutes Sexleben gestaltet. Hatte mein Vater mit mir über Sex geredet? Nein. Meine Mutter? Auch nicht. Sex war ein Tabuthema. Alles, was ich über Sex wusste, hatte ich von meinen Kumpels gelernt – und das war nicht gerade viel. Erst als ich verstand, dass Sex der Spiegel einer guten Beziehung ist und dass er mit der mentalen Vereinigung beginnt, veränderte sich meine Ehe.

Vor einiger Zeit flogen Norma und ich zum ersten Mal nach Hawaii. Ich freute mich auf Strände, Sonne und Romantik. An einem Tag machte ich mit meiner Frau eine Tour über die Insel – darauf hat sie immer Lust. Wir hatten viel Spaß zusammen, entdeckten kleine Orte und verschiedene Lädchen, redeten und lachten viel. Wir fühlten uns einander sehr nah und erlebten so etwas wie eine mentale Vereinigung. Als die Sonne langsam unterging, wurde es Zeit, zum Hotel zurückzukehren.

Als mein Blick die Benzinuhr streifte, erkannte ich, dass der Tank fast leer war. Ich wollte unseren perfekten Tag nicht zerstören, sagte nichts und beschloss insgeheim, den Gang einfach rauszunehmen und die Küstenstraßen runterzurollen, um so wenig Benzin wie möglich zu verbrauchen. Meine Frau merkte gleich, dass etwas nicht stimmte, und fragte: »Was ist los?« Ich sagte nichts. Ich dachte nur: »Weiter. Immer weiter. Wir können es schaffen.« Ich wollte die Atmosphäre nicht kaputt machen, das Gefühl des Miteinander-Eins-Seins nicht zerstören und damit vielleicht auch den Abend, der uns – physisch – noch bevorstand.

Als wir oben auf dem Berg angekommen waren, wollte ich den Gang rausnehmen. Statt auf das Schaltpedal trat ich aber (etwas abgelenkt durch die Gedanken an unsere gemeinsame Nacht) auf die Bremse. Das Auto schlitterte zur Straßenmitte; meine arme Frau wurde nach vorne gegen das Armaturenbrett geworfen.

»Was machst du denn?!«, rief sie aus. Und ich dachte: »Ich mache gerade unseren schönen Tag kaputt und noch dazu den Sex, den wir heute Abend hätten haben können.«

Schließlich weihte ich sie in die Problematik ein. Ich sagte, ich hätte statt des Schaltpedals die Bremse gedrückt, weil ich zu nervös war und befürchtete, unseren Tag zu ruinieren. Sie fand diese Erklärung in Ordnung, und wir hatten trotzdem eine schöne Nacht.

Wenn Sie mental zueinanderfinden, werden Sie fast immer auch großartigen Sex haben. Je weiter Sie sich in der Kommunikation mit Ihrem Partner oder Ihrer Partner vorwagen, desto mehr davon werden Sie erleben. Heute haben die Menschen mehr Sex als je zuvor, aber sie genießen ihn weniger. Wenn Sie sich mental nicht miteinander verbunden fühlen, kann Sex sogar zu suchtartigem Verhalten oder einer Störung führen. Sex ist kein Akt – er ist der Spiegel Ihrer Beziehung.

Gegenseitige Wertschätzung ➲ Sicherheit ➲ Intimität ➲Sex

Geschlechtsverkehr bedeutet nicht nur Orgasmus oder Penetration. Eigentlich geht es darum, den anderen aufs Intimste kennenzulernen. Das Gleiche gilt auch für Ihre mentale Einheit. Das Sexleben eines Paares spiegelt die Qualität der Beziehung wider. Sex ist wie Früchte von einem Baum zu pflücken: Die Frucht braucht gute Erde, Wasser und Sonne in einer gesunden Umgebung, um zu gedeihen und gut zu schmecken. Die sexuellen Früchte einer Ehe wachsen dadurch, wie gut wir unsere Beziehung entwickeln.

Der Boden ist das Zuhören und Verständnis, das Sie Ihrem Partner oder Ihrer Partnerin entgegenbringen. Er oder sie fühlt sich entweder sehr wertgeschätzt oder nicht. Das Wasser ist wie die Berührung. Die Sonne ist wie das Gefühl von Sicherheit. Wenn Sie Ihre Partnerin oder Ihren Partner wertschätzen, ihr oder ihm Sicherheit geben und Intimität herstellen, wird Ihre Partnerin oder Ihr Partner für Sie eine lebendige Sexualität einwickeln. Denken Sie daran: Sicherheit bedeutet, dass Ihre Partnerin oder Ihr Partner sich so, wie sie oder er ist, bei Ihnen sicher fühlt – ohne Angst vor Verurteilung und Ablehnung. Das ganze Geheimnis für eine beiderseitig erfüllende sexuelle Erfahrung liegt darin, den sichersten Ort der Erde zu schaffen.

Ich (Gary) habe die folgende Geschichte über Norma und mich schon einmal erzählt, aber es lohnt sich immer wieder, sie zu hören. Vor sechs Jahren, als es mir zum wichtigsten Ziel wurde, mit Norma in unserem Zuhause Sicherheit aufzubauen, lud ich sie zum Abendessen ein, um ihr etwas Besonderes zu sagen. Am Tisch beugte ich mich zu ihr, ergriff ihre Hand und bat sie um Vergebung für all die Gelegenheiten, in denen ich versucht hatte, sie zu ändern. Ich sagte ihr, wie falsch es von mir gewesen war, zu versuchen, sie zu verändern, sie zu kritisieren, zu beschuldigen oder zu verurteilen. Diese Dinge seien das Schlimmste gewesen, was ich unserer Ehe und unserer Liebe hatte zumuten können. Ich sagte, dass ich von nun an nicht mehr versuchen würde, sie zu ändern oder zu kritisieren. Ich würde sie nicht mehr beschuldigen, mich wütend oder traurig zu machen. Wenn sie etwas in ihrem Leben verändern müsste, dann wäre das eine Sache zwischen ihr und Gott. Sie flüsterte, dass sie mir vergeben würde, aber ich spürte, dass sie auf der Hut war. Ihre Erfahrung mit mir in der Vergangenheit hatte sie Vorsicht gelehrt. Sie war sich unsicher, was als Nächstes käme.

Fünf Jahre später: Seit diesem Abend habe ich nie wieder versucht, Norma zu verändern. Stattdessen habe ich sie positiv bestätigt, so wie sie ist. Ich habe mich viele Male bei ihr für ihre Warnungen bedankt und zugegeben, wie oft es mir hätte besser gehen können, wenn ich auf sie gehört hätte.

Heute fühlt sich Norma in unserer Beziehung sicherer als in den ersten 40 Jahren unserer Ehe. Sie öffnet sich leichter und nimmt Schuldzuweisungen nicht mehr einfach in Kauf. Unsere Ehe ist jetzt ein Raum, in dem niemand verurteilt wird. Ich hoffe, es bleibt so.

Emotionale Einheit

Eine Frau brachte ihren Mann zum Flughafen. Sie waren spät dran und fuhren ziemlich schnell. Der Mann sah auf die Tankanzeige und merkte, dass der Tank fast leer war. Er schlug vor, dass sie kurz tanken sollten.

»Mach dir keine Gedanken. Wir werden rechtzeitig da sein, und wenn ich dich abgesetzt habe, fahre ich zum Tanken«, sagte sie.

»Aber dieser Stadtteil ist ziemlich gefährlich«, protestierte ihr Mann. »Ich möchte nicht, dass du eventuell in Gefahr bist, während ich im Flugzeug sitze. Ich wäre entspannter, wenn ich dich in Sicherheit wüsste. Ich weiß es wirklich zu schätzen, was du alles für mich tust. Aber du musst nicht nachher tanken.«

Sie wies ihn wieder darauf hin, dass sie knapp dran waren, aber er blieb beharrlich. »Es ist mir wirklich wichtig, weil du mir wichtig bist.«

Die Frau legte die Hand auf sein Bein und sagte ihm leise: »Weißt du was? Dieses Gespräch macht mich wirklich an.«

Männer wollen wissen, *was Frauen anmacht.* Wenn es nur darum ginge, ein Auto aufzutanken, würde die Anzeige nie unter »voll« fallen. Aber es ist mehr – es geht darum, eine emotionale Verbindung herzustellen. Die Frau hat darauf reagiert, wie der Mann ihre Beziehung wahrnimmt. Er war besorgt um sie. Er liebte sie. Er wollte mit ihr zusammen sein. Und er wollte, dass sie in Sicherheit war.

Um die besten Früchte Ihrer Ehe zu pflücken, müssen Sie sich auch emotional miteinander verbunden fühlen. Es geht nicht nur um Ihre sexuelle Gesundheit, sondern auch um Ihre mentale, körperliche und emotionale. Emotionale Einheit ist genauso wie mentale Verbundenheit keine einmalige Angelegenheit, sondern es geht darum, den anderen aufs Intimste kennenzulernen. Einer der besten Wege, jemandem auf emotionaler Ebene so nah wie möglich zu sein, ist es, Metaphern oder auch »Wortbilder« zu benutzen. Schließlich ist ein Bild oft genauso viel wert wie tausend Worte.

Biblischer Rat aus dem Hohelied, wie man die richtige Atmosphäre schafft

- Essen (Vers 2,5)
- Komplimente machen (Vers 1,15-16)
- Zuhören (Vers 2,14)
- Sich langsam ausziehen (Vers 4,1-5)
- Bestätigung geben (Vers 4,8)
- Küssen (Vers 4,11)

Emotionale Wortbilder

Solche Bilder können Ihnen helfen, Ihre Gefühle und Gedanken besser auszudrücken. Ihre Partnerin mit einem Zelt, einem Pferd oder einer jungen Ziege zu vergleichen, ist wahrscheinlich keine so gute Idee – außer Sie haben zu Salomos Zeiten gelebt. Als Salomo seine Geliebte mit einer Stute aus dem Gespann des Pharao verglich, benutzte er damit ein Bild, das zur damaligen Zeit Folgendes ausdrückte: Sie war die wichtigste Frau in seinem Leben.

Wenn Sie das Gefühl haben, dass Ihre Partnerin oder Ihr Partner nicht wirklich versteht, was Sie sagen, versuchen Sie es einmal mit einem Bild. Hier sind ein paar Beispiele:

Wenn Sie ausdrücken wollen, wie viel Ihnen die Liebe Ihrer Frau oder Ihres Mannes bedeutet: »Deine Liebe ist für mich wie ein großes Glas Eistee an einem heißen Sommertag. Kühl und erfrischend, es stärkt mich und stillt den Durst meiner trockenen, staubigen Seele.«

Wenn Sie ausdrücken wollen, dass Sie sich übersehen fühlen: »Als wir frisch verheiratet waren, habe ich mich wie ein schönes, handgemachtes, in Leder gebundenes und mit Goldrand verziertes Buch gefühlt, das dir Gott zum Geschenk gemacht hat. Du hast mich mit großem Enthusiasmus entgegengenommen – Du hast mich wie etwas ganz Besonderes behandelt, über mich gesprochen, deinen Freunden gezeigt. Aber mit der Zeit hast du mich ins Regal gestellt, wo ich nur noch ein Staubfänger bin. Manchmal erinnerst du dich an mich. Wenn du mich nur aus dem Regal nehmen und öffnen würdest. Wenn du nur sehen würdest, wie viel ich dir geben kann.«

Wenn Sie ausdrücken wollen, dass Sie überlastet sind: »Es ist wie nach einem Fußballspiel, wenn alle Spieler in die Mannschaftskabine gehen. Sie werfen ihre schmutzigen Trikots auf den Boden, ihre dreckigen Socken und Knieschützer. Die Spieler duschen und gehen einer nach dem anderen weg, bis nur ich übrig bleibe. Ich darf das Durcheinander nicht nur aufräumen; sondern es weiß auch keiner, dass ich es mache.«

Was würden Sie sagen, wenn Sie gerade jetzt Ihrem Partner oder Ihrer Partnerin einen Gedanken oder ein Gefühl mitteilen könnten? Um Ihren Gedanken in ein emotionales Bild zu fassen, verbinden Sie ihn einfach mit etwas, das Ihren Partner interessiert. Es ist gar nicht schwer.

Einmal war ein Profi- Spieler des American Football in meiner Beratung. Seine Frau wollte keinen Sex mehr mit ihm haben. Er war sehr frustriert. Schon lange hatte seine Frau kein Interesse mehr gezeigt. Ich schlug ihm vor, seine Gefühle in einem Wortbild auszudrücken. Er fand den Vorschlag gut.

Er ging also nach Hause und sagte seiner Frau, dass ihr Sexleben für ihn problematisch wäre. »Ich fühle mich, als spielten wir das Hütchen-Spiel«, erklärte er. »Es ist, als würden drei Hütchen auf unserer Kommode stehen. Wenn ich nach Hause komme, mich dir nähere und sage, dass ich gern Sex mit dir hätte, antwortest du, ich solle rüber zur Kommode gehen. Wenn ich das Hütchen mit der Bohne darunter wähle, haben wir Sex. Wenn nicht, dann gibt es keinen Sex. Ich habe schon sehr lange keine Bohne mehr gefunden. Ich weiß, dass sie unter einem der Hütchen versteckt ist, aber es ist, als würdest du tagsüber die Hütchen neu hinstellen und ich weiß nicht mehr, unter welcher ich nachschauen soll. Ich würde gern wissen, was ich tun muss, um drei Bohnen zu finden: unter jedem Hütchen eine.«

Seine Frau sagte, dass sie ihm gern erklären wolle, wie er die Bohne finden könnte. Als Antwort wählte sie jedoch ein anderes Wortbild:

»Sagen wir, ich bin wie deine beste Angelrute«, sagte sie. »Wie weit und wie oft konntest du mich auswerfen, als wir frisch verheiratet waren?«

»So oft und so weit ich wollte«, antwortete er.

»Stimmt. Aber in den letzten 15 Jahren hast du nie die Spule gepflegt. Du hast nie das Salzwasser abgewaschen und sie nicht geölt. Jetzt ist sie voller Rost. Du hast dich weder um die Rute gekümmert noch die Leine ausgewechselt. Was passiert also, wenn du mich auswirfst? Die Schnur verheddert oder verhakt sich, richtig? Du kommst nicht sehr weit und ich reagiere nicht.«

Er sah die Wahrheit in ihrer Antwort und fragte: »Wie bekomme ich eine neue Rute, Spule und Schnur, so dass wir dasselbe wie früher wieder haben können?«

Die Frau machte drei Vorschläge. Zuerst musste der Mann den Rost und das Fett von der Spule entfernen. Das hieß: Wenn er nach Hause kam, nahm er sie in die Arme und sagte ihr, wie viel sie ihm bedeute. Er bat sie, sich zu ihm auf die Couch zu setzen und von ihrem Tag zu erzählen.

Als Nächstes musste er die Schnur auswechseln. Das hieß, dass er mehr Zeit mit den Kindern verbrachte, um mit ihnen zu spielen oder ihnen bei den Hausaufgaben zu helfen. Sie sagte, das wäre etwas, was ihr Lust darauf machen würde, mit ihm zu schlafen.

»Kinder, kommt rein! Ich will spielen!«, unterbrach sie ihr Mann.

Schließlich musste er die Rute neu herrichten und einige Ösen auswechseln. Das hieß, Zeit miteinander zu verbringen, auch ohne die Kinder, sich emotional und mental wiederzufinden. Ihre Beziehung würde Sex zur Frucht haben.

Wissen Sie, was passiert ist? Ihre Ehe hat sich dramatisch verändert, aber nicht nur das: Eines Abends fand der Mann zwei Bohnen unter einem Hütchen!

Was müssen Sie also tun, um Ihre Frau zu verführen? Ist es Zeit, sich mental zu öffnen? Oder emotional? Im folgenden Kapitel zeigen wir Ihnen, wie Sie mentale und emotionale Einheit erreichen können – mit den fünf Geheimnissen erfolgreicher Kommunikation. Guter Sex beginnt schon lange, bevor Sie das Schlafzimmer erreichen.

@ GarySmalley.com

Frage: Wie bringe ich meinen Mann dazu, über sich zu reden? Wir sind 29 Jahre verheiratet. Es ist immer ein Problem gewesen, ihn zum Reden über sich selbst zu bewegen – über seine Träume, Ziele, Wünsche, über Dinge, die er gern tun würde. Wenn ich ihn danach frage, verschließt er sich sofort und sagt, ich solle das Thema wechseln, weil er nicht darüber reden will. Oder er meint, es würde nichts geben, worüber wir reden müssten. Mich frustriert das und ich höre auf, mit ihm zu reden oder werde sehr einsilbig. Ich habe versucht, die Sache mit ihm zu klären, aber offensichtlich ohne Erfolg. Hilfe!

Antwort: Wenn ich Sie richtig verstehe, haben Sie keine besonders tiefe Intimität mit Ihrem Mann. Sie wollen keine Fakten, Ziele und Pläne für die Zukunft, sondern sich vertraulich und emotional mit ihm verbunden fühlen.

Intimität – ganz grundlegend zusammengefasst – ist die Erfahrung, Ihrem Mann nah zu sein und offen alles über sich oder etwas anderes erzählen zu können. Dies alles in der Gewissheit, sicher, geliebt und wertgeschätzt zu sein. Das kann mit oder ohne Worte geschehen. Es bedeutet auch nicht unbedingt, sich anzustrengen. Ein Fehler, den viele machen, ist sich darauf zu konzentrieren, offen zu sein oder Intimität zu schaffen. Aber wenn man sich darauf festlegt, wird es schwieriger als nötig.

Eine leichtere Herangehensweise ist es, sich darauf zu konzentrieren, für sich und den Partner ein sicheres Umfeld zu schaffen. Wenn Sie sich beide sicher fühlen, ist es ganz natürlich, dass Sie sich entspannen und öffnen. Intimität entsteht dann einfach.

Unsere Herzen sind dafür gemacht, offen zu sein. Adams und Evas Herzen waren offen. Wenn Partner offen miteinander sind, entsteht Intimität. Man muss sich dafür nicht anstrengen oder immer darauf achten.

Überdenken Sie nochmals Ihre Herangehensweise. Vielleicht haben Sie einen bestimmten Stil entwickelt, ohne es zu bemerken. Wann bitten Sie Ihren Mann, sich zu öffnen? Am Wochenende? Wenn er gerade von der Arbeit gekommen ist? Auf dem Sprung, um etwas zu erledigen? Welchen Ton haben Sie dabei? Bohren Sie immer wieder nach? Sind Sie frustriert? Suchen Sie nach Möglichkeiten, wie Sie Ihrem Mann zeigen können, dass seine Träume, Ziele und Pläne bei Ihnen sicher sind. Dass Sie ihn nicht verurteilen werden. Das ist sicher erst der Anfang und Sie werden bald neue Kommunikationsmöglichkeiten entdecken.

Zusammenfassung

Geschlechtsverkehr ist mehr als Orgasmus oder Penetration. Es geht darum, den anderen intim zu kennen und sich dadurch mit ihm zu vereinigen.

Die beste Kommunikation Ihres Lebens beginnt dann, wenn Ihr Wunsch, Ihren Partner oder Ihre Partnerin zu verstehen, größer ist als der Wunsch, verstanden zu werden.

Plaudern und Gespräche über Fakten sind die oberflächlichsten Kommunikationsebenen. Es besteht kaum Konfliktpotential.

Wenn es um Meinungsaustausch geht, erleben die meisten Paare Konflikte. Viele Ehepaare kommen über diese Ebene nicht hinaus.

Echte Kommunikation findet auf den intensivsten drei Ebenen – Gefühle, Bedürfnisse und Überzeugungen – statt.

Gute Zuhörer können Körpersprache interpretieren, aktiv zuhören, ermutigende Signale senden und Augenkontakt halten.

Bettgeflüster

Was würdest du mir sagen, wenn du mir jetzt ein Gefühl, einen Wunsch oder eine deiner Überzeugungen erzählen könntest?

Auf welcher Kommunikationsebene unterhalten wir uns die meiste Zeit?

Was müssten wir tun, um auf der Ebene der Gefühle, Bedürfnisse und Überzeugungen zu leben?

Wie kann ich am besten dein Herz erreichen?

Kapitel 6

Tiefer schürfen

Es gibt ein Sprichwort: Männer, die vorn kahl werden, sind große Denker. Männer, die am Hinterkopf kahl werden, sind große Liebhaber. Und Männer die vorn und hinten kahl werden (so wie ich) meinen nur, dass sie große Liebhaber sind.

Ich (Gary) habe meinen Frisör einmal gefragt, ob ich auch das letzte bisschen Haare, das ich noch habe, verlieren würde. Seine Antwort werde ich nie vergessen: »Nein – sie verteilen sich nur neu, je älter du wirst: auf deine Ohren, deine Nase und deinen Rücken.«

Egal wie alt Sie sind und wo Ihnen Haare wachsen: Ihr Sexleben ist ein Barometer für die Qualität Ihrer Beziehung. Es spiegelt das Leben von Ihnen beiden wider.

In diesem Kapitel wollen wir uns noch stärker damit auseinandersetzen, wie Sie den besten Sex Ihres Lebens erleben können. Wie wir gerade herausgefunden haben, liegt das Geheimnis für guten Sex in Ihrer Kommunikation. Dafür sollten Sie die fünf Geheimnisse erfolgreicher Kommunikation kennen.

Die fünf Geheimnisse erfolgreicher Kommunikation

1. Sich beim Zuhören Zeit lassen

Erfolgreiche Kommunikation beginnt damit, Ihrer Partnerin oder Ihrem Partner zuzuhören. Das bedeutet, mehr Zeit mit Zuhören als mit Sprechen zu verbringen. »Liebe Freunde, seid schnell bereit, zuzuhören, aber lasst euch Zeit, ehe ihr redet oder zornig werdet«, heißt es in Jakobus 1,19. Von dieser Weisheit kann jede Ehe und jede Beziehung profitieren! Die Bibel spricht dabei nicht davon, »schnell zuzuhören«, sondern »schnell bereit zu sein« zuzuhören und den anderen zu verstehen. Die Vorgehensweise im Vers ist wie folgt:

1. Nehmen Sie sich so lange Zeit fürs Zuhören, bis Sie den anderen wirklich verstehen.
2. Lassen Sie sich Zeit, bevor Sie sprechen.
3. Denken Sie nach, bevor Sie wütend werden.

Oft genug passiert uns jedoch genau das Gegenteil. Anstatt uns Zeit zu nehmen, reagieren wir schnell mit Wut. Viele Konflikte wären ganz leicht zu lösen, wenn wir nicht so schnell in die Luft gehen und unserem Ärger freien Lauf lassen würden – und erst danach bereit sind, zuzuhören.

Die Bibel lehrt uns, unsere Worte zurückzuhalten. »Für einen unerfahrenen Menschen besteht mehr Hoffnung als für jemanden, der redet, ohne nachzudenken!«, heißt es in Sprüche 29,20. Wenn Sie sich Zeit zum Zuhören nehmen, werden Ihre Kommunikation und Ihre Beziehung besser werden.

2. Richten Sie Ihr Augenmerk auf Gefühle und nicht auf die Probleme

Ein entscheidendes Prinzip für jede Ehe ist: Das Streit-Problem ist nur selten das Problem, um das es wirklich geht.

Sex, die Schwiegereltern, Erziehungsfragen, die Kinder, Freunde, Arbeit, die Vorgesetzten – es gibt eine Menge Dinge, die wir dafür verantwortlich machen, wenn es in unserer Ehe kriselt. Doch sie sind selten der wahre Grund bzw. die Ursache für den Konflikt. Aber es sind Probleme. Und Probleme machen uns darauf aufmerksam, was in unserem Innersten passiert.

Wir haben viele Paare sagen hören, dass sie sich wegen Streitigkeiten um Geld getrennt hätten. Aber das Geld an sich hat noch keine einzige Scheidung verursacht. Manche sagen, dass ein Bankrott zur Scheidung geführt hätte – aber auch der Bankrott war nicht dafür verantwortlich. Der wahre Grund für die Trennung ist, dass das Paar nur die dritte Kommunikationsebene erreicht hat. Beide haben über ihre Meinungen geredet, aber sie sind nie zu ihren Gefühlen, Bedürfnissen und Überzeugungen vorgedrungen – das heißt, sie haben einander nie wirklich verstanden.

Wann haben Sie das letzte Mal Ihr Herz geprüft? Oder Ihr geistliches Leben? Wir haben schon geschrieben, dass die Bibel darauf hinweist: »Vor allem aber behüte dein Herz, denn dein Herz beeinflusst dein ganzes Leben« (Sprüche 4,23). Das heißt, wir sollen auf unsere Herzen achten. Schauen Sie sich Ihr Herz genau an. Es ist leicht, die Umstände dafür verantwortlich zu machen, dass wir enttäuscht und verletzt wurden, anstatt zu schauen, was die eigenen Erwartungen dazu beigetragen haben. Bedauerlicherweise glauben einige Menschen, dass sie einfach nur ihre Sachen packen müssen und in der nächsten Ehe glücklicher sein werden. Doch erst, wenn wir verstanden haben, wie unser Herz unsere Reaktionen auf unseren Partner oder unsere Partnerin beeinflusst, können wir auch die wirkliche Ursache hinter unseren Problemen erkennen.

Wir haben in Branson eine Gemeinde aufgebaut. Im unserem dritten Jahr kam es auf dem Parkplatz fast zu einem Faustkampf zwischen einem Gemeindemitglied und einem Besucher. Daraufhin bekam ich (Ted) von diesem Besucher eine E-Mail. Er hätte dem anderen gern eine Lektion verpasst, schrieb er. »Aber ich gebe nicht ihm die Schuld [das Gemeindemitglied war sehr langsam gefahren], sondern Ihnen. Denn ich glaube, die Gemeinde ist nur so, wie die Leitung es vorlebt.«

Er sprach über mich! Also tat ich, was jeder Pastor mit gesundem Menschenverstand getan hätte, und lud ihn zum Frühstück ein. (Keine Sorge! Vorsorglich hatte ich ein paar Freunde im Restaurant platziert, die mich im Notfall hätten retten können.) In den vergangenen Wochen habe ich den Mann öfter getroffen. Je näher ich ihn kennenlerne, desto deutlicher wird mir, dass ich nicht sein tatsächliches Problem bin. Auch der langsame Autofahrer, der ihn auf dem Weg in den Gottesdienst so frustriert hat, ist nicht sein Problem. Ebenso wenig ist es unsere Gemeinde oder unser Leitungsteam. Während unseres Frühstücks fand ich heraus, dass seine Verlobte sich eine Woche vorher von ihm getrennt hatte. Er wollte keinen von uns verletzen – wen er wirklich verletzen wollte, war seine Verlobte.

Jeder von uns hat schon Schmerz und Verlust erlebt. Einige tragen tiefere Narben davon als andere. Lehrer, Trainer, Vorgesetzte, Nachbarn, Fremde und sogar die eigene Familie können brutale Dinge sagen und sogar tun. Ihre Kommentare können verletzend und destruktiv sein. Aber denken Sie daran: Auch wenn andere Sie zum Opfer gemacht haben, können Sie sich jederzeit dazu entscheiden, kein Opfer mehr zu sein.

Darum ist es sehr wichtig, jemanden zu haben, der unsere tiefsten Gefühle kennt und weiß, was wir in der Vergangenheit erlebt haben. Denn wir sehnen uns nach Liebe. Wir alle haben das Bedürfnis, geliebt zu werden. Wenn unser »Liebestank« jedoch nicht aufgefüllt wird oder vielleicht niemals voll war, reagieren wir oft negativ auf andere, ohne überhaupt den wahren Grund für unsere Reaktion zu kennen.

Die negative Reaktion eines anderen Menschen weist mit größter Wahrscheinlichkeit darauf hin, wie viel Liebe er oder sie in seinem Leben erfährt. Vielleicht – nur vielleicht – sollten Sie das nächste Mal, wenn es zu so einer Situation zwischen Ihnen und Ihrem Partner oder Ihrer Partnerin kommt, genau zuhören. Vielleicht geht es darum, wie viel Liebe Ihr Partner oder Ihre Partnerin in letzter Zeit von Ihnen bekommen hat.

Ich habe mir angewöhnt, immer zuerst zu schauen, wie viel Liebe der andere erhält, anstatt seine Reaktionen wörtlich zu nehmen – oder noch schlimmer: sie als persönlichen Angriff auf mich selbst zu sehen. Ich werde ein besserer Zuhörer, wenn ich auf den Ton und Gesichtsausdruck meines Gegenübers achte. Wie oft haben Sie selbst schon wütend reagiert, weil ein anderer Sie verbal angegriffen hat? Vielleicht weil seine Worte so klangen, als sei mit Ihnen etwas nicht in Ordnung? Andere Menschen werden immer ausdrücken, was sie glauben, brauchen oder sich wünschen. Ihre Worte können mehr über sie selbst aussagen als über den, an den sie gerichtet sind.

Ich bin ein besserer Zuhörer geworden, als ich merkte, dass ich nicht alles, was andere mir an den Kopf werfen, persönlich nehmen muss. Wenn ich mich angegriffen fühle, weiß ich jetzt, wie ich zurückschlagen kann (aber sicher nicht so, wie

Sie es sich vorstellen!). Ich nenne die Technik »Schatzsuche«. Das bedeutet herauszufinden, was wirklich im Herzen des anderen vorgeht.

In den ersten sieben Jahren meiner Ehe habe ich unwirsch oder sogar mit brutalen Äußerungen auf Amy reagiert. Ich habe mein Herz und meinen Geist verschlossen und mich geweigert, ihr zuzuhören. Langsam, aber sicher hat sie sich jedoch den Weg zu meinem Herz frei erkämpft. Sie wollte wissen, was wirklich los war. Oft war es so, dass unser Missverständnis oder der Ärger, den ich hatte, gar nichts mit dem Problem an sich zu tun hatten.

Alles an Ihnen – was andere von außen sehen – spiegelt Ihr Innerstes wider. »So wie sich ein Gesicht im Wasser spiegelt, spiegelt das Herz den Menschen«, heißt es in Sprüche 27,19 und an anderer Stelle: »Denn wie er in seiner Seele berechnend denkt, so ist er« (Sprüche 23,7, SLT). Ich merke immer wieder, dass ich, wenn andere zum Angriff übergehen, herausfinden muss, worum es wirklich geht. Woher kommt dieser Ärger?

Wann waren Sie das letzte Mal in einem Restaurant und der Kellner war unfreundlich? Haben Sie es persönlich genommen? Hat sein Verhalten Ihre Einstellung ihm gegenüber beeinflusst? Sich auf »Schatzsuche« zu begeben, bedeutet, sich nicht angegriffen zu fühlen, sondern stattdessen das Herz des anderen zu suchen. Das kann bedeuten, einfach nur zu fragen: »Wie läuft der Tag bisher?« Oder: »Was ist los?« Sie können auch etwas Ermutigendes sagen: »Heute ist viel los, aber Sie haben es gut im Griff.« Sie werden überrascht sein, was aus dem Herzen des anderen kommt, wenn Sie nur einen Moment freundlich waren.

Auf »Schatzsuche« zu gehen, bedeutet, zu verstehen, aus welcher Situation heraus mir ein anderer begegnet und ihm zu verzeihen. Schließlich sind wir alle einmal schlecht drauf.

Das Prinzip der »Schatzsuche« funktioniert in allen Lebensbereichen. Wenn ich zum Beispiel sehe, dass ein Autofahrer hinter dem Lenkrad schimpft und aggressiv fährt, denke ich, dass er vielleicht heute Morgen einen Streit mit seiner Frau hatte. Oder sein Vater liebt ihn nicht besonders. Oder seine Mutter hat gesagt, aus ihm werde nie etwas. Oder er hat eine Schlafstörung und ist schlecht drauf, weil er unausgeschlafen ist. Auf »Schatzsuche« zu gehen, bedeutet, zu verstehen, aus welcher Situation heraus mir ein anderer begegnet und ihm zu verzeihen. Sind wir nicht alle einmal schlecht drauf?

Deshalb ist es so wichtig, auch in Ihrer Ehe auf »Schatzsuche« zu gehen. Das hat sich in meiner eigenen Ehe immer wieder bestätigt.

Für Amy ist eine Geburtstagsfeier zum Beispiel eine große Sache. Als unser Kind ein Jahr alt wurde, ging sie also einkaufen. Sie hat mehr als 300 Dollar für die Party ausgegeben! Ich bin ausgeflippt. Für mich sind 300 Dollar viel zu viel für eine Geburtstagsfeier – besonders für ein einjähriges Kind! Wären wir auf der dritten Kommunikationsebene stehen geblieben und hätten nur unsere Meinungen dazu ausgetauscht, wäre die Situation eskaliert. Stattdessen haben wir uns Zeit genommen, über unsere Gefühle, Bedürfnisse und Überzeugungen zu reden.

Plaudern	Amy: »Wie war dein Tag?« Ted: »Was hast du heute gemacht?«
Fakten	Amy: »Ich war einkaufen und habe 300 Dollar für Corynns Geburtstagsfeier ausgegeben.«
Meinungsaustausch	Ted: »300 Dollar sind zu viel!« Amy: »Nein, sind sie nicht.«
Gefühle	Ted: »Ich mache mir Sorgen, wie wir diesen Monat unsere Rechnungen bezahlen sollen.« Amy: »Ich fühle mich nicht wohl, wenn Leute zur Party kommen und es sieht hier nicht schön aus.«
Bedürfnisse	Amy: »Ich wünsche mir, dass Corynn sich wie etwas ganz Besonderes fühlt.« Ted: »Ich auch.«
Überzeugungen	Amy: »Meine Mutter hat Geburtstagsfeiern immer zu etwas ganz Besonderem gemacht.« Ted: »Meine Eltern haben mir ihre Liebe auf andere Art gezeigt. Geburtstage waren keine so großes Sache.«

Geburtstage waren bei mir zu Hause als Kind weder Galas noch königliche Bälle. Wir sind zusammen essen gegangen und bekamen ein Geschenk. In Amys Familie dagegen wurden Geburtstagsfeiern schon Monate im Voraus geplant. Sie glaubte, dass Geburtstage einige der wichtigsten Tage im Jahr waren.

Seit Corynns erstem Geburtstag haben Amy und ich sehr viel übereinander erfahren. Ich habe gelernt, wie wichtig ihr bestimmte Feste sind. Mir ist klar geworden, wie wichtig ihr Erinnerungen sind und wie gern sie ihren Kindern besondere Erinnerungen schenken will. Sie mag Partys und kann eine Feier sehr gut ausrichten und organisieren. Das habe ich durch die »Schatzsuche« bei meiner Frau herausgefunden.

Amy hat auch viel über mich und meine Familiengeschichte erfahren. Die Eltern meines Vaters haben hart gearbeitet, aber nicht viel Geld verdient. Sie sind immer geradeso über die Runden gekommen. Geburtstage wurden zwar nicht ignoriert, sind aber sehr einfach gehalten worden. Als mein Vater selbst Kinder bekam (meinen Bruder und mich), wurden unsere Geburtstage zwar gefeiert, aber nicht groß. Geburtstage waren keine so große Sache. Meine Eltern zeigten mir ihre Liebe auf andere Art. Vier Generationen später übertrug ich diese Überzeugung auf meine Tochter.

Als Amy und ich bemerkten, wie unterschiedlich wir aufgewachsen waren, redeten wir auch anders über Geld. Wir hatten vorher nicht geahnt, dass unser Missverständnis so tief gehen würde. Diese einfache Entdeckung veränderte alles. Wir fanden nun auch heraus, warum wir zu Weihnachten so viele Meinungsverschiedenheiten hatten. Sie wollte zwei Bäume für zwei Zimmer. Mir genügte ein kleiner Ein-Meter-Baum. (In Kapitel 11 geben wir Ihnen einige Tipps, wie Sie Konflikte, egal welcher Größe, bewältigen können.)

Welche Entdeckungen warten in Ihrer Ehe auf Sie? Worüber sind Sie seit Jahren uneins? Kann es sein, dass Sie sich bei bestimmten Themen nie über die dritte Kommunikationsebene hinausbewegen?

Welche Entdeckungen warten in Ihrer Ehe auf Sie?

Vergessen Sie nicht, dass aus Ebene 6 – Ihren Überzeugungen – auch der beste Sex Ihres Lebens resultiert. Auf dieser Ebene geht es darum, vom Problem zum wahren Kern des Missverständnisses vorzudringen. »Euer Verhalten gegenüber euren Frauen soll von Achtung geprägt sein. Begegnet ihnen verständnisvoll«, schreibt Petrus in 1. Petrus 3,7. Es könnte auch heißen: »Finden Sie heraus, was Ihren Partner oder Ihre Partnerin zu dem macht, wer er oder sie ist.«

In der Bibel wird dieses Prinzip besonders im 1. Korinther 8 deutlich. Unter den Menschen in Korinth herrschten völlig unterschiedliche Meinungen über das Opfern von Fleisch für die Götter. Paulus schreibt (Vers 1): »Nun zu der Frage, ob wir Fleisch essen, das den Götzen geopfert wurde. Ihr meint, alle müssten sich eurer Erkenntnis anpassen. Wissen kann uns ein Gefühl von Wichtigkeit verleihen, doch nur die Liebe baut die Gemeinde wirklich auf.« In anderen Worten: Wir alle haben unterschiedliche Meinungen und wir können uns dafür bekämpfen. Aber für die Nachfolger von Jesus triumphiert die Liebe über unsere Unterschiede. Die ersten drei Kommunikationsebenen – Plaudern, Fakten und Meinungen – können alle unter dem Oberbegriff »Wissen« zusammengefasst werden. Paulus lädt uns jedoch auf die nächsten drei Ebenen ein, in denen es um die Liebe geht. Dort können wir echte Liebe erfahren und geben, nämlich wenn wir uns über Gefühle, Bedürfnisse und Überzeugungen austauschen.

Paulus zeigt uns in 1. Korinther 8, wie das geht. Er erklärt genau, warum man das Fleisch, das den Göttern geopfert wurde, essen darf. Er sagt jedoch auch, dass er aufhören würde, dieses Fleisch zu essen, falls die Korinther Probleme damit haben würden (Vers 13). Warum? Weil er weiß, dass die Liebe das Wichtigste ist. Auch in unseren Beziehungen sollten wir von den Problemen, über die wir uns streiten, zum eigentlichen Kern unseres Missverständnisses vordringen. Jeder kann über bestimmte Themen mehr als andere wissen, aber nehmen Sie sich dadurch nicht zu wichtig. Versuchen Sie stattdessen, Ihre Intimität und Ihre Liebe weiter zu entwickeln.

Wenn Sie über Ihre Meinungsverschiedenheit nicht hinwegkommen, widerstehen Sie dem Drang, Ihren Standpunkt zu wiederholen. Anstatt noch mehr Kohlen aufs Feuer zu werfen, versuchen Sie, die Situation durch Zuhören und Einfühlungsvermögen abzukühlen. »Feuer erlischt, wenn es kein Holz mehr gibt«, steht in Sprüche 26,20. Das trifft auch auf die negative Stimmung in Ihrer Beziehung zu. Wenn wir das Holz zur Seite räumen – die zickigen Antworten, die Angewohnheit, auf der eigenen Meinung zu beharren, den aggressiven Ton –, wird sich bald eine ruhigere Atmosphäre einstellen.

Wir sprechen vor allem deshalb immer wieder über Harmonie in einer Beziehung, weil Sex einfach schlecht ist oder überhaupt nicht stattfindet, wenn ein Paar sich streitet. Wenn einer den Streit gewinnt und über den anderen triumphiert, gibt es meist auch keinen Sex. Ist es das wert? Deshalb ist es so wichtig, diese einfachen Kommunikationsprinzipien zu verstehen und harmonisch miteinander umzugehen. Je tiefer Ihre Kommunikation ist und je harmonischer Sie miteinander umgehen, desto befriedigender ist der Sex für beide.

Dieser Kommunikationstipp kann immer gut angewandt werden, egal, wie groß das Problem ist. »Wer seine Zunge im Zaum hält, wird lange leben; wer aber unbedacht redet, der rennt in sein eigenes Verderben« (Sprüche 13,3) trifft auch heute noch zu. Amy und ich (Ted) streiten uns zum Beispiel über Zahnpasta. Es mag verrückt klingen, aber wir haben tatsächlich ausführliche Diskussionen darüber geführt, wie viel und wie man Zahnpasta auf der Zahnbürste verteilt! Ich habe gern so viel Schaum, dass er mir fast aus den Mundwinkeln läuft. Ich fühle mich dadurch sauberer. Außerdem reinige ich so mein Kinn gleich mit. Amy, die Kultiviertere von uns beiden, putzt sich mit rhythmischen Bewegungen die Zähne und benutzt auch weniger Zahnpasta. Sie hat versucht, mir zu erklären, dass ein Klecks Zahnpasta genauso gut wirkt wie ganz viel davon. Ich glaube ihr nicht. Aber Sie würden wahrscheinlich lieber Amy beim Zähneputzen zuschauen als mir.

»Ein Narr lässt seinen Ärger sofort merken« heißt es in der Bibel in Sprüche 12,16 (SLT.) Ein Narr denkt nicht nach, er macht seinem Ärger sofort Luft. Die Wörter werden wie Zahnpasta herausgequetscht und können nicht wieder zurückgestopft werden. Üben Sie mit den kleineren Problemen – zum Beispiel bei Zahnpasta –, Ihre Zunge im Zaum zu halten. Verordnen Sie sich selbst eine Pause. Das erfordert Disziplin, kann aber immens zur Wertschätzung Ihrer Partnerin oder Ihres Partners beitragen. Wenn die größeren Probleme auftauchen, werden Sie dann wissen, wann es besser ist, nichts zu sagen.

4. Fassen Sie sich kurz

Wenn es an der Zeit ist, ein Problem anzugehen, dann benutzen Sie so wenige Worte wie möglich. Denken Sie daran: Weniger ist oft mehr. »Rede nicht zu viel, denn das führt zur Sünde. Sei klug und halte dich mit deinen Worten zurück!«, steht in Sprüche 10,19. Die Bibel will uns nicht von ausführlichen, guten Gesprächen abhalten. Aber ich glaube, dass sie uns herausfordern will, unsere Worte klug zu wählen. Und wenn wir sie klug wählen, werden wir automatisch weniger Worte benutzen.

Erinnern Sie sich an den Deutschunterricht in Ihrer Schulzeit? Die Lehrer haben in Ihren Aufsätzen Worte angestrichen oder umkringelt und Bemerkungen gemacht wie: »Fang nicht jeden Satz gleich an.« Trotzdem passiert es uns oft, dass wir beim Sprechen jeden Satz mit demselben Wort anfangen. Entweder »ich« oder »du«. Entweder nehmen wir Dinge persönlich oder wir beschuldigen den anderen. Deshalb ist es wichtig, weniger Worte zu benutzen. Werden Sie kreativ. Denken Sie sich in konfliktfreien Situationen verschiedene Ausdrucksmöglichkeiten aus. Wenn immer wieder dasselbe Thema zur Sprache kommt – zum Beispiel Geld – , dann verwenden Sie andere, positivere Worte dafür. Denken Sie gleichzeitig daran, Ihre Worte nicht zu verschwenden. »Halte dich mit deinen Worten zurück« (Sprüche 10,19), rät die Bibel. Manchmal ist die beste Antwort, gar nichts zu sagen und einfach nur zuzuhören.

Norma und ich (Gary) haben ganz unterschiedliche Kommunikationsstile. Ich rede, während ich denke. Doch Norma denkt erst und spricht dann. Mir fehlt dieser entscheidende Impuls, den viele Menschen haben und der ihnen sagt: »Vielleicht sollte ich jetzt besser den Mund halten.« Es fällt mir sehr schwer, still zu bleiben. Über die Jahre habe ich jedoch gemerkt, wie gut es oft sein kann, einfach nur zuzuhören.

Vor Kurzem haben wir auf einer Autofahrt durch den Bundesstaat Colorado über Geld gestritten. Das Gespräch wurde immer angespannter. Ich war von dem herabsetzenden Ton in ihrer Stimme stark irritiert. Gerade wollte ich gemein werden, als mir Jakobus 1,19 plötzlich in den Kopf schoss: *Smalley, sei still!* Ich probierte etwas, das mich selbst überraschte. Ich fing an, einfach nur zuzuhören und Fragen zu stellen. »Wie viel würdest du einer Putzfrau bezahlen wollen?«, fragte ich.

»Ach, vergiss es«, antwortete sie.

»Nein, ich würde wirklich gern wissen, wie viel eine Putzfrau in der Woche im Durchschnitt kostet.«

»Zwischen 30 und 50 Euro«, sagte sie. »Es war preiswerter, wo wir vorher gewohnt haben. Erinnerst du dich?«

»Ja«, antwortete ich. »Sie war eine nette Frau.«

»Heute kostet es mehr«, meinte sie weiter.

»Denkst du an jemanden Bestimmtes?«, fragte ich.

»Ja, aber du willst ja nicht.«

»An wen?«

»Daisy«, sagte sie zögernd.

»Daisy?« Ich freute mich. »Ich mag sie. Warum rufst du sie nicht an, wenn wir zurückkommen?«

»Weißt du, seit ich Vollzeit arbeite, fällt es mir schwerer, auch noch den Haushalt zu managen«, gab sie zu. »Wenn Daisy auch nur einmal die Woche kommen könnte, könnte ich mich besser auf meine Arbeit konzentrieren.«

»Heißt das, dass du dich schlechter auf deine Arbeit konzentrieren kannst, wenn das Haus unordentlich oder unsauber ist?«, fragte ich und wiederholte, was ich verstanden hatte.

»Ja«, sagte sie.

»Interessant. Es könnte ein absolutes Durcheinander herrschen und ich würde am Tag nicht eine Sekunde darüber nachdenken«, erklärte ich.

»Da sind wir wirklich verschieden, oder?«, sagte Norma.

»Ja, aber so können wir uns auch ergänzen«, antwortete ich.

Die Atmosphäre im Auto hatte sich plötzlich verändert. Wir waren auf einmal froh, zusammen im Auto zu sitzen und hatten Spaß an der Fahrt. Wir haben die Harmonie noch weiter genossen – und das nur, weil ich mir die Zeit genommen hatte, zuzuhören.

5. Die richtigen Worte wählen

Wenn Sie die richtigen – liebevollen – Worte benutzen, können Sie die Atmosphäre in Ihrer Beziehung verändern. »Freundliche Worte sind wie Honig, süß für die Seele und gesund für den Körper«, heißt es in Sprüche 16,24. Unsere Worte sollten dazu dienen, uns gegenseitig Zuspruch zu geben und uns aufzubauen. Zu oft werden sie aber benutzt, um den anderen zu erniedrigen. Unser Worte würzen unsere Beziehungen. Wollen Sie, dass Ihre Beziehung süß ist? Genussvoll? Angenehm? Dann benutzen Sie die richtigen Worte.

Die Bibel gibt uns einen wertvollen Ratschlag: »Eine freundliche Antwort besänftigt den Zorn, kränkende Worte erregen ihn« (Sprüche 15,1). Manche Paare kommen nie über die dritte Kommunikationsebene hinaus, weil sich einer oder beide nicht sicher fühlen. Wenn wir sanft und freundlich miteinander reden, fühlt sich der andere wie selbstverständlich wertgeschätzt und sicher. Dadurch kann sich das Gespräch auch vertiefen.

Ich (Ted) zeige Amy zum Beispiel meine Wertschätzung, indem ich sie bei dem Spitznamen nenne, den ich ihr verliehen habe: »Kristallgläschen.« Ich nenne sie so, weil ich ihr verbal zeigen möchte, dass ich sie nicht wie einen Alltagsgegenstand behandeln will – sie soll wissen, dass sie etwas Besonderes für mich ist. Schließlich behandeln wir unsere Kristallgläser vorsichtig. Wir investieren sogar in ein Möbelstück, um sie aufzubewahren. Manchmal schreibe ich ihr eine SMS oder E-Mail und sage meinem Kristallgläschen, dass ich es liebe. Die richtigen Worte in einer Beziehung zu benutzen lässt Wertschätzung, Sicherheit und Intimität natürlich gedeihen … was wiederum zu gutem Sex führt.

Im nächsten Kapitel verlagern wir unsere Aufmerksamkeit ins Schlafzimmer und zeigen Ihnen, wie Sie ein unvergessliches Vorspiel mit Ihrem Partner oder Ihrer Partnerin erleben können. Dieses Kapitel sollten Sie nicht überblättern!

@ GarySmalley.com

Frage: Als wir uns kennenlernten, war er offen, sprach über seine Gefühle und entspannte sich bei mir. Er war sehr gern mit mir zusammen. Jetzt sind wir seit vier Jahren miteinander verheiratet und es gibt null Intimität. Es ist, als wäre er mir gegenüber tot. Er öffnet sich nie und sagt nur vier oder fünf Sätze am Tag. Ich gehe unter! Ich will die Beziehung zurück, die wir einmal hatten. Ich möchte wieder Intimität mit ihm haben. Was kann ich tun?

Antwort: Wenn sich Ehepartner offen begegnen, kommt automatisch Intimität zustande. Ganz grundlegend bedeutet Intimität zu erfahren, dass Sie Ihrem Partner nah sind und offen über sich selbst oder etwas anderes sprechen – in dem Bewusstsein, sicher, geliebt und wertgeschätzt zu sein. Das kann, muss aber nicht bedeuten, dass man Worte benutzt. Es erfordert auch nicht unbedingt harte Arbeit oder Anstrengung. Ein Fehler, den viele begehen – die Intimität erleben wollen und wissen, dass Offenheit dafür notwendig ist –, ist sich darauf zu konzentrieren, Offenheit und Intimität zu schaffen. Das macht es jedoch eher schwerer, echte Intimität zu erleben. Die leichtere Herangehensweise ist, ein sicheres Umfeld für Sie und Ihren Partner zu schaffen. Wenn Sie sich beide sicher fühlen, werden Sie sich automatisch einander öffnen und entspannen. Intimität kommt dann fast von allein zustande.

Was ich mit einem sicheren Umfeld meine? Wenn Sie in Ihrer Ehe eine moderne Sicherheitsanlage eingebaut haben, besonders auf emotionaler Ebene, dann ist es viel leichter, sich zu öffnen. Wenn Sie beide wissen, dass Ihnen an einer sicheren Ehe liegt, und Sie daran arbeiten wollen, vermeiden Sie es, einander zu verletzen, und legen Sie den Grund für eine gute Beziehung. Idealerweise sollte sich Ihr Zuhause wie der sicherste Ort der Welt anfühlen.

Ich möchte Sie ermutigen, Sicherheit zu Ihrer höchsten Priorität zu machen. Wenn Sie diesen Prozess beginnen, stellen Sie sich folgende Fragen: Wie sicher fühlen Sie sich heute – auf einer Skala von 1 bis 10 (10 als die sicherste Stufe) –, sich zu öffnen und Ihrem Partner etwas zu erzählen, ohne Angst davor zu haben, kritisiert oder verurteilt zu werden? Wie haben Sie die Beziehung möglicherweise für Ihren Partner unsicher gemacht? Wie haben Sie Sicherheit in Ihre Ehe eingebaut? Wie reagieren Sie auf Ihren Partner, wenn Sie sich unsicher fühlen?

Ist es richtig, dass Ihr Mann sich mit Ihnen sicher gefühlt hat, als Sie sich kennengelernt haben? Hat er sich damals durch die Worte, die er sagte, oder seine Handlungsweise verurteilt, herabgesetzt oder abgelehnt gefühlt? Die Intimität, die Sie zu Anfang erlebt haben, kam aus der Sicherheit heraus, die Sie hatten.

Konzentrieren Sie sich darauf, zunächst Sicherheit mit Ihrem Partner zu schaffen – und weniger Intimität.

Zusammenfassung

Hören Sie mehr zu, als dass Sie sprechen. Nehmen Sie sich Zeit, bis Sie den anderen wirklich verstehen.

Sex, die Schwiegereltern, Kinder, Freunde, die Arbeit, Vorgesetzte – es kann verschiedene Gründe geben, warum es in einer Ehe kriselt. Aber sie sind nicht die wahre Ursache des Konflikts.

Finden Sie heraus, wann es gut ist, nichts zu sagen. Manchmal kann Schweigen gesund sein.

Wenn Sie sprechen müssen, dann benutzen Sie die richtigen Worte. Liebevolle Worte können die Atmosphäre in einer Beziehung verändern.

Bettgeflüster

Hast du das Gefühl, dass ich dir zuhöre, wenn du mit mir sprichst?

Wie kann ich dir besser zuhören?

Welche Worte würden dir Wertschätzung verleihen, wenn ich dich anderen beschreiben sollte?

Welche Worte würden dir Wert rauben, wenn ich dich anderen beschreiben sollte?

Kapitel 7

Vorspiel gefällig?

Dan hatte weder mit seiner Verlobten über das erste Mal gesprochen noch hatte er sich in Büchern informiert. Er dachte, er habe genügend Filme gesehen und ausreichend mit seinen Kumpels darüber geredet, um alles über Sex zu wissen, was er brauchte. Wie schwer sollte es denn auch sein? Jeder hatte doch Sex. Er hatte – anders als viele junge Männer heute – noch keine einschlägige Erfahrung.

Ich (Ted) habe Dan zwei Jahre, bevor er Carolyn heiratete, kennengelernt. Ich durfte sie in der Zeit vor ihrer Trauung begleiten und auf die Ehe vorbereiten. Zwei Wochen vor der Eheschließung gehe ich in der Regel mit dem zukünftigen Ehemann auf den Golfplatz oder zum Angeln. Dann kommen wir wirklich zur Sache und reden über den ersten Sex in der Ehe. Wir sprechen von zu schneller Ejakulation bis zu den Schmerzen, die Frauen beim ersten Mal haben können. Schlicht über alles. (Themen, die in Filmen kaum vorkommen und auch nicht mit den Kumpels beim Sport besprochen werden.)

»Dan, es ist gut möglich, dass du keine fünf Minuten durchhältst und dann schon kommst«, sagte ich.

»Von was redest du?«, rief er aus, ziemlich überrumpelt und froh, dass wir an diesem Tag allein auf dem Golfplatz waren.

»Na ja, die meisten Männer haben auf diesem Gebiet noch keine Ausdauer entwickelt«, erklärte ich. »Wir sind schnell erregt und wir können schnell kommen. Du musst für dich und deine Frau für diese erste Nacht Vorbereitungen treffen.«

»Was soll ich tun?«, fragte Dan. An seinem Gesichtsausdruck konnte ich erkennen, dass er sich plötzlich wünschte, er hätte doch ein paar Bücher gelesen, anstatt nur auf seine Freunde zu hören.

»Mach dich nicht verrückt«, ermutigte ich ihn. »Ein Freund hat mir einmal ein Geheimnis erzählt, das mir selbst in der ersten Nacht absolut geholfen hat: Kondome sind am Anfang deine besten Freunde.«

»Aber wir benutzen die Pille«, protestierte Dan.

»Ihr sollt das Kondom ja auch nicht zur Verhütung benutzen, sondern damit du länger durchhältst. Wenn du es durchhältst, dass sie dir das Kondom überzieht (viele Männer haben das schon nicht geschafft), wirst du drei bis fünfmal länger durchhalten.«

»Soll das ein Witz sein?«, rief Dan. »Ich gehe doch nicht in den Laden und kaufe Kondome – das ist mehr als peinlich.«

»Liebst du sie?«, fragte ich.

»Natürlich«, antwortete er.

»Dann tu das, was am liebevollsten ist.«

Übrigens steigerte sich Dans Ausdauer in den ersten Nächten dramatisch durch die Kondome – so dass er und auch seine Frau den Sex genießen konnten. Manchmal frage ich mich, warum niemand vorher mit Dan darüber gesprochen hatte, bis ich das Thema auf dem Golfplatz ansprach. Viele Männer schämen sich, darüber zu sprechen. Dabei ist es noch peinlicher, die Frau, die wir lieben, nicht befriedigen zu können, indem wir ihr keinen Orgasmus schenken. Denn dadurch wird unsere Männlichkeit in Frage gestellt. (Im letzten Kapitel »Antworten auf die gewissen Fragen« behandeln wir, wie Männer und Frauen sich auf das erste Mal vorbereiten können.)

In diesem Kapitel reden wir über das Vorspiel. Sie werden mehr über die Chemie beim Sex erfahren sowie den Masterplan für guten Sex kennenlernen, wie er im Hohenlied, Kapitel 4, beschrieben ist. Wir sprechen auch darüber, wie und warum sich Männer und Frauen im Bett oft unsicher fühlen.

Die Chemie beim Sex

In ihrem Buch »Das weibliche Gehirn« schreibt die amerikanischen Neurowissenschaftlerin Dr. Louann Brizendine, dass bei Männern durch den Orgasmus das Hormon Oxytocin ausgeschüttet wird. Und jetzt das Interessanteste: Dasselbe Hormon wird bei Frauen bei einem tiefen, guten Gespräch ausgestoßen. Das heißt, für Ihre Frau kann es genauso aufregend sein, sich emotional mit Ihnen verbunden zu fühlen wie mit Ihnen Sex zu erleben.[4]

> Für Ihre Frau kann es genauso aufregend sein, sich emotional mit Ihnen verbunden zu fühlen wie mit Ihnen Sex zu erleben.

Die Chemie für eine gelungenes Vorspiel beginnt, lange bevor Sie das Schlafzimmer betreten. Hier kommt die Gleichung wieder ins Spiel:

Gegenseitige Wertschätzung ➲ Sicherheit ➲ Intimität ➲Sex

Frauen wollen sich von Natur aus mit Männern verbunden fühlen. Sie sind so geschaffen. Für sie beginnt das Vorspiel bereits am Morgen. Das heißt, es lohnt sich für Männer früh aufzustehen, nur um mit ihrer Frau zusammen zu sein. Nehmen Sie sich Zeit für sie und zeigen Sie ihr, dass Sie mit ihr zusammen sein wollen, indem Sie duschen, sich rasieren und die Zähne putzen. Wie können Sie ihr nützlich sein? Staubsaugen kann sexy sein. Für Frauen reden ein paar von Ihnen gedrehte Runden mit dem Staubsauger im Wohnzimmern lauter als jedes ausgesprochene »Ich will dich!«. Wenn Sie ihr Ihre Liebe beim Putzen zeigen oder bei anderen Arbeiten im Haushalt, der Beschäftigung mit den Kindern oder bei welcher Arbeit auch immer sie Unterstützung braucht, dann weiß sie, dass Sie sie wertschätzen, indem Sie ihr helfen. Dadurch fühlt sich Ihre Frau viel stärker mit Ihnen verbunden. Je verbundener sie sich mit Ihnen fühlt, desto mehr wird sie sich nach Ihrer Berührung sehnen. Nutzen Sie einfach die weibliche Chemie für sich.

Berühren Sie Ihre Frau über den Tag hinweg, aber nicht sexuell. Halten Sie ihre Hand. Umarmen Sie sie. Hören Sie ihr zu. Fragen Sie, wie ihr Tag war. Schauen Sie ihr in die Augen und sagen Sie ihr, wie gern Sie sie haben. Je mehr Sie ihr Ihre Wertschätzung zeigen, desto sicherer fühlt sie sich – und Sie werden sehen, wie sie langsam immer offener für Sex wird.

Aber vergessen Sie nicht, dass die meisten Frauen ein internes Warnsystem haben, das ihnen signalisiert, wenn Sie nur mit ihr reden, ihr helfen oder sie berühren, um später mit ihr ins Bett zu gehen. Wir sprechen hier über die ehrliche Zuwendung und Liebe für die Frau, die Gott Ihnen für Ihr Leben geschenkt hat. Eine Frau merkt, ob Sie sie nur ins Bett bekommen wollen oder ob Sie sie wirklich und ehrlich lieben, weil sie Ihr bester Freund und Ihre Geliebte ist. Wenn ein Mann nicht auf diese Art und Weise lieben kann, kommt Gott ins Spiel. Gott ist für unendliche, große Liebe verantwortlich. Er kann jedem Mann Gefühle der tiefen Zuwendung schenken, der ihn sucht.

Hoheslied 4

Junger Mann:

1. Wie schön du bist, meine Freundin, wie schön! Deine Augen hinter dem Schleier sind wie Tauben. Dein Haar gleicht einer Ziegenherde, die vom Gebirge Gilead talwärts zieht.
2. Deine Zähne sind wie eine Herde frisch geschorener Schafe, die gerade aus der Schwemme kommen. Jeder von ihnen hat seinen Zwilling, keiner von ihnen fehlt.
3. Deine Lippen sind wie ein scharlachrotes Band und dein Mund ist wunderschön. Deine Schläfen hinter deinem Schleier schimmern wie eine Scheibe vom Granatapfel.
4. Dein Hals ragt hervor wie der Turm Davids, aufgebaut in Schichten. Tausend Schilde hängen an ihm, alles Schilde der Helden.
5. Deine beiden Brüste sind wie zwei junge Rehe, wie Zwillinge der Gazelle, die unter Lilien weiden.
6. Wenn der Tag anbricht und die Schatten fliehen, will ich zum Myrrhenberg, dem Weihrauchhügel gehen.
7. Du bist so schön, meine Freundin, so makellos.
8. Komm mit mir vom Libanon, meine Braut, komm mit mir vom Libanon herab. Steig herab vom Gipfel des Amana, von den Gipfeln des Senir und des Hermon, geh fort von den Lagerplätzen der Löwen, von den Bergen der Leoparden.
9. Du hast mein Herz verzaubert, meine Schwester, meine Braut. Du hast mein Herz verzaubert mit einem einzigen Blick deiner Augen, mit dem Geschmeide deiner Halskette.

10. Wie wundervoll ist deine Liebe, meine Schwester, meine Braut! Wie viel süßer ist sie als Wein; und der Duft deiner Salben ist köstlicher als alle Gewürze.
11. Deine Lippen, meine Braut, sind wie träufelnder Honig. Ja, Honig und Milch sind unter deiner Zunge. Der Duft deiner Kleider ist wie der Duft des Libanon.
12. Du bist wie ein verschlossener Garten, meine Schwester, meine Braut, wie eine verschlossene Quelle, ein versiegelter Brunnen.
13. Du bist wie ein reizvoller Garten mit Granatapfelbäumen voller köstlicher Früchte, mit Hennasträuchern und Lavendel,
14. Narde und Safran, Kalmus und Zimt, Myrrhe und Aloe, Weihrauchsträuchern und anderen kostbaren Gewürzen.
15. Du bist wie ein Brunnen im Garten, ein Brunnen lebendigen Wassers, das herabströmt vom Libanon.

Junge Frau:

16. Wach auf, Nordwind! Erhebe dich, Südwind! Durchweht meinen Garten und verströmt den Duft seiner Gewürze. Lasst meinen Geliebten in seinen Garten kommen und seine köstlichen Früchte essen!

Der Masterplan für guten Sex nach Hoheslied 4

Bereiten Sie den Raum vor

Nach 11 Jahren Ehe haben Amy und ich etwas Neues für unser Schlafzimmer entdeckt: Musik. Ich habe eine Liste mit Love Songs auf meinem iPod und Lautsprecher auf meinem Nachttisch stehen. Auf dem iPod habe ich Musik aus allen Genres und jedem Jahrzehnt seit den 1970ern. Es gibt Anbetungsmusik und ein bisschen Country – kurzum: alles Mögliche. Wir können uns dabei richtig gut entspannen.

Bereiten Sie den Raum vor. Salomo hat es gemacht. Und ich mache es auch. Ideen für Ihr Schlafzimmer, um den Liebesakt vorzubereiten:

1. Räumen Sie auf. *In einem sauberen, ordentlichen Zimmer gibt es weniger Ablenkungsmöglichkeiten.*

2. Räumen Sie alles weg, was an »Baby« erinnert, *zum Beispiel das Babyfon. Sie wollen keine Ablenkung!*

3. Kaufen Sie eine Lampe mit Helligkeitsregler. *Diese Dimmerschalter können Sie im Baumarkt oder in Fachgeschäften kaufen. Eine lohnende Anschaffung!*

4. Heizen Sie den Raum. *Meine Frau kann einen Unterschied von einem Grad erkennen. Ich kann nicht mehr aufzählen, wie oft sie mich schon gebeten hat, die Heizung um ein Grad höher zu drehen. Sie will nicht mit Gänsehaut beginnen.*

5. Legen Sie eine Extra-Decke bereit. *Abhängig von der Jahreszeit kann eine zusätzliche Decke Ihnen schnell Wärme verschaffen. Es ist immer wieder überraschend, wie Sie zu Anfang die Decke noch bis ans Kinn gezogen haben und zehn Minuten später alle Decken von sich werfen. Sex ist großartig!*

6. Bauen Sie einen Kamin ein. *Nur ein Scherz! Wir wollen diese Liste realistisch halten. Aber wenn Sie einen Kamin einbauen können, tun sie es.*

7. Stellen Sie Kerzen auf. *Wenn Sie sich damit unwohl fühlen, nehmen Sie Teelichter. Mit einem Teelicht in der Ecke werden Sie wahrscheinlich die Augen zusammenkneifen, wenn Sie überhaupt etwas erkennen wollen, aber Ihre Vorstellung kann sich wild entfalten.*

8. Stellen Sie Öle oder Lotionen bereit. *Eine gute Massage ist auch ein guter Einstieg.*

9. Benutzen Sie einen Raumduft *oder eine Duftlampe, damit das Zimmer gut riecht.*

10. Legen Sie die Kondompackung schon geöffnet auf den Nachttisch. *Nichts ist frustrierender als nach 20 oder 30 Minuten Liebesspiel an der Packung fummeln zu müssen.*

11. Legen Sie Handtücher für danach bereit. *Sich für die Reinigung danach vorzubereiten, ist wichtig. Unser Freund Dr. Kevin Leman sagt: »Sie hatten keinen guten Sex, wenn Sie danach keine Dusche brauchen.«*

Sie werden nicht immer Zeit für stundenlangen Sex haben (in Kapitel 9 sprechen wir über Quickies). Diese Liste ist für die Gelegenheiten, wenn Sie etwas ganz Besonderes erleben wollen.

Sich gegenseitig mit Worten anmachen

Ein gutes Vorspiel beginnt, lange bevor Sie sich tatsächlich berühren, und geht auch noch weiter, wenn Sie es tun. Es beginnt mit den Worten, die Sie einander sagen.

In seinem Text zeigt uns Salomo, was es heißt, den anderen ganz zu entdecken. Für jedes noch unschuldige Paar, weiß er, ist es ein großes Geschenk, wenn man sich vor dem anderen auszieht. Im 4. Kapitel des Hohenliedes lesen wir über Salomos heiße Hochzeitsnacht. Seine Frau Sulamith soll sich in vollem Licht vor ihm ausziehen, aber er wird sie nicht sofort berühren. Stattdessen fängt er an, mit ihr zu reden, zärtlich und liebevoll. »Wie schön du bist, meine Freundin, wie schön! Deine Augen hinter dem Schleier sind wie Tauben. Dein Haar gleicht einer Ziegenherde, die vom Gebirge Gilead talwärts zieht« (Hoheslied 4,1). Das mag wie ein recht seltsames Kompliment erscheinen, aber stellen Sie sich einen Berghang vor, den eine ganze Ziegenherde herabklettert und dabei jeden Vorsprung und jede Spalte bedeckt. Sie strömen regelrecht den Hang hinab – ein beeindruckendes Erlebnis. Denken Sie auch an den Reichtum, den die Ziegen damals verkörpert haben. Salomo beschreibt das Haar seiner Frau als wunderschön und reich. In der hebräischen Kultur haben sich die Frauen die Haare hochgesteckt. Wenn Salomo hier so über ihr Haar spricht, muss sie angefangen haben, ihre Haare zu lösen und sich ihm damit zu offenbaren. Ihre langen, weichen Locken fielen ihr auf die Schultern.

Sie lächelt ihn dabei an. »Deine Zähne sind wie eine Herde frisch geschorener Schafe, die gerade aus der Schwemme kommen. Jeder von ihnen hat seinen Zwilling, keiner von ihnen fehlt« (Hoheslied 4,2). Er sagt damit, dass ihr Lächeln umwerfend ist und dass ihre Zähne weiß, gerade und attraktiv sind. Er bestätigt sie weiter, indem er sagt: »Deine Lippen sind wie ein scharlachrotes Band und dein Mund ist wunderschön. Deine Schläfen hinter deinem Schleier schimmern wie eine Scheibe vom Granatapfel« (Hoheslied 4,3).

Sie hat nicht nur rosige Wangen; ihre Körperhaltung ist voller Würde, Freude und Respekt. Hier kommentiert Salomo mehr, als mit dem bloßen Auge erkennbar ist. Salomo schenkt ihr Bestätigung – nicht nur für ihre äußere, sondern auch ihre innere Schönheit: Wenn sie geht, strahlt sie Selbstachtung und Selbstbewusstsein aus. Ihr edler Charakter bahnt sich sozusagen den Weg von innen nach außen.

Was wir im Schlafzimmer hören möchten

Frauen möchten hören	**Männer möchten hören**
»Es gibt keinen Makel an dir.«	»Ich habe Lust.«
»Mir gefällt, wie du deine Haare in letzter Zeit trägst.«	»Wollen wir es heute Abend krachen lassen?«
»Ich fühle mich heute sogar noch mehr von dir angezogen als zu Beginn unserer Ehe.«	»Oh ja, genau da.«
»Du machst mich atemlos.«	»Das war großartig.«
»Ich bin wirklich gesegnet.«	»Ich bin gekommen.«

Wenn Sie einander näher kommen, müssen Sie wissen, was Ihr Partner wirklich will. Salomo zeigt uns einen kleinen Ausschnitt davon in seiner Hochzeitsnacht, als seine Frau sich auszieht. Er sagt zu ihr: »Deine beiden Brüste sind wie zwei junge Rehe, wie Zwillinge der Gazelle, die unter Lilien weiden« (Hoheslied 4,5). Als er ihre Brüste sieht, gibt er ihr Bestätigung für ihren Körper. Doch er macht auch noch etwas anderes – er sagt ihr, wie er ihr begegnen wird.

Wo wir (die Cunninghams) wohnen, leben etwa zehn Rehe. Wir haben uns schon so an sie gewöhnt, dass wir jedem einen Namen gegeben haben. Wenn ich meiner Tochter eins der Rehe zeigen will, muss ich vorsichtig sein. Wir rennen nicht auf sie zu und machen laute Geräusche. Stattdessen gehen wir mit Bedacht und Ruhe vor.

So wollen auch viele Frauen berührt werden. In seiner Hochzeitsnacht schaut Salomo seiner Frau dabei zu, wie sie sich auszieht und ihm ihre Nacktheit zeigt. Aber er lässt nicht jeder sexuellen Fantasie, die er jemals über sie hatte, freien Lauf. Ihre Brüste sind wie zwei junge Rehe und so wird Salomo sich ihnen vorsichtig nähern. Er wird zärtlich sein.

Das, was eine Frau am meisten von einem Mann will, ist *Zärtlichkeit.*

Das, was ein Mann am meisten von einer Frau will, ist, dass sie *auf ihn reagiert.*

Ebenso wie eine Frau sich nach Zärtlichkeit sehnt, wünscht sich der Mann, dass die Frau auf ihn reagiert. Das heißt, wenn eine Frau zum Orgasmus gekommen ist, möchte der Mann es auch erfahren. Wenn er weiß, dass er ihr Lust bereitet hat, freut er sich.

Achten Sie auf Ihren Gesichtsausdruck

Ihr Gesichtsausdruck während des Vorspiels kann wichtiger sein, als Sie denken! Bei ihrer Untersuchung des weiblichen Gehirns hat Dr. Brizendine entdeckt, dass ein Mädchen unter anderem als Erstes lernt, die Gesichter anderer Menschen anzuschauen. In den ersten drei Monaten wachsen die Fähigkeiten des weiblichen Babys, Augenkontakt zu halten und einander anzuschauen, um 400 Prozent. Bei Jungen verändert sich diese Fähigkeit überhaupt nicht.

Je älter die Kinder werden, desto stärker interpretieren kleine Mädchen ein Gesicht, das sich ihnen emotionslos zuwendet, als Signal, dass sie etwas falsch machen. Ich (Ted) habe bemerkt, dass ich allein durch meinen Gesichtsausdruck meine Tochter unabsichtlich zum Weinen bringen kann. Wenn ich meinem Sohn dasselbe Gesicht zeige, wird er es komplett ignorieren.

Das ist der Schlüssel: Mädchen werden den Gesichtsausdruck ihres Gegenübers genau beobachten. Mädchen wachsen in der Annahme auf, wenn sie alles richtig machen, bekommen sie die Reaktion, die sie erwarten. Das kann zu ungesunden Überzeugungen führen: »Wenn ich alles richtig mache, wird er mich lieben.« Können Sie sich vorstellen, welch negativen Einfluss ein desinteressierter Elternteil (oder ein depressiver oder ein ausfallender Elternteil) auf die Entwicklung des Selbstwertgefühls dieses Mädchens hat?

Denken Sie an Ihren Gesichtsausdruck über den Tag hinweg. Wie reagieren Sie auf Ihre Partnerin? Schauen Sie sie an, wenn Sie mit dem Vorspiel beginnen? Lächeln Sie? Was drücken Sie mit Ihrem Gesicht aus? Hier ein Beispiel, wie der Gesichtsausdruck die Kommunikation und das Vorspiel beeinflussen kann:

Eine Augenbraue hochgezogen, einmal die Augen gerollt und ein halb süffisantes Grinsen im Gesicht – Janel verstand darunter alles andere als sexuelle Intimität. Wenn sie mit Mike in die Beratung kam, hing er immer im Stuhl, verschränkte die Arme und stichelte oft. Deshalb war ich nicht überrascht, als ich seinen Gesichtsausdruck sah, als er Janels Sehnsucht nach Romantik erwähnte. Mike war klassisch passiv-aggressiv: Er sagte die richtigen Worte, aber nie in der richtigen Art und Weise. Er sagte, was Janel hören wollte, aber üblicherweise mit einem sarkastischen Unterton. Janel war es müde, dass er so achtlos war. Sie wollte schon gar nicht mehr, dass er »Ich liebe dich.« sagte.

»Sogar wenn er sagt ›Ich liebe dich.‹, glaube ich ihm nicht«, sagte sie. »Ihm stehen Geringschätzung und Sarkasmus regelrecht auf der Stirn geschrieben.«

»Mike, weißt du, welche Botschaft Sarkasmus sendet?«

»Ich albere nur ein wenig herum«, antwortete Mike, während er schnell auf den Boden blickte.

»Herumalbern kann ich verstehen, Mike. Ich bin selbst auch oft sarkastisch. Aber ich merke mehr und mehr, wann Sarkasmus angebracht ist und wann nicht. Sarkastische Gesichtsausdrücke gehören nicht ins Schlafzimmer. Frauen sind davon regelrecht abgetörnt. Sarkasmus ist nichts weiter, als das Offensichtliche auf eine witzige Art noch zu übertreiben. Aber im Schlafzimmer kann diese Art von Humor sehr beleidigend sein. Auf einer tieferen Ebene kann Sarkasmus so interpretiert werden, als wollte jemand den anderen verletzen oder beleidigen. Oft ist Sarkasmus nur verdeckter Ärger. Sarkasmus bedeutet, ›sich zu zerfleischen‹.«

»Kann sie keinen Spaß verstehen?«, gab Mike zurück.

»Doch – bestimmt, vielleicht wenn du einen Witz über ihr T-Shirt mit dem abgefahrenen Muster machst oder über ihre Art, alles immer ordentlich haben zu wollen… aber nicht, wenn sie nackt in deinem Bett liegt«, antwortete ich.

»Und sie entnimmt all das meinem Gesichtsausdruck?«, fragte er.

»Vielleicht nicht *alles* – aber zumindest 90 Prozent«, antwortete ich.

Mike hat an diesem Tag so einiges über das Vorspiel, den Gesichtsausdruck und Kommunikation gelernt. Er weiß jetzt, dass nur sieben Prozent unserer Kommunikation über Worte stattfindet (auch ein Schlüssel zu erfolgreicher Kommunikation, wie in Kapitel 9 besprochen), während 93 Prozent durch nonverbale Kommunikation erfolgen (Tonfall, Haltung, Augenkontakt, Grimassen, Bewegung der Augenbrauen, aufgeblasene Nasenlöcher, usw.). Überlegen Sie einmal, wie sich das im Schlafzimmer auswirkt. Wenn Sie darüber Bescheid wissen, können Sie auch größere sexuelle Intimität in Ihrer Ehe erreichen.

Mit Unsicherheit umgehen

Auch wenn vorwiegend Frauen mit dem Vorurteil behaftet sind, mit ihrem Körper unzufrieden zu sein, sind in Wirklichkeit sowohl Frauen als auch Männer unsicher in ihrem Körpergefühl.

Auch ich muss zugeben, dass ich mit meinem Körper unzufrieden bin. Während der Arbeit an diesem Buch war ich mit der Familie meiner Frau in Minnesota zelten, Boot fahren, angeln – alles, was dazugehört. Ich fühle mich nicht wohl, wenn ich mein Hemd vor der Familie oder vor Fremden ausziehen soll. Ich halte vor tausenden Menschen Vorträge, ohne zu zittern, aber wenn es darum geht, in einem Boot vor einem alten Onkel und einem Urgroßvater mein Hemd auszuziehen, zucke ich zusammen. Es war genauso schwer wie in der siebten Klasse, als wir Mannschaften nach Spielern mit und Spielern ohne T-Shirt aufteilten. So war das andere Team leicht zu erkennen – aber mir ging es immer gar nicht gut, wenn ich in der »Oben ohne«-Mannschaft landete.

Woher kommt diese Angst? Gary hat mir so oft nahe gelegt, wie wichtig unsere Überzeugungen sind, dass ich jeden Tag in meinem Herzen auf »Schatzsuche« gehe. Ich möchte mein

Herz in seiner Tiefe verstehen, deshalb suche ich nach den Botschaften, die darauf eingraviert sind. Im Rahmen dieser Suche habe ich ein paar Hinweise gefunden, warum ich mich mit nacktem Oberkörper so unsicher fühle.

Ich bin in einer unabhängigen, fundamentalistischen Baptistengemeinde, die den Sprung ins letzte Jahrtausend nicht geschafft hatte, aufgewachsen. Mein Bruder und ich durften keine kurzen Hosen tragen oder mit nacktem Oberkörper den Rasen mähen. In öffentlichen Toiletten benutzten wir nie das Urinal; wir gingen immer in eine Kabine. Ich bin damit aufgewachsen, dass alles Körperliche etwas sehr Privates ist.

Ihre Erziehung beeinflusst, wie Sie Ihren Körper sehen.

Sie können sich wahrscheinlich vorstellen, welche Überzeugungen (Kommunikationsebene 6) ich in meinem Herzen trug, als ich Amy heiratete. Ich brachte 20 Jahre Unsicherheit mit. Im Stadion von Wrigley Field, wo die Baseball-Mannschaft der Chicago Cubs ihre Heimspiele austrägt, sind die Urinale 300 Meter lang. Keine Wände, keine Abtrennungen dazwischen – nichts. Mein schlimmster Albtraum!

Noch heute, mit 33 Jahren, kaufe ich Lebensmittel, die ich nicht brauche, für 100 Dollar, nur damit ich die Kondompackung darunter verstecken kann. Ihre Erziehung beeinflusst, wie Sie Ihren Körper sehen und mit ihm umgehen.

Auf unserer Hochzeitsreise habe ich mich tatsächlich unter der Bettdecke oder in einem dunklen Zimmer ausgezogen anstatt vor den Augen meiner Frau. Deshalb bin ich absolut der Meinung, dass wir unsere Überzeugungen und Unsicherheiten über unseren Körper unbedingt schon vor der Ehe und definitiv vor der Hochzeitsnacht besprechen sollten.

In den vergangenen elf Jahren haben Amy und ich ein tiefes Sicherheitsgefühl in unserer Ehe entwickelt. Ich fühle mich sicher bei ihr, und meine Unsicherheit über meinen Körper ist teilweise verschwunden. Amy weiß, wie ich über meinen Körper denke. Ich vertraue ihr tief in meinem Herzen, und dadurch entsteht sehr viel Sicherheit.

Ich glaube, dass Salomo auf die Unsicherheit, die sowohl Männer als auch Frauen empfinden, mit einer der besten Antworten reagiert: »Du bist so schön, meine Freundin« (Hoheslied 4,7). Auch heute noch spricht Salomo damit alle an, die mit ihrem Körpergefühl hadern – genau wie vor tausenden Jahren. Ist es nicht das, was jeder Mann und jede Frau hören will? »Du bist für mich sehr schön!«

Körperliche Attribute, die Männer unsicher machen:

- Penisgröße
- beschnitten oder nicht
- Hüftspeck
- Aknenarben
- zu behaart
- Tattoos

»Du bist makellos«, spricht Salomo weiter. Das wollen wir hören, wenn wir uns dem anderen nackt zeigen.

Wenn Ihre Frau Sie fragt, wie sie in ihrem Kleid aussieht, gibt es nur eine Antwort: »Du bist für mich sehr schön.« Wenn er fragt, ob sein Bauch zu dick ist, gibt es nur eine Antwort: »Du bist für mich sehr schön.« Und wenn sie die Frage aller Fragen stellt: »Sehe ich in diesen Jeans zu dick aus?«, gibt es nur eine Antwort: »Du bist für mich sehr schön.«

Sowohl Männer als auch Frauen wollen hören »Du bist schön.« – diese Einstellung kann aber ganz schnell untergraben werden, sobald Sie Pornografie konsumieren. Ich glaube, dass Pornografie für eine Frau genauso verletzend sein kann wie eine Affäre. Wenn Sie ein Mann sind, der Pornografie konsumiert, sehen Sie sich Frauen an, die mit größter Wahrscheinlichkeit als Kinder missbraucht worden sind. Sie schauen sich Frauen an, die sich wahrscheinlich nicht besonders gut ernähren. Sie sehen Frauen zu, die wahrscheinlich keine gute Beziehung zu ihren Vätern hatten. Sie sehen Frauen, die Schönheitsoperationen hatten und Silikonbrüste besitzen. Sie schauen sich Frauen an, die sich an ein Geschäft verkauft haben, das sich nicht weniger um sie kümmern könnte. Genau dem setzen Sie sich aus – und ziehen daraus Lust und Spaß. Wissen Sie, was Sie Ihrer Frau damit sagen? Sie sagen ihr: »Du bist für mich *nicht* schön.«

Wenn sich ein Mann seinen sexuellen Fantasien außerhalb seiner Ehe hingibt, dann sabotiert er damit das Sicherheitsgefühl sowie die Intimität in seiner Ehe. Wer seine sexuellen Bedürfnisse außerhalb der Ehe stillt, bekommt zwar kurzfristig Befriedigung, hat jedoch langfristig mit Frust, Schuldgefühlen, Verbitterung, Ärger und Bedauern zu kämpfen.

Wenn Sie Ihre Partnerin oder Ihren Partner bedingungslos lieben, sagen Sie: »Ich liebe dich als den Menschen, dem Gott persönlich sein Siegel aufgedrückt hat.« Wenn Sie Ihre Partnerin oder Ihren Partner bedingungslos lieben, werden verschiedene Dinge passieren:

- Sie füllen dieses Loch an Zärtlichkeit und Intimität.
- Sie sind keine Gegner mehr.
- Sie wollen dem anderen Lust und Freude bereiten.
- Beim Sex geht es nicht mehr um die Bedürfnisse und Wünsche nur einer Person.
- Sie bleiben Ihrer Ehe treu.
- Sie können offener kommunizieren.

Das Licht ausschalten

Bei jedem Traugottesdienst, den ich leite, werden Sie sehen, wie ich mit dem Bräutigam spreche, während die Braut zum

Altar geführt wird. Ich versuche, so angemessen würdig wie möglich auszusehen, bevor ich mich zum Bräutigam beuge und sage: »Besser wird es nicht.« Der Bräutigam schaut mich meistens etwas verwirrt an. »Heute sieht sie großartig aus und auch heute Nacht... aber in einigen Monaten wirst du dich an sie in bequemerer, einfacherer Kleidung gewöhnt haben!«

Für welche anderen Feierlichkeiten fangen Sie um 5 Uhr morgens an, sich vorzubereiten, wenn das Fest ab 15 Uhr stattfindet? Jedes Detail soll perfekt sitzen. Deshalb sind die meisten Hochzeiten sehr schöne Feierlichkeiten – und das sollen sie auch sein! Aber wir können nicht jeden Tag vier bis zehn Stunden damit verbringen, uns schick zu machen.

Seit Amy und ich geheiratet haben, habe ich elf Kilo zugenommen. Ich weiß, dass ich nicht der beste Fang im Hafen bin, aber die Lösung ist immer noch ganz nah – wir können das Licht ausmachen! Im Kerzenschein verschwinden Falten, Narben und auch ein paar Kilo zu viel.

Jemanden aufgrund seines Äußeren zu heiraten, ist kein guter, langfristiger Plan. So finden Sie nicht die Sicherheit, die wiederum zu Intimität führt. Am Anfang fühlen Sie sich von einem Menschen durch sein Äußeres angezogen. Aber eine Ehe baut sich nicht auf Körpergewicht, Frisur, Muskeln oder glatter Haut auf.

»Und es geschah«, heißt es oft in der Bibel. Dieser Ausdruck hat nichts mit der Vergänglichkeit des Äußeren zu tun, aber jedes Mal, wenn ich ihn lese, denke ich daran, dass im Leben viel geschieht und sich das Äußere verändert.

Salomo hat noch ein anderes wunderbares Buch der Bibel geschrieben: das Buch Prediger. Am Ende dieses Buches voller Weisheit erinnert er uns daran, dass wir alle alt werden und unsere Körper an Kraft verlieren (Prediger 12,1-7):

Denk an deinen Schöpfer, solange du jung bist. Warte damit nicht, bis du alt bist, die Tage für dich beschwerlich werden und die Jahre kommen, von denen du sagen musst: »Sie gefallen mir nicht!« Warte damit nicht, bis der Glanz von Sonne, Mond und Sterne für dich immer schwächer wahrnehmbar wird und die Wolken nach einem Regenschauer sofort wieder am Himmel erscheinen. Dann werden die Wächter des Hauses zittern und die Starken sich krümmen. Die Müllerinnen werden aufhören zu arbeiten, weil nur noch wenige übrig geblieben sind, und die, die durch die Fenster blicken, werden sich verdunkeln. Die Türen zur Straße werden geschlossen bleiben und die Stimme der Mühle wird leiser. Man wird beim ersten Hahnenschrei aufstehen und alle Lieder werden verstummen. Du wirst dich vor jeder Steigung fürchten und auf jedem Weg nur noch Hindernisse sehen. Der Mandelbaum wird blühen, die Heuschrecke sich träge dahinschleppen und die Kaper aufbrechen. Denn jeder Mensch muss sterben, und die Straßen sind bevölkert von Trauernden. Denk an deinen Schöpfer, bevor der silberne Faden des Lebens reißt und die goldene Schale zerbricht, bevor der Krug an der Quelle zerschellt und das Schöpfrad am Brunnen zertrümmert ist. Denn dann wird der Staub wieder zur Erde, aus der er kommt, und der Geist kehrt zu Gott zurück, der ihn gegeben hat.

Dieser Text erinnert mich an eine alte Frau, die ihren Mann im Haus nach oben bittet, um mit ihm zu schlafen. Er antwortet, dass sie sich für eins von beiden entscheiden müsse: nach oben kommen oder mit ihr schlafen.

Eine ältere Frau in meiner Gemeinde erzählt mir immer wieder von der Leidenschaft, die ihr Mann und sie noch immer füreinander haben. »Ted, ich könnte euch jungen Hüpfern noch ein oder zwei Sachen über Sex beibringen«, sagt sie. Sie hat mir erzählt, dass beide es vermeiden, sich nackt vor den Spiegel zu stellen, weil es zu entmutigend ist. Und in ihrem Alter bleiben auch die Kerzen aus.

Französisch küssen? Küssen Sie hebräisch!

Langes, leidenschaftliches Küssen während des Vorspiels bereitet Ihre Frau auf den Geschlechtsakt vor. Es drückt aus: »Ich bin bereit und möchte in dich kommen.« Jungs, unterschätzt die Rolle des Küssens beim Vorspiel nicht. Halten Sie das Küssen und die zärtliche Erkundung des Körpers Ihrer Frau nicht zu kurz. So wird sie auf den Akt selbst vorbereitet.

»Deine Lippen, meine Braut, sind wie träufelnder Honig. Ja, Honig und Milch sind unter deiner Zunge«, sagt Salomo (Hoheslied 4,11). Was macht er da? Er kostet ihre Lippen und das, was unter ihrer Zunge ist. Wie man das nennt? Es ist kein französischer Kuss – sondern ein hebräischer. Der Ausdruck »französischer Kuss« für Zungenkuss entstand erst 1923 – den hebräischen Kuss gibt es schon seit mehr als 3000 Jahren! Gott hat das Küssen als Bestandteil des Vorspiels erschaffen. Salomo vergleicht den Kuss, die Süße auf der Zunge seiner Geliebten, mit Honig.

Eine Bemerkung zum Küssen für Paare, die sich gerade erst kennenlernen: Eine der am meisten gestellten Fragen ist, ob es okay ist, sich vor der Ehe zu küssen. Dieser Vers im Hohenlied zeigt uns, dass ein Zungenkuss schon Bestandteil des Vorspiels ist und zum Geschlechtsakt führen soll. Wir alle kennen den Unterschied zwischen einem Küsschen auf die Wange – womit sich Gläubige zu Zeiten des Neuen Testaments üblicherweise begrüßt haben – und einem innigen Kuss, der Eheleuten vorbehalten ist.

Noch eine Bemerkung zum Küssen allgemein:

> Wenn Sie glücklich, gesund, erfolgreich und länger leben wollen, geben Sie Ihrer Partnerin oder Ihrem Partner jeden Tag einen Kuss, bevor Sie zur Arbeit gehen. Zu diesem Ergebnis kommt eine Studie deutscher Ärzte und Psychologen in Zusammenarbeit mit der Krankenversicherung. Wie Dr. Arthur Szabo erklärt, fand die Studie heraus, dass diejenigen, die ihre Frau oder ihren Mann jeden Morgen küssen, weniger wegen Krankheit am Arbeitsplatz fehlen als die, die morgens nicht küssen. Sie verdienen 20 bis 30 Prozent mehr im Monat und leben fünf Jahre länger als die, die sich nicht einmal ein Küsschen auf die Wange geben. Der Grund, so Dr. Szabo, liege darin, dass die Küssenden ihren Tag mit einer positiven Einstellung beginnen. Ein Kuss, so Szabo und seine Kollegen weiter, bedeutet so etwas wie ein Siegel der Bestätigung, und diejenigen, die, aus welchem Grund auch immer, nicht küssen, gehen ohne diese Bestätigung zur Arbeit.[5]

Lass den Brunnen strömen

Frauen produzieren, wenn sie erregt sind, eine natürliche Flüssigkeit in der Vagina. Farbe, Geruch und Menge dieser

Flüssigkeit ist vom Menstruationszyklus und von der sexuellen Stimulation abhängig. In den meisten Fällen ist sie klar, genau wie die Flüssigkeit, die ein Mann vor der Ejakulation ausstößt – nicht wie die milchige Ejakulationsflüssigkeit selbst. Wenn es diese natürliche Gleitflüssigkeit nicht gibt oder zu wenig davon da ist, kann für die Frau Sex schmerzvoll sein. Dann ist Finesse auf Seiten des Mannes gefragt, wenn er in sie eindringen möchte.

In Buch Sprüche vergleicht Salomo die Vagina und die Genitalien eines Mannes mit einer Zisterne und einer Quelle oder einem Brunnen. In alten Zeiten dienten Zisternen dazu, das Wasser während der Regenzeit aufzufangen und zu sammeln. Die Regenzeit dauerte nur einige Monate im Jahr.

»Der Duft deiner Kleider ist wie der Duft des Libanon. Du bist wie ein verschlossener Garten, meine Schwester, meine Braut, wie eine verschlossene Quelle, ein versiegelter Brunnen«, schreibt Samolo in Hoheslied 4,11-12. Salomo sagt, die Frau ist eine versiegelte Quelle – sie ist verschlossen. In anderen Worten: Sie hat sich für ihn aufgespart.

Als er sie küsst, reagiert sie auf ihn. »Du bist wie ein reizvoller Garten mit Granatapfelbäumen voller köstlicher Früchte, mit Hennasträuchern und Lavendel, Narde und Safran, Kalmus und Zimt, Myrrhe und Aloe, Weihrauchsträuchern und anderen kostbaren Gewürzen«, sagt er (Hoheslied 4,13-14). Ihr Garten blüht voll auf. Er riecht sie – alles an ihr – und erfreut sich an ihrer Blüte.

Sie reagiert nicht nur auf das, was er ihr sagt, sondern auch auf seine Berührung: »Du bist wie ein Brunnen im Garten, ein Brunnen lebendigen Wassers, das herabströmt vom Libanon.« Sie ist nicht länger eine versiegelte Quelle – sondern sie fließt frei. Natürliche Gleitflüssigkeit strömt ihre Beine hinunter. Sie ist höchst erregt. Lust und Vorspiel haben sie so weit gebracht.

So wird heißer, heiliger Sex in der Bibel dargestellt. Manchmal kann ich über diese Genialität in der körperlichen Liebe nur staunen. In einem einzigen Akt kann ich meine Gefühle ausdrücken, mit meiner Berührung meiner Frau Lust bereiten und ihr zeigen, wie sehr mein Herz für sie schlägt. Gott möchte, dass wir temperamentvollen Sex haben. Das ist nicht nur biblisch, sondern sogar Teil von Gottes Plan.

Das Interessante an dem Text ist, dass er sich auf die Frau konzentriert – und nicht auf den Mann. Alle sexuelle Energie wird an die Frau abgegeben, und sie fühlt sich wertgeschätzt, sicher, schön und erregt. An diesem Punkt ist sie so erregt, dass sie sich ihm öffnet. Sie will ihn – sie will ihn so sehr, dass sie ausruft: »Wach auf, Nordwind! Erhebe dich, Südwind!« Sie sagt damit: »Sei stark mit mir. Nimm mich!«

Schauen Sie sich nochmals an, was Salomo gemacht hat. Er hat sie den ganzen Tag auf diesen Moment vorbereitet. Er hat ihr einen besonderen Tag bereitet. Er hat ihr seine Liebe gezeigt. Er hat sie bestätigt. Er hat den Raum vorbereitet. Er nähert sich ihr zärtlich und vorsichtig.

Und sie reagiert. (Es ist mehr als in Ordnung, während des Akts laut zu sein; beide Partner sollten sich gegenseitig während des Sex bestätigen und einander wissen lassen, was lustvoll ist.)

Erwarten Sie, dass Ihr Sex immer besser wird

Ich bin jetzt seit elf Jahren verheiratet und auch auf die Gefahr hin, dass ich mich wiederhole: der Sex wird mit der Zeit immer besser. Heute bin ich verliebter in Amy und verrückter nach ihr als vor 12 Jahren, als wir uns kennengelernt haben. Gegenseitige Wertschätzung und Sicherheit – wie wir es in Kapitel 2 und 3 besprochen haben – waren grundlegend für die Entwicklung unserer Beziehung.

Im Bezug auf Intimität hatten wir jedoch oft genug die Situation, dass ich es kaum bis zum Geschlechtsakt geschafft habe. Wir haben einander vorher so viel Lust bereitet, dass ich schon fast fertig war, bevor es überhaupt zum Geschlechtsakt selbst kam. Das war mir peinlich, aber Amy und ich sind nach und nach zu der Einsicht gekommen, dass es in Ordnung sei. Wir wollen lieber einander spüren und uns verbunden fühlen, als unbedingt einen Orgasmus zu bekommen. Ich habe nicht gesagt, dass wir keinen Orgasmus bekommen wollen. Wir wollen. Er steht nur auf unserer Prioritätenliste weiter unten. Wir sehnen uns mehr danach, uns verbunden zu fühlen. Wir können sogar Vorspiel ohne Sex haben.

Die Welt tut so, als wenn wahre Liebhaber ewig bis zum Orgasmus aushalten können. Denken Sie nochmals darüber nach! Ich meine, ein wahrer Liebhaber weiß, was ein gutes Vorspiel ist, und fängt damit schon am Morgen an. Es kann Zeiten geben, in denen Sie und Ihre Frau schon nach einer oder zwei Minuten nach dem Eindringen fertig sind. Am wahrscheinlichsten ist das nach einem langen, intensiven Vorspiel.

Je länger und intensiver das Vorspiel, desto schneller kommt der Orgasmus. Wenn ein Mann ohne Vorspiel in seine Frau eindringt, wird er sicherlich länger durchhalten – besonders wenn seine letzte Ejakulation nur einen oder zwei Tage vorher war. Jungs wart ihr jemals frustriert, weil eure Frau so lange braucht, um so weit zu sein? Das Geheimnis, wie Sie Ihre Frau zum Orgasmus bringen, liegt im Vorspiel. Aber Vorspiel ist nicht nur das, was 30 Minuten vor dem Sex passiert. Ein gutes Vorspiel beginnt schon morgens. Ihre Frau will sich emotional mit Ihnen verbunden fühlen. Wenn Sie ihr im Haushalt helfen, ist das auch Vorspiel.

Im nächsten Kapitel sprechen wir übrigens über die Details beim Sex – über all die Dinge, die Dans Kumpel ihm nie gesagt haben.

@ GarySmalley.com

Frage: Ich weiß, dass ich meinen Partner bedingungslos lieben soll, aber er geht mir so auf die Nerven. Er benützt kein Deo, also stinkt er die meiste Zeit. Er macht auch komische Geräusche, die mich abtörnen. Wenn ich ehrlich bin, finde ich ihn körperlich überhaupt nicht mehr attraktiv. Ich hasse Sex. Ich toleriere ihn nur noch und bleibe in der Beziehung, weil er mir treu ist und Gottes Wort sagt, dass ich keinen Grund zur Scheidung habe. Helfen Sie mir bitte!

Antwort: Wenn wir von unserem Partner erwarten, dass er die Quelle unseres Glücks ist, werden wir früher oder später enttäuscht werden.

Erfolg in einer Ehe wird nicht dadurch definiert, dass zwei Menschen ein Leben lang zusammenbleiben. Deshalb ist eine monogame Ehe nicht genug. *Wir definieren Erfolg dadurch, dass zwei Menschen gern miteinander verheiratet sind.*

Sie sind vielleicht durch körperliche Anziehung mit Ihrem Mann zusammengekommen, aber auf Dauer, das kann ich Ihnen garantieren, bleiben Sie deswegen nicht zusammen. Körperliche Anziehung ist nicht der Schlüssel zur Treue.

Viele Menschen kommen in ihrer Enttäuschung zum Schluss, dass sie den Falschen geheiratet haben. Einige gehen eine Affäre ein, um ihre Batterien wieder aufzuladen. Das mag vielleicht für ein kurzes Aufglühen reichen, aber langfristig werden sie sich leerer und hilfloser fühlen als vorher. Selbst wenn sie sich scheiden lassen und dann »den Richtigen« heiraten, werden sie denselben Frust erleben. Das Problem liegt nicht in dem Menschen, den sie heiraten, sondern an ihrer eigenen Erwartung, dass der andere sie glücklich machen soll und jeden Tag die Batterien voll sind. Falsch.

Früher oder später werden wir unausweichlich mit der Tatsache konfrontiert: Niemand auf der Erde kann uns die Erfüllung geben, nach der wir uns sehnen. Es gibt nie genug Menschen, die unscrem Leben ständiges Glück verleihen. Kein Wunder, dass so viele Menschen nur Selbstmord als Ausweg sehen. Wenn wir uns von anderen abhängig machen, entgehen uns nicht nur die positiven Gefühle, nach denen wir uns sehnen – wir reservieren für uns auch gleichzeitig die negativen Gefühlen, die wir eigentlich vermeiden wollen: Frust, Enttäuschung, verletzte Gefühle, Sorge, Angst, Panik, Unruhe, Unsicherheit und Verwirrung. Diese Emotionen werden uns unausweichlich treffen, wenn wir von einem anderen Menschen, einem Ort oder einer Sache Erfüllung erwarten. Was das heißt? Wir sind nicht dafür gemacht, andere Menschen als Kraftquelle zu nutzen.

Haben Sie Ihrem Mann gesagt, dass Sie sich wünschen, dass er besser riecht und seine Geräusche im Badezimmer ablässt? Ein Mann, der Sicherheit für seine Frau schafft, sollte Interesse haben, anstößiges Verhalten zu vermeiden.

Beten Sie für Ihren Mann? Ich selbst finde es immer schwierig, jemandem gegenüber Verbitterung zu empfinden, wenn ich gleichzeitig im Gebet für ihn das Beste erbitte. Das Gebet hilft mir, den anderen mit den Augen von Christus zu sehen. Ich möchte meine Partnerin so sehen, wie Christus sie sieht.

Wir wollen Ihnen aber auch sagen, dass das Verhalten Ihres Mannes wirklich frustrierend ist. Aber denken Sie an das Konzept der positiven Vorurteile. Wenn Sie im Herzen die Entscheidung getroffen haben, dass Ihr Mann Sie nervt, werden Sie nur nach Verhaltensweisen suchen, die diese Einstellung stützen. Wenn Sie sich entscheiden, ihn zu ehren und zu erkennen, wie wertvoll er für Jesus ist, werden Sie auch Verhaltensweisen wahrnehmen, die seinen Wert zeigen.

Dann sind Sie auf dem Weg, Sicherheit in Ihrer Beziehung zu schaffen.

Ich bete, dass Ihre Ehe nicht nur tolerierbar, sondern gut wird, und nicht nur gut, sondern sogar großartig!

Zusammenfassung

Es kann für eine Frau genauso aufregend und schön sein, sich mit ihrem Mann emotional verbunden zu fühlen, wie mit Ihm Sex zu haben.

Für Frauen beginnt das Vorspiel schon früh am Morgen. Männer sind fast immer bereit.

Ein gutes Vorspiel beginnt, lange bevor sich ein Paar überhaupt berührt, und geht noch weiter, wenn sie es tun. Es beginnt mit den Worten, die sie einander sagen.

Das, was eine Frau am meisten von einem Mann möchte, ist *Zärtlichkeit.*

Das, was ein Mann am meisten von einer Frau möchte, ist, dass sie *auf ihn reagiert.*

Bettgeflüster

Welche zwei bis drei Wünsche hast du für ein gutes Vorspiel? Was bereitet dir am meisten Lust?

Wie können wir unser Schlafzimmer am besten vorbereiten?

Was sagt dir mein Gesicht über den Tag hinweg? Reagiere ich in einer Art und Weise, die dir gefällt?

Welche Teile deines Körpers machen dich unsicher? Was kann ich tun, um dir diese Unsicherheit zu nehmen?

Kapitel 8

Die berühmten drei Sexmythen

Sie können kein Buch von zwei Autoren aus Branson, Missouri, lesen, ohne dass irgendwo darin Country Musik vorkommt. Country Music gehört hier einfach dazu. Vor einigen Jahren hatten Tim McGraw und Faith Hill einen Song mit Titel »Let's Make Love«. Darin geht es um die Sehnsucht nach körperlicher Vereinigung (so ähnlich wie Salomo, als er um ein die ganze Nacht andauerndes Liebesspiel gebeten wird):

> »Until the sun comes up, let's make love.«
> (Lass uns miteinander schlafen, bis die Sonne aufgeht.)

Dass zwischen dem Wunsch, die ganze Nacht lang Sex zu haben, und seiner tatsächlichen Umsetzung Welten liegen können, hat mich (Ted) in meiner Hochzeitsnacht ziemlich überrascht. Amy und ich haben im Oktober in ihrer Heimatstadt Fremont in Nebraska geheiratet. Die Hochzeit gestaltete sich mehr wie eine Familienzusammenkunft als eine Trauung. Meine ganze Familie war aus Chicago angereist. Amys Familie war aus Minnesota gekommen. Der Zeitplan für das Wochenende sah wie folgt aus:

> **Freitag**
> Mit dem Flieger aus Georgia angekommen, wo ich in einer Gemeinde tätig war.

Amy in der Kirche getroffen, um das Lied zu üben, dass ich bei der Trauung singen wollte. Zum Hotel, um meine Familie und Freunde zu begrüßen.
18 Uhr: Übungs-Trauung
19.30 Uhr: Übungs-Dinner
20 – 23 Uhr: Männerabend (Bowling)

Samstag
7 -11 Uhr. Golf mit den Trauzeugen
13 Uhr: Fototermin
14 Uhr: Trauung
15 Uhr: weiterer Fototermin
17 Uhr: Empfang
23 Uhr: Check-in im Hotel für eine Nacht voller Leidenschaft.

Ja klar!

Unser Rückflug am nächsten Morgen ging um 6.45 Uhr. Wir lieben unsere Familien, aber es ist ermüdend, zwei Tage im Zentrum der Aufmerksamkeit zu stehen. Unsere erste Nacht erfüllte unserer Erwartungen nicht. Amy wollte Leidenschaft und Romantik. Ich wollte lange durchhalten. Keine unserer Vorstellungen erfüllte sich.

Für diejenigen, die sechs Stunden Sex in ihrer Hochzeitsnacht einplanen, hier ein alter hebräischer Spruch: »Daraus wird nichts!« (Okay, das ist nicht wirklich ein alter hebräischer Spruch, aber es liegt so viel Wahrheit drin, dass es eigentlich einer sein müsste.)

Bevor wir uns näher mit den Erwartungen beschäftigen, die wir mit ins Schlafzimmer nehmen, wollen wir jedoch das Hauptthema dieses Buches noch einmal wiederholen: Die Qualität Ihrer Beziehung ist weitaus wichtiger als die Qualität

Ihres Geschlechtsaktes. Neue Stellungen auszuprobieren, Quickys zu haben oder Musik beim Sex abzuspielen, wird Ihre Ehe nicht in Ordnung bringen. Wertschätzung, Sicherheit und Intimität müssen vor dem Sex da sein.

Die Lücke zwischen unseren Erwartungen und der Realität

Wir haben für alles Erwartungen: um welche Zeit unser Partner von der Arbeit nach Hause kommt, die sicherste Geschwindigkeit beim Autofahren, wie wir Geld ausgeben, unsere Kinder erziehen und in welche Gemeinde wir gehen sollten – alles Themen, die eine Beziehung auch belasten können.

Eine Sache, die uns als Erwachsene am meisten Kraft kostet, ist eine angespannte Ehe. Ich (Gary) denke an einige Situationen, in denen Norma und ich in allen möglichen Lebensbereichen völlig unterschiedliche Erwartungen hatten. Es ist erschreckend, wie schnell sich der Ton in unserer Beziehung verändern kann.

Eine angespannte Ehe funktioniert wie ein Kreislauf. Es kann damit beginnen, dass Sie enttäuscht sind, weil Ihre Erwartung nicht erfüllt wird. Bevor Sie wissen, was passiert ist, geht Ihre Lust auf Sex zurück – was wiederum einen von Ihnen oder auch Sie beide enttäuschen wird. Wie die Beziehung läuft und wie der Sex läuft, kann nicht voneinander getrennt werden.

Auch die Diskrepanz zwischen dem, was wir sexuell erwarten, und dem, was wir wirklich bekommen, kann Kraft kosten. Je näher die Realität an unseren Erwartungen liegt, desto stärker und zufriedener sind wir. Das macht uns Mut, weiter zu lieben. Wenn wir aber nicht über unsere Erwartungen sprechen, bleiben unsere Wünsche im Verborgenen – und wir landen vielleicht in einer Situation, in der die klaffende Lücke zwischen Verlangen und Realität uns unheimlich viel Kraft kostet.

Sind Ihre Erwartungen realistisch und angemessen? Sind Sie dazu bereit, Ihrem Partner von Ihren Erwartungen zu erzählen? Sind Sie offen dafür, einander zuzuhören und die Erwartungen des anderen kennenzulernen? Vielleicht neue, realistischere Erwartungen zu entwickeln?

Wir alle haben Erwartungen in der Sexualität. Wir brauchen nur einen Film zu sehen, einen Song zu hören, der unser Herz berührt oder einem Freund zu lauschen, der seine Erlebnisse übertreibt. Wenn Kirchen und Eltern über das Thema schweigen, lernen wir unserer Erwartungen anderswo. Leider sind diese anderen Quellen oft nicht realistisch. Das – gemeinsam mit unseren verborgenen Erwartungen – kann zu viel Stress und Frust führen.

Jeder Stress und jeder Frust – egal, ob Sie ihn zu Hause, bei der Arbeit oder in Ihrem Sexleben erleben – entsteht durch die Lücke zwischen Ihren Erwartungen und der Realität:

Ihre Erwartungen ➲ Lücke ➲ Realität

Die Größe der Lücke definiert Ihren Stresslevel. Je größer die Lücke ist, desto mehr Stress empfinden Sie. Die Lücke kann groß sein, wodurch Sie dann sehr viel Stress empfinden, oder sie kann relativ klein sein. Wenn Sie zum Beispiel geplant haben, zweimal im Monat Sex zu haben und dafür nur einmal im Monat Sex bekommen, ist Ihr Stresslevel und Ihr Frust immer noch niedriger, als wenn Sie überhaupt keinen Sex haben. In diesem Kapitel geht es uns um die drei großen Erwartungen oder Mythen zum Thema Sex – und

Die drei Erwartungen an Sex

- Häufigkeit
  (wie oft Sie Sex haben)
- Dauer
  (wie lange Sie Sex haben)
- Qualität
  (wie Ihr Sex ist)

wie Sie die Lücke zur Realität schließen können. Ihr Liebesleben wird nicht dasselbe bleiben.

Die drei große Erwartungen, die wir an unser Sexleben stellen, betreffen die Häufigkeit (wie oft Sie mit Ihrer Partnerin oder Ihrem Partner Sex haben), die Dauer (wie lange Sie Sex haben) und die Qualität (was Ihr Liebhaber oder Ihre Liebhaberin tut).

Häufigkeit

Die Häufigkeit von Sex ist für fast jedes Ehepaar ein Thema. Viele sind frustriert, wenn ihre Erwartung an die Häufigkeit nicht erfüllt wird.

drei- oder viermal pro Woche ➲ Lücke ➲ einmal im Monat

Wie oft sollte ein Paar Sex haben? Die Häufigkeit verändert sich mit dem Alter, je nachdem, in welcher Lebensphase man sich befindet und wie lange man verheiratet ist. Als ich (Ted) heiratete, wurde mir eine kleine Kiste, die ganz mit Gold umwickelt war und oben einen Schlitz hatte, geschenkt. Als ich fragte, wozu die Kiste da sein sollte, hieß es, dass ich, jedes Mal, wenn Amy und ich in den ersten zwei Jahren Sex hätten, einen Dollar hineinstecken sollte. Nach den zwei Jahren sollte ich jedes Mal, wenn wir Sex hatten, einen Dollar herausnehmen. So würde ich mein Leben lang immer einen Notgroschen haben. Was das Ganze noch schlimmer machte, war, dass es meine Schwiegermutter war, die mir diese Kiste geschenkt hat. Ich kann jedoch stolz berichten, dass meine Schwiegermutter – auch wenn sie oft recht hat – hier falsch gelegen hat: Amy und ich haben immer noch genauso viel Sex wie zu der Zeit, als wir frisch verheiratet waren. Aber ich muss zugeben, dass es zwischen unserem vierten und siebten Hochzeitstag etwas weniger geworden ist. Das ist nicht ungewöhnlich, aber kann vermieden werden.

Es gibt Hoffnung, wenn Sie in einer Ehe leben, in der Sex eher selten als oft stattfindet! Sie können sich verändern. Die Häufigkeit von Sex kann sich ändern; nur beginnt die Veränderung nicht im Schlafzimmer. Sie beginnt bei der Sicherheit in Ihrer Beziehung.

100 Tage Sex

Viele Menschen würden sehr weit gehen, um ihr Sexleben wieder in Schwung zu bringen und häufiger Sex zu haben. Doug und Annie Brown hatten das Gefühl, dass ihre sexuelle Intimität irgendwo stagnierte. Also wollten sie die Häufigkeit von Sex in ihrer Ehe erhöhen. Sie schafften es mit ihrem Plan sogar bis in die Abendnachrichten. Ihre Mission: 100 Tage lang jeden Tag Sex.

Gary Stollman, ein Paartherapeut in Beverly Hills, Kalifornien, kommentierte die Anstrengungen des Paares wie folgt:

> Sexuelle Probleme sind normalerweise ein Symptom, nicht der Grund dafür, dass in der Beziehung etwas nicht stimmt. Deshalb würde ich auch nicht sagen, dass nur der Sex zu ändern ist. Die Entscheidung, jeden Tag bewusst Kraft in eine Beziehung zu investieren, ist zentral, damit die Beziehung lebendig ist und lange hält – und zwar in jedem Bereich, nicht nur sexuell. Die Quintessenz dessen, was die beiden versuchen – nämlich in die Beziehung zu investieren –, ist genau das, was sie machen müssen. 100 Tage Sex

> werden nicht unbedingt alle Probleme lösen, aber sie sind ein schönes Bild dafür, wie man neue Kraft in eine Beziehung steckt.[6]

Was dieses Paar wirklich hätte tun sollen, wäre, einander besser zuzuhören, ihre Wertschätzung füreinander zu erhöhen und mehr Sicherheit zu schaffen. Das Beste, was Sie tun können, ist aufzuhören, Ihren Partner verändern zu wollen. Erstellen Sie stattdessen eine Liste davon, was Sie an sich selbst verbessern können. Sie können auch in der Bibel nach Versen suchen, die Ihre Bedürfnisse betreffen und sie dann auswendig lernen bzw. darüber nachdenken, bis sie Ihr Herz erreichen. Dann werden Sie Veränderungen in Ihrem Leben wahrnehmen und Ihr Sexleben verbessern können.

Mit den Erwartungen an die Häufigkeit von Sex umgehen lernen

Amy und ich haben uns mit diesen Erwartungen auseinandergesetzt und ich kann sagen: Das Ergebnis ist großartig.

Ein Grund, weshalb wir heute öfter Sex haben, ist, dass ich viel öfter den Anfang mache. In den ersten sechs oder sieben Jahren unserer Ehe hat Amy neun von zehn Mal den Anfang gemacht. Sie denken vielleicht: *Stimmt etwas nicht mit dir, Ted? Bist du ein normaler Mann?*

Ich muss noch einmal meine Erziehung in der unabhängigen, altbackenen, fundamentalistischen Baptistengemeinde erwähnen. Sex war ein Thema, das immer mit Scham besetzt war. Ich habe nicht gelernt, normal mit Sex umzugehen oder normal darüber zu denken. In meinem Herzen entwickelte sich insgeheim eine bestimmte Überzeugung. Aus unerklärlichem Grund fühlte ich mich pervers, wenn ich Sex mit meiner Frau wollte. Ich weiß, das klingt sehr seltsam. Im Innersten wollte ich gegenüber Amy nicht zugeben, dass ich oft und viel an Sex dachte. Wir hatten also viel weniger Sex, als ich es mir gewünscht hätte. Ich lebte mit einem niedrigen Frust-Level, den ich meiner eigenen Einstellung zuzuschreiben hatte. Ich fragte mich ständig: »Wird es diese Nacht so weit kommen?«

Ich halte das übrigens nicht alles für schlecht. Es gehört dazu, sich als Paar zu finden und gemeinsam zu wachsen. Sie können nicht alles über die Wünsche Ihrer Frau in den ersten fünf Jahren der Ehe herausfinden. Dafür brauchen Sie ein ganzes Leben. Es ist wie eine Reise. Deshalb dürfen Sie das Thema Sex in Ihrer Ehe – oder auch Ihre Ehe selbst – nicht so schnell aufgeben.

Erst vor vier Jahren haben wir angefangen, öfter Sex zu haben. Dazu haben hauptsächlich zwei Dinge beigetragen: Amy hat vorsichtig nachgefragt, und sie hat viele Sachen verstanden. Durch Lesen, Nachdenken und ihren eigenen geistliche Weg hat sie herausgefunden, dass ich viel öfter an Sex denke als sie. Als sie verstand, wie das männliche Gehirn funktioniert, hat sich auch die Häufigkeit unseres Geschlechtsverkehrs verändert.

Amy sprach außerdem vorsichtig an, wie Sex in unserer Ehe funktionierte: Sie machte fast immer den Anfang.

»Du weißt, dass ich neun von zehn Mal den Anfang mache, oder?«, sagte sie, als wir sieben Jahre verheiratet waren.

»Mmh«, war die einzige Antwort, die ich hinbekam. Schließlich hatte sie mehr als recht.

An diesem Abend unterhielten wir uns stundenlang. Wir erfuhren Dinge voneinander, die wir sonst nie erfahren hätten. Sie sah, wie meine Erziehung unser Liebesleben beeinflusste. Sie erfuhr auch, dass ich sie immer noch sehr attraktiv fand. Amy tat etwas, das unsere Ehe für immer veränderte: Sie gab mir die Erlaubnis, jederzeit Sex wollen zu dürfen. Das heißt nicht, dass ich sie in der Küche zwischen dem Kochen von Makkaroni und dem Ausräumen des Geschirrspülers überfalle. Ich folge unseren Hauptargumenten aus dem 6. Kapitel: Gegenseitige Wertschätzung und Sicherheit haben in unserer Ehe immer noch Priorität.

Heute machen sowohl Amy als auch ich beim Sex den Anfang. Keiner von uns fragt sich ständig, ob es heute Abend »so weit ist«.

Es gibt viele Wege, wie man mit Erwartungen an die Häufigkeit von Sex umgehen kann. Einige Vorschläge:

1. *Legen Sie Zeit und Ort fest.* Aber passen Sie auf, dass sich nicht zu viel Routine einstellt (mehr dazu im nächsten Kapitel).
2. *Entwickeln Sie einen »Code«.* Einer unserer Gemeindeältesten erzählte mir kürzlich, wie er und seine Frau sich für einen Abend mit Sex vorbereiten. Sie benutzen den Ausdruck »sich um die Finanzen kümmern« – und jeder der beiden weiß, was damit gemeint ist. Sie sagen es sich, so oft sie können – auch vor ihren Kindern. Bis heute hat ihre 12-Jährige nicht gewittert, was sich hinter dem Ausdruck verbirgt.
3. *Machen Sie beide den Anfang.*
4. *Stellen Sie den Wecker zehn Minuten früher für einen Quickie.*
5. *Seien Sie gnädig miteinander.* Wenn »heute ist es so weit« nicht zustande kommt, werden Sie nicht ärgerlich.
6. *Stellen Sie eine Kerze bereit.* Wann immer diese Kerze angezündet ist, signalisiert das: Zeit für Sex. Die Kinder werden nie verstehen, was die Kerze bedeutet.
7. *Planen Sie, am Wochenende wegzufahren.* Es geht nichts darüber, in einer Pension zu warten, bis die Kinder eingeschlafen sind.
8. *Respektieren Sie das Recht des anderen, er bzw. sie selbst zu sein. Respektieren Sie auch, was der andere vor*

dem Sex mag oder nicht. (Es gibt zum Beispiel Frauen, die es nicht mögen, wenn schon tagsüber auf witzige Art von der kommenden Nacht gesprochen wird.)

Dauerbrenner

Diese Erwartung betrifft unsere Vorstellung darüber, wie lange wir Sex haben. Das heißt, wir müssen zwei Worte erwähnen, die Männer hassen: »Vorzeitige Ejakulation.« Ob man es zugibt oder nicht: Jeder Mann, den ich kenne, hat schon damit Probleme gehabt.

Die ganze Nacht ➲ Lücke ➲ 10 Minuten

Für Männer ist es schwierig, ihre Ejakulation zu kontrollieren. Ab einem bestimmtem Punkt gibt es kein Zurück mehr und wir verlieren die Kontrolle. Es wird einfach passieren. Einige Männer können sogar eine Ejakulationsstörung entwickeln.

> Die vorzeitige Ejakulation, auch als zu schnelle Ejakulation, vorzeitiger Orgasmus oder auch lateinisch *Ejaculatio praecox* bekannt, ist eine der verbreitetsten sexuellen Funktionsstörungen bei Männern und betrifft etwa 25 bis 40 Prozent von ihnen. Der Mann ist dabei nicht in der Lage, den Zeitpunkt der Ejakulation selbst zu steuern. Nach Masters und Johnson leidet ein Mann dann an vorzeitiger Ejakulation, wenn er in mehr als 50 Prozent der Fälle einen Samenerguss hat, bevor seine Partnerin einen Orgasmus hatte. Andere Forscher definieren vorzeitige Ejakulation damit, dass ein Mann innerhalb von zwei Minuten oder

> weniger nach der Penetration zum Orgasmus kommt. Eine Studie von Alfred Kinsey aus dem Jahr 1950 ergab, dass drei Viertel aller Männer innerhalb von zwei Minuten in über 50 Prozent ihres Geschlechtsaktes ejakulieren. Heute stellen die meisten Sex-Therapeuten eine vorzeitige Ejakulation bzw. dic fehlende Kontrolle über den Zeitpunkt der Ejakulation mit dem sexuellen bzw. emotionalen Zustand eines oder beider Partner in Zusammenhang. Die meisten Männer haben mindestens einmal in ihrem Leben eine vorzeitige Ejakulation. Die meisten Jugendlichen und jungen Männer erleben bei ihrem ersten Mal eine vorzeitige Ejakulation, lernen jedoch mit der Zeit, den Zeitpunkt der Ejakulation zu steuern.[7]

Mit dem Alter steigt meist die Fähigkeit, den Zeitpunkt der Ejakulation selbst zu bestimmen. Für dieses Buch habe ich einige Männer in meinem Hauskreis sowie in unserer Gemeinde gefragt, wie lange sie bis zum Orgasmus durchhalten können. Die Männer sind zwischen 20 und 80 Jahre alt.

»Mein Ziel ist es, dass sie mehrere Male kommt, bevor ich einen Orgasmus habe.« (60 Jahre)

»Ich kann so lange durchhalten, bis sie kommt. Dann komme ich auch.« (49 Jahre)

»Mir scheint es so, als käme sie nie.« (25 Jahre; frisch verheiratet)

Auch meine Frau hat eine Gruppe von Frauen befragt. Hier sind einige Antworten:

»Woher weißt du, dass du einen Orgasmus hattest?« (26 Jahre, 3 Jahre verheiratet)

»Müssen wir beide gleichzeitig einen Orgasmus haben?« (23 Jahre alt, bald verheiratet)

»Es kommt darauf an, wie mein Tag war, wie viel Stress ich bei der Arbeit hatte und wie ich mich am Abend entspannen konnte. Das alles beeinflusst, ob ich überhaupt einen Orgasmus bekomme. Es ist auch unterschiedlich, wie lange es dauert. Bei Frauen gibt es so viele Faktoren, die das beeinflussen.« (40 Jahre, 15 Jahre verheiratet)

Über Jahre hinweg habe ich mit meiner Erwartung an die Dauer von Sex gekämpft. Ich wollte nicht nur lange durchhalten, sondern auch garantieren, dass meine Frau einen Orgasmus bekam. Ich gebe zu (mit Amys Erlaubnis), dass ich unseren Geschlechtsverkehr am Anfang unserer Ehe meistens mit einer Entschuldigung beendete: »Amy, es tut mir leid. Ich habe so lange wie möglich versucht durchzuhalten. Ich habe an die Jahresrede des Präsidenten gedacht, an Hamburger auf dem Grill und nichts hat funktioniert. Ich bin vor dir gekommen.«

»Kannst du bitte damit aufhören, Ted«, sagte Amy dann. »Es geht nicht immer nur um mich.«

»Ich weiß, aber ich will dir genauso viel Lust bereiten wie du mir«, sagte ich.

Wie kann man einen romantischen Tag mit Intimität und Sex nur so beenden. Was war ich nur für ein Dummkopf.

Sexualtrieb

Gott hat den Sexualtrieb geschaffen, und Männer haben normalerweise einen anderen Sexualtrieb als Frauen. Männer bauen zum Beispiel durch Sex Stress ab, während Frauen ihre

Libido bei Stress eher verlieren. So wie Salomo nach einem langen Arbeitstag Sex mit seiner neuen Braut wollte, sehen viele Männer Sex wie Urlaub. Frauen sehen Sex eher als etwas, was Ihnen Energie nimmt, anstatt Ihnen Energie zu geben.

In einigen Fällen versteht der Mann nicht, warum die Frau nicht will. Mich überrascht die Anzahl von Frauen, die nach Jahren der Ehe in meinem Büro ihrem Mann das erste Mal erzählen, dass sie als Kinder missbraucht wurden. Der Mann hatte keine Ahnung von dem Graben, der durch die Mitte ihres Bettes verlief. Sex ist selten das wirkliche Problem in einer Ehe. Wenn es also im Bett nicht richtig klappt, lohnt es sich, auf »Schatzsuche« zu gehen, um herauszufinden, was nicht in Ordnung ist.

Auf der anderen Seite muss ich für alle Männer weltweit zugeben, dass wir manchmal etwas neidisch sind, dass Frauen mehrere Orgasmen haben können. Verstehen Sie mich nicht falsch: Ich genieße den Orgasmus sehr. Aber manchmal denke ich, dass es erstaunlich ist, dass Gott Frauen so geschaffen hat, dass sie mehrere Orgasmen bei einem Geschlechtsakt erleben können.

Frauen können ihre Orgasmen auch besser kontrollieren als Männer. Wenn Männer während des Sex etwas ablenkt, können sie immer noch kommen. Ein Frau dagegen muss durch das Babyfon nur einen Pieps hören – und schon ist alles vorbei. Ich kann nicht sagen, wie oft das Babyfon mir einen ganzen Tag Romantik und einen Abend voller Leidenschaft in einen Quickie verwandelt hat. Ich wünschte, dem Erfinder des Babyfon wäre die Idee dazu nie gekommen.

Den Orgasmus verzögern

Vorzeitige Ejakulation ist eine Störung. Aber man kann lernen, den Orgasmus zu hinauszuzögern. Es gibt keine medizinischen Anhaltspunkte, wie lange ein Mann oder eine Frau brauchen sollte, um zum Orgasmus zu kommen. Die Dauer hängt davon ab, welchen Energielevel man hat, inwiefern man abgelenkt wird, wie es um die Hormone und das Vorspiel steht. Es gibt jedoch einige Techniken, mit denen ein Mann verhindern kann, dass er zu früh zum Orgasmus kommt.

Start-und-Stop-Methode

Ich nenne die Start-und-Stop-Methode auch »die Schwelle überschreiten«. Ein Weg, den Orgasmus hinauszuzögern, ist, bis an die Schwelle zu gehen – sie aber nicht zu überschreiten. Bleiben Sie im Türrahmen stehen. Lassen Sie sich Zeit zum Luft holen, genau wie Sie es machen, wenn Sie bei einer Arbeit innehalten, um sich den Schweiß von der Stirn zu wischen. Wenn Sie sich einen Moment ausgeruht haben, machen Sie weiter. Was schwierig ist, ist während des Geschlechtsakts Ihrer Frau die Schwelle zu erklären.

Wie ich es mache? Gut, dass Sie gefragt haben. *Sagen Sie es ihr einfach.* »Warte einen Moment.« »Gib mir eine Sekunde.« »Warte kurz.« Nutzen Sie die Worte, die für Sie passen.

Vorspiel verkürzen

Halten Sie das Vorspiel so minimal wie möglich. Ich weiß, wir haben das ganze letzte Kapitel darüber geschrieben, wie wichtig das Vorspiel ist – aber ein intensives Vorspiel verringert oft die Dauer von Sex.

Kondome

Sie können mit der Start-und-Stop-Methode beginnen und nach der zweiten oder dritten Schwelle ein Kondom benutzen. Es gibt unterschiedlich gefühlsechte Kondome. Vielleicht probieren Sie verschiedene Marken aus, um das für Ihren Rhythmus und für Sie beste Kondom zu finden.

Energie

Für Sex braucht man Energie. Sex ist es wert, dass Sie einen Teil Ihrer Energie dafür aufsparen. Das gehört dazu, wenn Sie sich auf Ihren Partner oder Ihre Partnerin vorbereiten.

Jeder von uns verfügt über eine gewisse Energie-Menge pro Tag. Wie viel Energie wir haben, hängt von vielen Faktoren ab: unserer Arbeit, unserer Ernährung, wie viel Sport wir treiben, von Gesundheit, Krankheit, Behinderungen, Kindern und dem Zuhause. Einer der Schlüssel zu Ihrem Liebesleben ist es herauszufinden, wie viele Energieschübe Sie am Tag verbrauchen bzw. wie viele Anforderungen es am Tag gibt, für die Sie Energie benötigen. Ich zum Beispiel habe drei bis vier solcher Tages-Energieschübe. Ich weiß, wann ich einen hinter mir habe und was der nächste von mir fordert. Zwischendurch gibt es auch Möglichkeiten, wieder Energie aufzutanken, zum Beispiel in der Stillen Zeit, beim Lesen, Beten, Ausruhen, Schläfchen machen.

Egal wie viele Anforderungen an einem Tag auf Sie zukommen – sparen Sie sich Energie für Ihre Frau oder Ihren Mann auf. Wenn Sie wissen, dass Sie das Mitarbeitertreffen um 10 Uhr leiten werden, wissen Sie auch, dass Sie dafür Energie brauchen. Wenn Sie am Nachmittag das Fußballspiel Ihrer Kinder pfeifen, dann wissen Sie, dass Sie auch dafür nochmals Energie brauchen. Sie sind der Einzige, der bestimmt, wie er seine Energie über den Tag hinweg verteilt – also sparen Sie sich etwas davon für Sex auf. Wenn Sie ausgepowert sind, stehen die Chancen viel höher, dass Sie frühzeitig einen Orgasmus erleben.

Sexqualitäten

Wie bewegt sich Ihr Partner oder Ihre Partnerin? Kann sie ihren Körper wie eine olympische Turnerin verdrehen? Schreit und stöhnt Ihr Partner? Macht Ihre Frau das Gleiche wie Meg Ryan in dem Film »Harry und Sally«? Macht Ihr Partner oder Ihre Partnerin Sie heiß?

Hollywood spielt uns ziemlich viel Schrott vor, wenn es um die Qualität beim Sex geht. Wenn Sie sich im Zeitschriftenhandel umschauen, werden Ihnen sofort ein paar Schlagzeilen über Sex ins Auge fallen:

»Machen Sie ihn verrückt im Bett!«
»Lernen Sie seine erogenen Zonen kennen!«
»6 Geheimnisse, wie er sie um mehr *anbetteln* wird«
»Stellungen, von denen Sie noch nie gehört haben«

Unsere Kultur ist vom Leistungsgedanken besessen. Wir wollen im Bett Tausend auf einen Streich schlagen. Ich muss jedoch zugeben, dass ich selbst oft eine eher schwache Leistung im Bett gezeigt habe – und ich habe aus jeder dieser Situationen gelernt.

Lautes Stöhnen ➲ Lücke ➲ Still und ruhig

Erst vergangene Woche habe ich etwas Neues über meine Frau erfahren. Sie kann nicht beim Zelten verführt werden.

Wir haben schon darüber gesprochen, dass Frauen Geliebte für den ganzen Tag sind. Schon morgens sollte eine emotionale Verbindung aufgebaut werden. Berührungen nichtsexueller Art sollten den Tag über ausgetauscht werden. Einander zuhören, sich mit den Kindern beschäftigen, im Haushalt und bei anderen Aufgaben helfen; neue Dinge gemeinsam entdecken: Das und noch viel mehr bereitet eine Frau auf Sex vor. Alles, was ablenkt, muss beseitigt werden. Hilfe im Haushalt ist Pflicht. Das Schlafzimmer muss vorbereitet sein. Doch nichts davon ist passiert, als wir in Minnesota auf dem Zeltplatz waren.

Wir hatten eine Fischerhütte reserviert und geplant, dort das Wochenende mit Amys Familie zu verbringen. Obwohl ich gern Zeit mit der Familie verbringe, erschöpft es mich bereits, meine normale Routine zu verlassen und stattdessen den Terminplan von 20 Leute zu koordinieren. Wir hatten ein Zimmer für Corynn und eins für Carson. Amy und ich hatten die Ausziehcouch im Wohnzimmer für uns. Die ganze Hütte hatte nur ein Fenster zur Belüftung, wodurch es drinnen immer knapp 30 Grad hatte – auch noch um 22 Uhr. (Erinnern Sie sich, dass meine Frau zu Hause den Unterschied von einem Grad sofort bemerkt?)

In unserer ersten Nacht, als wir anfingen, einander zu berühren, merkten wir, dass wir jede Feder in der Matratze spüren konnten. Die Matratze war ausgeklappt so unbequem, dass wir uns parallel zum Rückenteil hinlegten. In der Hitze, auf dem unbequemen Bett und mit dem schmuddeligen Fußboden wusste ich, dass wir nicht so bald Sex haben würden.

Was meine Leistung angeht, gebe ich mir selbst eine 5 minus. Aber das ist eigentlich noch großherzig. Nachdem ich elf Stunden lang einen Minivan mit sechs Leuten durch die Gegend bugsiert hatte, war ich zu müde, um den Raum vorzubereiten – und schließlich gab es ja auch nicht wirklich einen Raum. Überall gab es Ablenkungsmöglichkeiten. Habe ich schon erwähnt, dass die Wände dünn wie Papier waren?

Aber wissen Sie was? Während dieses ganzen Wochenendes, als es zu heiß war, wir schlecht geschlafen haben und die Familie immer um uns herum hatten, haben Amy und ich wie verrückt miteinander geflirtet. Wir hatten Spaß dabei.

Nie zuvor in den elf Jahren unserer Ehe habe ich so darüber lachen müssen, wenn ich eine Gelegenheit verpasst hatte oder im Bett einfach schlecht war. Wir haben viel über Freiheit und Flexibilität gelernt. Wir könnten eine ganze Woche ohne Sex verbringen und uns trotzdem ausgezeichnet fühlen und verstehen. Ich freute mich auf die Rückfahrt nach Hause. Wir haben diesen Urlaub übrigens eineinhalb Tage früher beendet. Amys Familie konnte ich natürlich auf keinen Fall den wahren Grund sagen. Ich konnte ihnen ja nicht sagen, dass ich nach Hause wollte, um Sex zu haben (na ja – jetzt wissen sie es).

Sie haben die Wahl, wenn es um Ihre Erwartungen an die Qualität im Bett geht: 1. Sie können frustriert sein, weil Ihre Erwartungen nicht erfüllt werden und Ihrem Partner oder Ihrer Partnerin sowie der Liebe gegenüber resignieren. 2. Sie können anfangen, mit Ihrem Partner oder Ihrer Partnerin darüber zu sprechen. Es ist gut möglich, dass Ihr Mann oder Ihre Frau einige Ihrer Wünsche nicht einmal erahnt. Reden Sie darüber. Wir haben ein paar Vorschläge aufgelistet, wie Sie ein Gespräch über Sex, der Sie beide befriedigt, führen können:

»In welcher Stellung fühlst du dich am wohlsten?«
»Bist du lieber oben oder unten?«
»Bin ich zu grob, wenn ich deine Brüste küsse oder anfasse?«
»Gibt es etwas, wobei du dich unwohl fühlst oder was dir wehtut?«
»Ich würde gern __ Mal pro Woche oder Monat Sex haben.«
»Ich mag es am liebsten, wenn du …« (sagen Sie alles, auch wenn nach Jahren die Liste fünf Seiten lang wird).
»Ich fühle mich nicht wohl, wenn du …«

Wann Sie Hilfe in Anspruch nehmen sollten

Vor einigen Jahren hat ein Freund der Familie, der seine Ehe beenden wollte, mit mir Kontakt aufgenommen. Ich habe ihn auf einen Kaffee eingeladen und gesagt, ich würde alles tun, was ich kann, um zu helfen.

Kurz nachdem wir unseren Kaffee bestellt hatten, erzählte er mir sofort, dass er und seine Frau seit mehr als zwei Jahren keinen Sex mehr gehabt hätten. Ich wusste, dass seine Tochter nicht ganz zwei Jahre alt war und konnte mir den Rest denken. Da ich mich nur mit ihm getroffen hatte, konzentrierte ich mich darauf, wie er sich verhielt und was er vielleicht anders machen könnte. Wir sprachen nicht über das Verhalten zu seiner Frau – sondern nur über ihn.

Er begann damit: »Sie hat das gleiche Gewicht wie während der Schwangerschaft und ist ständig erschöpft davon, Mutter zu sein.«

»Da sie nicht hier ist, um für sich selbst zu sprechen, lass uns über dich reden«, sagte ich. »Welche Erwartungen hast du an deine Frau?«

Er hatte mit jeder der drei großen Erwartungen an Sex zu kämpfen. »Ich will zweimal in der Woche Sex. Ich will, dass sie mich so begehrt, wie sie es getan hat, als wir uns kennengelernt haben.« Ich sagte, dass es leichter wäre, seine Beziehung wieder so zu gestalten, wie sie am Anfang war, als er vielleicht denken würde.

Mein Freund fing an, an der Ehe zu arbeiten. Nicht am Sex. Er begann, die Grundlage für Wertschätzung und Sicherheit zu legen – und sie hatten häufiger Sex. Er hat nicht an seiner Ehe gearbeitet, um häufiger Sex zu haben. Das funktioniert nicht, weil die Frau es sofort spürt, wie wir es bereits erwähnt haben. Er wollte wirklich die Liebe, die sie einmal zueinander gehabt hatten, wieder entdecken. Mit der Zeit wurde auch der Sex wieder so, wie er einmal war – ein herrliches Nebenprodukt der Arbeit an der Beziehung.

Es gibt viele Faktoren, die das, was im Schlafzimmer läuft, beeinflussen. Die meisten davon sind auf die Beziehung zurückzuführen, aber es gibt auch Faktoren, die medizinische Ursachen haben. In den folgenden Fällen empfehlen wir, dass Sie einen Arzt oder Therapeuten aufsuchen:

- Impotenz
- Urinieren während des Orgasmus (betrifft etwa 5 Prozent der Frauen)
- Schmerzen während des Geschlechtsakts
- Verlängerter Menstruationszyklus
- Sehr lange anhaltende Erektionen
- Depressionen
- Sexualkrankheiten
- Missbrauch in Ihrer Kindheit oder in einer früheren Beziehung
- Unfruchtbarkeit

Ich berate als Pastor viele Paare und kann viele Fragen beantworten. Aber ich weiß auch, wo meine Grenzen sind. Ich bin als Pastor ausgebildet und dabei bleibe ich auch. Weil mir die Gemeinde Christi, die Gott mir anvertraut, wirklich am Herzen liegt, verweise ich Menschen (wo angebracht) auch an professionelle Hilfestellen. Vielleicht können Sie Ihren Pastor nach einer Empfehlung fragen oder auch die Integrität eines Beraters prüfen, den Ihnen Ihr Arzt vorgeschlagen hat. Ich habe mit Paaren gearbeitet, denen ihr Therapeut vorgeschlagen hat, sich Pornografie anzusehen, um wieder in Schwung zu kommen. Ich habe auch mit Paaren gesprochen, die sich ein Kind wünschten und denen geraten wurde, mehrere Eizellen zu sammeln, um mehrere Zygoten (Zelle, die bei der

Verschmelzung von Ei- und Samenzelle entsteht und aus der ein Lebewesen wächst) produzieren zu können.

Unzählige Male sind Paare nach dem Gottesdienst, in dem ich über Sex gepredigt habe, zu mir gekommen und haben gesagt: »Wir wünschten, wir hätten das schon vor 20 Jahren gehört.« Warten Sie nicht zu lange, um die richtigen Fragen zu stellen.

Da Sie jetzt die drei großen Erwartungen an Sex kennen und auch wissen, wie Sie die Lücke zwischen Ihren Erwartungen und der Realität schließen können, werden wir uns im nächsten Kapitel damit beschäftigen, wie Sie mehr Kreativität im Schlafzimmer entwickeln können.

@ GarySmalley.com

Frage: Ich bin sexsüchtig. Ich habe ewig gebraucht, um es zugeben zu können. Ich weiß, dass meine übergroße Lust meine Ehe zerstört. Was kann ich tun?

Antwort: Unsere Lust lässt uns glauben, dass jemand, der im Moment nicht da ist, uns glücklicher machen kann. Dieser Jemand ist oft ein Produkt unserer Fantasie.

Auch wenn dieser Mensch wirklich existiert, verleihen wir ihm oft Charaktereigenschaften, die unrealistisch sind. Unsere Lust dreht sich normalerweise darum, wie stark wir begehrt werden. Wir stellen uns jemanden vor, der viel lieber mit uns als mit irgendjemand anderem zusammen ist. Wir denken, dass es sehr aufregend und erfüllend wäre, wenn wir so einen Menschen in den Armen halten würden. Das ist ein absoluter Trugschluss, denn wir ignorieren oder vergessen, welche Konsequenzen es haben kann, unsere Fantasien auszuleben.

Sexuelle Träume offenbaren unseren egoistischen Wunsch, stimuliert zu werden. Werden diese Wünsche ungehindert ausgelebt, wollen wir noch mehr davon. Es gibt dafür viele Beispiele. Einer der Hauptgründe, warum Menschen rauchen, Alkohol trinken oder Drogen nehmen, ist, dass sie Stimulation wollen. Je stärker jemand diesem egoistischen Denken folgt, desto mehr wird seine Sucht wachsen, bis er diese Stimulation letztendlich regelmäßig und in immer höheren Dosen braucht.

Versuchen Sie zuerst, das Hauptmotiv hinter Ihrer Lust zu erkennen. Lust zu haben bedeutet nicht unbedingt, einem anderen in Liebe zu dienen, sondern erst einmal, den anderen als Objekt zu sehen, das einem zunutze sein kann.

Lust kann uns aber auch zu dem Bewusstsein führen, dass Gott – und nicht ein anderer Körper, auch wenn es der Körper meines Partners ist – die Quelle für Erfüllung ist. So lustvoll Sex auch sein kann, er wird niemals die Freude und Zufriedenheit ersetzen, die wir in Gott finden.

Wenn Sie Ihre lüsternen Gedanken unterbrechen wollen, können Sie sich willentlich dazu entscheiden und beten: »Herr, ich weiß, es gibt Zeiten in denen ich wünsche, meine Partnerin wäre mehr sexy. Zu anderen Zeiten habe ich sogar daran gedacht, mich in die Arme einer anderen Frau zu flüchten. Die Werbung im Fernsehen hat mich überzeugt, dass das sehr erregend und aufregend ist. Aber ich möchte dir hier und jetzt vertrauen, dass du mir neue Kraft schenkst und für das sorgst, was ich brauche. Ich bin bereit, zur Ruhe zu kommen und zu warten.«

Sie können Sexsucht durch Gottes Gnade überwinden. Halten Sie sein wunderbares, lebendiges und mächtiges Wort in Ihrem Herzen fest. Lernen Sie zum Beispiel Galater 5,13 auswendig. Höchstwahrscheinlich werden Sie es jedoch allein nicht schaffen. Finden Sie eine Gruppe, in der sich andere mit ähnlichen Problemen austauschen. Hören Sie zu, wenn sie von ihren Siegen und Niederlagen erzählen. Ihre Geschichten werden Sie ermutigen. Mittlerweile wissen wir, dass Süchtige am besten aus ihrer Situation ausbrechen können, wenn sie Hilfe und Unterstützung durch andere Menschen erfahren. Wählen Sie eine Gruppe, der Sie vertrauen können. Wählen Sie eine Gruppe, die Sie nicht verurteilt, sondern die Ihnen hilft, Ihre Sucht zu überwinden. Eine Sucht, mit der übrigens viele Menschen täglich zu kämpfen haben. Gott verändert das Leben der Menschen durch sein Wort und die Beziehungen zu anderen.

Zusammenfassung

Die Lücke zwischen dem, was wir uns sexuell wünschen bzw. was wir erwarten und der Realität, kann eine Ehe belasten.

Diese Lücke beeinflusst, wie viel Stress und Frust wir erleben.

Je größer die Lücke, desto größer unser Stress und Frust.

Erwartungen an die Häufigkeit von Sex beziehen sich auf die Frage: »Wie oft sollte ein Paar Sex haben?« Die Häufigkeit variiert je nach Alter, Lebensphase und Ehejahren.

Erwartungen an die Dauer von Sex beziehen sich darauf, wie lange der Geschlechtsverkehr dauern soll.

Erwartungen an die Qualität im Bett beziehen sich darauf, wie der andere sich bewegt, was er kann, wie er sich ausdrückt.

Bettgeflüster

Welche Stellung magst du am meisten?

Bist du lieber oben oder unten?

Bin ich zu grob, wenn ich deine Brüste und/oder Genitalien küsse und streichle?

Tue ich irgendetwas, was dich stört oder dir Schmerzen bereitet?

Ich würde gern __ Mal Sex in der Woche oder im Monat haben.

Kapitel 9

Kreativität ist gefragt

Vor einigen Wochen spielte ein Pastor in Memphis Golf. Bis zum 17. Loch waren er und sein Golf-Partner auf dem gleichen Stand. Doch dann benötigte er zwei Schläge mehr für das 17. Loch. Als er zum 18. Loch weiterging, war er frustriert und verärgert, weil er das Par des Platzes nicht schaffen würde.

Später erzählte er seiner Frau von seinem Frust bei dieser Golfrunde. Sie tröstete ihn, so gut sie konnte, obwohl sie weder viel von Golf verstand noch mit dem männlichen Wettbewerbsdenken etwas anfangen konnte.

Eine Woche später gingen sie zusammen aus. Auf dem Rückweg bog sie mit dem Auto in den Parkplatz des Memphis National Golf Clubs ein.

»Was machen wir hier?«, fragte der Pastor.

»Zeig mir das 17. Loch«, antwortete sie.

»Warum?«

»Zeig es mir einfach. Ich will das Loch sehen, das dich so frustriert hat«, beharrte sie.

Wenig später erreichte das Paar das 17. Loch.

»Ich möchte sicher gehen, dass du nur gute Erinnerungen an das 17. Loch hast«, sagte sie.

Erraten Sie, wie die Geschichte weiterging? Ja, genau.

Seither spielt der Pastor am liebsten am 17. Loch des Memphis National Golf Club.

Ich (Ted) hatte meine kreativste Nacht mit Amy an unserem 7. Hochzeitstag. Wir fuhren in ein ziemlich mondänes

Hotelresort in Branson. Die Privatbungalows sind rustikal dekoriert; die Fenster sind aus Buntglas, der steinerne Kamin reicht vom Boden bis an die Decke, und die Stützbalken im Haus sind sichtbar – ein unvergesslichen Erlebnis.

Aufgrund unserer finanziellen Situation konnte ich uns dort nur für eine Nacht einquartieren. Aber ich wollte, dass diese eine Nacht die beste wird. Ich hatte Kerzen, Creme, Blumen und Holz für den Kamin dabei. (Erinnern Sie sich, dass wir in einem anderen Kapitel vorgeschlagen hatten, einen Kamin ins Schlafzimmer einbauen zu lassen? Wenn das nicht möglich ist, dann mieten Sie sich alle paar Jahre ein Zimmer mit Kamin. Wenn das Feuer flackert und das Holz im Kamin knackt, wird jeder romantische Abend zu etwas Besonderem.) In der Zwischenzeit lief Wasser in den Whirlpool ein. Es würde keine normale, durchschnittliche Liebesnacht werden.

Wir waren gerade mit dem Abendessen fertig und wussten, dass in unserem Bungalow alles bereit war. Wir gingen zurück. Ohne die Details erzählen zu wollen – zehn Minuten später klopfte es an unserer Tür.

»Was ist das?«, fragte Amy.

»Es ist jemand an der Tür«, antwortete ich und stellte besorgt fest, dass zwischen Tür und Bett nur etwa ein Meter Platz war und wir nur durch einen Vorhang und eine Glaswand von unserem Besucher getrennt wurden.

»Was machen wir?«

»Nichts – sie werden sicher wieder weggehen«, sagte ich hoffnungsvoll.

»Meinst du, dass sie uns gehört haben?«, fragte Amy ängstlich.

»Sei leise«, flüsterte ich. »Sie können nicht wissen, dass wir da sind!«

Es klopfte wieder. Dann hörten wir, wie ein Schlüssel ins Schloss gesteckt wurde.

»Neeeiiin!«, rief ich. »Wir sind hier!« Die Tür war bereits halb offen, bevor ich es sagen konnte.

Sieben Jahre lang war es ein Geheimnis gewesen, dass Pastor Ted und seine Frau Amy Sex hatten. Wir waren überzeugt, dass niemand es wusste – naja, außer, dass wir natürlich Kinder hatten. Jetzt war das Geheimnis gelüftet. Die Kerzen, der brennende Kamin, der Duft der Lotionen – wir konnten es nicht verbergen.

Zu dieser Zeit war mein Freund Tony Manager in diesem Resort. Ich habe ihm bis heute nicht verziehen, dass er den abendlichen *Negativ*-Service für unseren Bungalow beauftragt hat. Am nächsten Morgen checkte ich elektronisch aus. Ich konnte den Gedanken nicht ertragen, einen Angestellten sagen zu hören: »Der Typ da aus Bungalow Nr. 12 – ich glaube, das ist ein Pastor.«

Amy und ich müssen noch heute über diesen Abend lachen. Dieser Zwischenfall hat uns nicht davon abgehalten, in derselben Nacht noch kreativ zu werden – oder auch in folgenden Nächten unseren Einfallsreichtum zu kultivieren. Einfallsreichtum im Schlafzimmer ist für sich schon ein Genuss. In diesem Kapitel werden Sie entdecken, wie Sie selbst kreativ werden können. Wir werden praktische Anregungen geben, wie Sie ein guter Liebhaber oder eine gute Liebhaberin werden.

Weg mit der Routine

Es ermutigt mich immer wieder, wenn ich Paare treffe, die sich nicht davor scheuen, sich sexuell kreativ zu erkunden und mit neuen Techniken und neuen Umgebungen zu experimentieren. Es ist gesund für Ihre sexuelle Intimität, wenn Sie aus der Routine ausbrechen. Es ermutigt mich sogar noch mehr, wenn ich von älteren Paaren höre, dass sie sich immer noch sexuell berühren – auch wenn es nicht mehr zum kompletten Geschlechtsverkehr kommt. Eine ältere Frau hat mir erst vor Kurzem erzählt:

> Die ersten drei Monate unserer Ehe haben wir einander nie nackt gesehen. Kein Licht und keine Kerzen. Wir begannen direkt mit Geschlechtsverkehr – kein Vorspiel. Als das fünfte Jahr kam, haben wir Kerzen benutzt und vielleicht 15 Minuten Vorspiel vor dem Sex gehabt. Erst im achten Jahr haben wir angefangen, über Sex zu reden – was wir mochten und was nicht. Im zehnten Jahr begannen wir, an anderen Orten im Haus Sex zu haben. Vorher waren wir immer im Schlafzimmer gewesen. Erst in unserem 15. Jahr fragte ich meinen Mann, ob er es gut finden würde, wenn ich auch andere Stellungen ausprobieren würde. In dieser Zeit hatte ich das erste Mal mehrere Orgasmen hintereinander. Die nächsten 35 Jahre hatten wir großartigen Sex. Als er 70 war, konnten wir nach einer Operation keinen Sex mehr haben – aber wir haben uns trotzdem noch körperlich geliebt. Ich kann mich noch an unser letztes Mal erinnern. Wir haben beide geweint, als würden wir um einen Toten trauern. Aber wissen Sie was? Wir können uns immer noch berühren!

Das sind nicht nur die ermutigenden Worte einer tollen, gottesfürchtigen Frau – sondern auch die Worte einer Frau, die davon überzeugt ist, dass ich ihr niemals nur irgendetwas über Sex beibringen kann! Sie inspiriert mich dazu, in meiner Ehe mit und Liebe zu Amy immer weiter zu wachsen.

Vielen Christen ist es unangenehm, wenn die Worte »kreativ« und »Sex« im Zusammenhang erwähnt werden. Aber ich glaube, dass Gott möchte, dass wir Kreativität in unserem Sexleben kultivieren. Gott spricht im Hohenlied in nur einem Vers zu Salomo und seiner Braut – und zwar sofort nach dem Geschlechtsakt:

> »Esst, Freunde, und trinkt! Berauscht euch an der Liebe!« (Hoheslied 5,1)

Wir sind Gewohnheitstiere. Auch ich bin anfällig dafür, jeden Teil meines Lebens in meinem eigenen Trott zu leben. Ein Hinweis an einer holprigen Landstraße in Alaska lautet: »Suchen Sie sich Ihre Fahrrinne gut aus – Sie werden die nächsten 200 Meilen darin fahren.« Lassen Sie uns ehrlich sein: Eine Rinne ist nichts weiter als ein Grab ohne Anfang und Ende. Vorhersehbar und bekannt – solche »Rinnen« gaukeln uns falsche Sicherheit vor und können einer Ehe die Lebendigkeit entziehen. Ich bin jemand, der drei Jahre lang dieselben Cornflakes zum Frühstück essen kann. In Restaurants, in die ich öfter gehe, schaue ich mir nie die Karte an, weil ich immer dasselbe bestelle. Trotzdem habe ich als Pastor ein ganz anderes Motto: »Tue niemals zweimal dasselbe.« Sie werden nie ein Theaterstück, ein Video oder eine Predigt mehr als einmal in unserer Gemeinde sehen und hören. Wir arbeiten viele Stunden in der Woche daran, frischen Input zu bringen. Diese Kreativität kostet viel Mühe, aber das Ergebnis ist mehr als sehenswert. Wir glauben, dass Kreativität und Qualität Gott ehren und Menschen Inspiration geben.

Kreativität in Ihrer Ehe bedeutet viel Mühe.
Aber der Erfolg ist riesig.

Wenn dies auf die Gemeinde zutrifft, wie viel mehr gilt dasselbe dann für unser persönliches Leben? Kreativität für Ihrer Ehe bedeutet viel Mühe. Aber der Erfolg ist es wert. Haben Sie sich jemals gefragt, wo all die Romantik geblieben ist? Fühlen Sie sich manchmal so, als würden Sie nur noch so dahintreiben? Das liegt darin, dass Sie in einer dieser »Rinnen« eingefahren sind. Die Romantik war zunächst aufregend, weil sie neu und frisch war. Dr. Gary Chapman, Ehe- und Familientherapeut, spricht von einem »Kribbeln«. Erinnern Sie sich, als Sie sich das erste Mal ganz kribbelig gefühlt haben, weil Sie Ihre Frau gesehen haben? Erinnern Sie sich an die Zeit, in der Sie nicht genug von Ihrem Mann bekommen konnten? Wünschen Sie sich diese Zeiten zurück? Das ist möglich! Wir zeigen Ihnen wie.

Die Antwort liegt in Ihrer Kreativität.

Achtung!

Sie werden bemerkt haben, dass dieses Kapitel über Kreativität nicht am Anfang des Buches steht. Das ist mit Absicht so. Wertschätzung, Sicherheit und Intimität bilden den Grundstein, auf dem Kreativität aufgebaut werden kann. Einer der Gründe, warum Menschen eine Affäre beginnen, ist, weil sie etwas Besseres wollen. Wie in dem Sprichwort »Die Kirschen in Nachbars Garten …«. Sie glauben, dass sie nur außerhalb der Ehe größere sexuelle Intimität erleben können – ohne Verantwortung. Das ist schlicht falsch.

Wenn die Worte »Kreativität« und »Sex« in Zusammenhang gebracht werden, denken viele an »abartig« oder »pervers«. Aber das ist es überhaupt nicht! Kreativität ist gesund und könnte genau das sein, was Ihr eintöniges Sexleben braucht.

Sie können Ihre Kreativität ohne Schuldgefühle und mit größerer Leidenschaft als je zuvor genießen.

Der Liebhaber im Alltag

Während die meisten Männer den ganzen Tag über Sex haben könnten, brauchen viele Frauen oft einen ganzen Tag, um sich auf Sex einzustellen. Ladys brauchen ihre Zeit. Wenn sich Ihr Schlafzimmer anfühlt, als ginge ein Stacheldrahtzaun durch seine Mitte, dann müssen Sie sich bewusst machen, dass Männer durch das angetörnt werden, was sie sehen, Frauen dagegen durch das, was sie emotional empfinden.

Fragen Sie Ihre Frau, ob sie bereit ist, Ihnen zu sagen, was Sie an einem typischen Tag alles sagen und tun können, das Ihre Liebesbeziehung stärken würde. Sie wird vielleicht bessere Kommunikation erwähnen. Bitten Sie sie darum, konkret zu erklären, was sie meint. Sie können nie genug lernen. Vielleicht wird Ihre Frau Sie bitten, sie zärtlicher zu berühren. Dann versuchen Sie herauszufinden, welche Berührungen sie mag und welche sie irritieren oder stören. Ich kannte einmal einen Mann, der seiner Frau gerne Klapse auf den Po gab. Erst später fand er heraus, dass sie sich darüber wirklich ärgerte und dass es sie so kränkte, dass sexuell nichts mehr lief.

Fragen Sie Ihre Frau, was Romantik für sie bedeutet. Ihre Antwort könnte Sie überraschen! Aber denken Sie daran: Was auch immer sie sagt, sie gibt Ihnen damit eine Anleitung, wie Sie ein guter Liebhaber sein können.

Machen Sie eine Liste und schreiben Sie auf, was Sie am meisten an Ihrer Frau mögen. Sagen Sie ihr das auch.

Sprechen Sie über Ihre Ziele als Ehemann und Vater. Nichts wird Ihre Frau mehr antörnen, als zu sehen, wie sehr Sie Ihre Familie lieben.

Denken Sie daran, dass Ihre Frau die Worte »Ich liebe dich« wirklich braucht – und nicht nur, wenn Sie gerade aus dem Haus gehen. Sie muss diese Worte über den Tag hinweg hören – in so vielen Varianten, wie Ihnen – verbal und nonverbal – einfallen. Um Ihnen ein paar Anregungen zu geben, haben wir einige Ideen aufgeschrieben. Aber diese Liste ist auf keinen Fall alles. Überlegen Sie, was für Sie gut funktionieren würde. Kreuzen Sie diejenigen Ideen an und reden Sie mit Ihrer Frau darüber.

1. *Lassen Sie sie ausschlafen.* Sexuelle Lust und der Energielevel sind eng miteinander verbunden. Eine ausgeruhte Frau und Mutter ist auch eine ausgeruhte Liebhaberin. Also lassen Sie sie mindestens einen Tag in der Woche ausschlafen und kümmern Sie sich um die Kinder.
2. *Machen Sie das Badezimmer sauber, wenn Sie es benützt haben.* Spülen Sie Ihre Barthaare weg. Wischen Sie das Waschbecken mit einem Tuch trocken. Hängen Sie Ihr Handtuch auf. Das Badezimmer ist für Ihre Frau eine Oase.
3. *Bereiten Sie das Frühstück zu.* Nichts ist vergleichbar mit dem Gefühl, aufzustehen, sich anzuziehen und erstmal nichts tun zu müssen. Das hilft ihr noch mehr bei der Entspannung.
4. *Halten Sie die Kinder fern.* Weder im Schlaf- noch im Badezimmer sollte Ihre Frau von den Kindern überrascht werden, sodass sie sich ungestört pflegen und anziehen kann.
5. *Kümmern Sie sich um die Kinder.* Bieten Sie zum Beispiel an, die Kinder abzuholen. Sagen Sie: »Gönn dir Zeit für dich. Ich hole die Kinder von der Schule ab und unternehme etwas mit ihnen.«

6. *Bringen Sie ihr morgens ihr Lieblingsgetränk.* So fühlt sie sich verwöhnt. Wenn sie sich verwöhnt fühlt, fühlt sie sich geliebt.
7. *Hinterlassen Sie ihr im Haus Notizen.* Klebezettel sind Ihre besten Freunde. Wenn sie den Kühlschrank oder einen Küchenschrank aufmacht, sieht Ihre Frau Ihre Notiz. Notieren Sie etwas darauf, was ihr zeigt, wie wichtig sie Ihnen ist. »Ich vermisse dich.«; »Du bist die Beste!«; »Du bist eine tolle Mutter!«; »Wie habe ich es verdient, so gesegnet mit dir zu sein?«
8. *Schalten Sie die Waschmaschine an oder nehmen Sie auf dem Weg zur Arbeit den Müll mit hinaus.* Hilfe im Haushalt steht ganz oben auf der Liste, damit Lust auf Sex aufkommt. So können Sie schon vor 8 Uhr anfangen, Ihre Frau in Stimmung zu bekommen. Mein persönliches Ziel ist es, den Müll hinauszubringen, bevor meine Frau mich darum bitten muss. Das bedeutet bei der Größe unseres Mülleimers zwei- oder dreimal am Tag.
9. *Berühren Sie Ihre Frau, bevor sie zur Arbeit gehen.* Wenn Sie sie mehrmals am Tag zärtlich berühren, sind Sie auf dem sicheren Weg zu leidenschaftlicher sexueller Intimität. Umarmen Sie sie, bevor Sie zur Arbeit gehen und wenn Sie wieder heimkommen. Ein Schulterklopfen oder eine kurze, laue Umarmung sind keine richtige Umarmung. Nehmen Sie sich Zeit dafür.
10. *Rufen Sie sie von Arbeit aus an.* 80 Prozent aller Frauen befürchten, dass ihr Mann nicht an sie denkt. Alles, was Sie über den Tag hinweg tun können, das ausdrückt »Ich denke an dich«, bereitet sie auf Sex vor. Rufen Sie an und sagen Sie ihr, dass Sie sie lieben. Sagen Sie ihr, dass Sie es kaum erwarten können, sie zu sehen. Finden

Sie heraus, was sie mag, und bereiten Sie den Abend mit ihr vor.

11. *Schreiben Sie ihr eine E-Mail.* Sie müssen kein Gedicht verfassen oder einen fünfseitigen Liebesbrief schreiben. Ein kurze Nachricht reicht auch.
12. *Schicken Sie Ihr eine SMS.* Eine liebevolle Zeile auf Ihrem Mobiltelefon stellt auch eine Verbindung zwischen Ihnen her. Aber übertreiben Sie es nicht.
13. *Schicken Sie ihr Reiseinformationen.* Vielleicht können Sie sich im Moment kein exotisches Reiseziel leisten, aber Sie können dennoch davon träumen und dafür planen. Schicken Sie Ihrer Frau Bilder von Urlaubsgebieten, in die Sie eines Tages gern einmal reisen würden. Strände, Inseln und tropische Hotelresorts bieten sich eher an als Unterhaltungsparks und Sportveranstaltungen.
14. *Leihen Sie einen Film aus.* Wählen Sie einen Film, den Ihre Frau gerne sehen möchte.
15. *Kochen Sie auch einmal.* Es muss ja kein perfektes 7-Gang-Menü sein!
16. *Bringen Sie ihr Blumen und ihre Lieblingszeitschrift mit.* Sie wird die Vase mit den Blumen an einen Ort stellen, wo sie sie oft sehen kann – und jedes Mal wird sie an Sie denken. Sie kann die Zeitschrift nach dem Essen in der Badewanne lesen – zur Entspannung.
17. *Umarmen und begrüßen Sie sie vor den Kindern.* Nichts zeigt Ihre Prioritäten mehr, als wenn Sie sie zuerst begrüßen. Umarmen Sie Ihre Königin zuerst, danach Ihren Prinzen oder Ihre Prinzessin.
18. *Reden Sie über ihren Tag – gleich morgens.* Es muss keine 20-minütige Unterhaltung sein. Fragen Sie sie, was sie heute vorhat.
19. *Ermöglichen Sie ihr, Sport zu treiben.* Wenn eine Frau mit ihrem Körper zufriedener ist und sich gesünder

fühlt, ist sie auch offener für Sex. Sport ist ein weiteres Beispiel, das den Zusammenhang zwischen Energielevel und Lust auf Sex zeigt.

20. *Räumen Sie den Tisch ab.* Das Geräusch der Geschirrspülmaschine ist eines der besten Vorspiele für Amy.
21. *Baden Sie die Kinder.* Für einige von Ihnen ist diese Phase schon vorbei. Aber Sie können sich sicherlich an die Erschöpfung in diesen Tagen erinnern. Ein 18-monatiges Baby bettfertig zu machen, kann einiges an Energie kosten. Erledigen Sie es für sie.
22. *Lesen Sie den Kindern vor.* Wenn ich auf dem Fußboden liege und den Kindern vorlese, hat Amy Lust auf mich. Komisch, wie das funktioniert.
23. *Entfernen Sie alles, was ablenkt.* Für junge Mütter bedeutet das, das Babyfon zu verstecken und Windeln außer Sichtweite zu räumen. Für alle Frauen: Schalten Sie den Fernseher aus. Das Fernsehen verhindert teilweise eine gesunde sexuelle Beziehung, weil Paare oft eine »letzte« Sendung zusammen sehen. Ohne Fernsehen würden Sie sich unterhalten und sich emotional und physisch näher kommen.
24. *Musik einschalten.* Sie wissen, welche Musik Ihre Frau mag. Laden Sie Ihren iPod neu auf. Wenn Ihre Frau auf Techno steht, wird sie wissen, dass Sie extra neue Musik für sie heruntergeladen haben.
25. *Benutzen Sie Lotionen. Achtung!* Wenn sie Allergien hat, dann nicht! Denken Sie daran, nicht zu vicl zu benutzen, sonst riechen Sie noch tagelang danach.
26. *Zünden Sie Kerzen an.* Kerzen sind Ihre nächstbesten Freunde nach den Klebezetteln. Wenn Ihre Frau unsicher mit ihrem Körper ist, dann stellen Sie in einer Ecke ein Teelicht auf.

27. *Schenken Sie ihr eine Massage.* Schon fünf Minuten helfen Ihrer Frau, sich zu entspannen.
28. *Bieten Sie eine Fußmassage an.* Nichts entspannt meine Frau mehr als entspannte Füße.
29. *Streicheln Sie ihre Klitoris.* Fragen Sie zuvor, ob Sie dürfen. Denken Sie daran: Im Schlafzimmer setzt die Frau die Grenzen.
30. *Seien Sie zärtlich.* Ihre Frau will einen starken und trotzdem zärtlichen Liebhaber. Sie haben den ganzen Tag genug über Sex nachgedacht, dass Sie sofort loslegen könnten. Stecken Sie nicht alle Ihre Energie in die ersten 30 Sekunden. Behandeln Sie Sex nicht wie einen Sprint, sondern wie einen Marathon.

Warnung für Mann und Frau

Achten Sie vor allem darauf, dass Ihre Worte und Ihr Verhalten Ihre Beziehung voranbringen. Dr. Gary Chapman warnt uns davor, unseren Partner so zu lieben, wie wir selbst gern geliebt werden möchten. Das kann bei dem anderen auch so ankommen, dass Sie egoistisch sind und Ihren Partner oder Ihre Partnerin nicht wirklich lieben.

Die Geliebte im Alltag

In seiner Predigt über das Hohelied hat Tommy Nelson, Pastor der Denton Bible Church in Denton, Texas, gesagt, dass Männer davon angetörnt werden, was sie sehen und was sie hören. Die meisten Frauen haben in intimen Momenten noch nie von ihrem Mann gehört: »Schhhh! Sei still!« Warum? Ein Mann mag es, seine Frau zu sehen, sie zu hören, sie zu berühren und zu erleben.

Ladys, wir haben auch eine Liste für Sie. Sind Sie bereit?

1. *Zeigen Sie sich nackt.* Das ist alles. Wir brauchen keine Blumen, keine Musik und die meisten von uns stört es auch nicht, wenn der Fernseher läuft.
2. *Verführen Sie Ihren Mann.* Nichts törnt einen Mann mehr an, als wenn seine Frau Sex mit ihm will. Mich macht es total an, wenn Amy mich körperlich begehrt. Sie verführt mich und wünscht sich sexuelle Intimität mit mir. Wenn ein Mann kreativ wird, wird er schnell in die perverse Ecke gestellt – so habe ich es zumindest in der ersten Hälfte unseres gemeinsamen Lebens empfunden. Wenn Amy kreativ wird – aufgepasst! Dann folgt immer großartiger Sex.
3. *Ziehen Sie sich langsam an oder aus.* Zeigen Sie sich. Wenn Sie Ihren Mann regelmäßig bitten sich wegzudrehen, wenn Sie Ihren BH anziehen – drehen Sie das Ganze um. Laden Sie ihn ein, sich zu ihnen zuzuwenden, wenn Sie sich anziehen. Wenn Sie sich im Bad umziehen, dann rufen Sie ihn eine oder zwei Minuten zum Zuschauen herein.
4. *Seien Sie ruhig laut.* Ladys, Ihre Männer mögen es, wenn Sie laut sind. Nichts erregt ihn mehr, als zu merken, dass Sie bald zum Orgasmus kommen. Er möchte Sie glücklich machen – aber bitte, spielen Sie ihm nichts vor.
5. *Wechseln Sie die Stellung.* Auch in unserem Sexleben haben wir eingefahrene Mechanismen. Wenn Sie immer oben sind, dann kündigen Sie an, dass Sie heute unten sein werden. Wenn Ihr Partner immer oben ist, kündigen Sie an, dass Sie heute Nacht oben sein werden. In einer anderen Stellung können Sie Ihren Partner anders sehen, berühren und fühlen.

6. *Verändern Sie den Ort.* Wenn Sie immer im Schlafzimmer Sex haben, überlegen Sie sich, es auch in einem anderen Zimmer zu versuchen. Ziehen Sie die Vorhänge zu und machen Sie Ihr Sexleben etwas aufregender!
7. *Nehmen Sie ein Kissen zusätzlich.* Ein Kissen unter dem Po desjenigen, der unten liegt, verändert den Winkel und kann die ganze sexuelle Erfahrung intensiver machen. Finden Sie heraus, was für Sie am besten funktioniert.
8. *Schlafanzug ausziehen.* Wenn Sie und Ihr Mann jeden Abend von Kopf bis Fuß angezogen ins Bett gehen, gehen Sie einmal nackt ins Bett, ohne konkrete Pläne für Sex zu haben.
9. *Nehmen Sie eine Dusche.* Sie denken vielleicht: Wir duschen morgens. Aber Zweck dieser Dusche ist es nicht, sich zu waschen. Drehen Sie das Wasser an und lassen sich darauf ein, was kommt.
10. *Kaufen Sie Seidenbettwäsche oder andere besondere Bettwäsche.* Diese Lektion habe ich von Amy gelernt. Als wir eines Tages bei Target einkaufen waren – ihr Lieblingsladen – wurde sie plötzlich ganz aufgeregt, als sie im Sonderangebot solche Bettwäsche sah. Es war, als wenn Marken-Werkzeuge zum Vorzugspreis angeboten werden würden. Ich wusste gar nicht, dass sich eine Frau so über Bettwäsche freuen kann. Aber als wir uns abends ins Bett legten, verstand ich, warum sie so aufgeregt war. Super angenehm!
11. *Dekorieren Sie den Raum so, als wären Sie an einem exotischen Urlaubsort.* Wir dekorieren Zimmer für Ge burtstagsfeiern – warum also nicht auch für Leidenschaft und Romantik? Dekorieren Sie den Raum wie ein Zimmer auf Hawaii oder in den Bergen. Verwenden Sie Bilder aus Zeitschriften. Legen Sie Schokoladenstücke

auf die Kopfkissen. Stellen Sie die passenden Blumen auf den Nachttisch. Verändern Sie die Atmosphäre im Zimmer.

12. *Gehen Sie aus dem Haus.* Ich (Gary) habe einen guten Freund, der mir Folgendes erzählt hat: Eines Abends fuhr er mit seiner Frau auf der Suche nach einem Auto durch die Stadt. Sie wollten den Van, den sie als Familie hatten, eintauschen. Plötzlich überkam sie die Lust, sie fuhren auf einen Parkplatz und machten es, als wäre es ihr erstes Mal. Das ist spontan, oder? Er lachte, als er mir die Geschichte erzählte, und sagte, er und seine Frau hätten noch Monate später darüber gelacht. Eine weitere Idee habe ich zufällig durch meine erwachsenen Kinder mitbekommen. Sie erzählten sich, in welcher Umkleidekabine sie am liebsten Sex hatten.
13. *Gehen Sie in die Natur.* Ein anderer Freund erzählte mir, dass er und seine Frau abwechselnd einmal im Monat einen besonderen Abend planen (sie haben mehr als einmal im Monat Sex, aber das sind besondere Abende). Vergangenen Monat war mein Freund dran. Er machte aus dem Trampolin im hinteren Teil des Gartens ihr privates Schlafzimmer unter den Sternen. Dabei kam viel Babylotion zum Einsatz. (Der Hersteller des Trampolins hatte kein Warnschild befestigt; also lassen Sie sich durch uns gewarnt sein.)
14. *Seien Sie berechenbar unberechenbar.* Wenn Sie sich schließlich für drei oder vier Ideen aus der Liste entscheiden, wechseln Sie sie ab. Solange Ihr Partner nicht weiß, welche der Ideen Sie umsetzen werden, werden Vorfreude und Spannung das Ganze noch interessanter machen.

15. *Genießen Sie einen Quickie.* Meryl und Antony konnten nur dann ihren Sonntagnachmittag-Quickie haben, wenn sie ihren achtjährigen Sohn mit einem Eis auf den Balkon schickten, wo er erzählen sollte, was er sah. Während sie im Bett waren, hörte das Paar, was der Sohn berichtete.
»Weiter unten in der Straße wird gerade ein Auto abgeschleppt.« Wenig später rief er: »Ein Krankenwagen ist gerade vorbeigefahren.« »Es sieht aus, als hätten die Andersons Besuch«, rief er.
»Matt hat ein neues Fahrrad«, stellte er mit einer Spur Neid fest. »Sieht so aus, als würden die Sanders umziehen«, verkündete er. »Jason fährt Skateboard«, rief er. »Die Coopers haben Sex«, verkündete er mit großer Bestimmtheit.
Überrascht sprangen Meryl und Anthony aus dem Bett. Anthony fragte: »Junge, woher weißt du, dass sie Sex haben?« »Weil Jimmy Cooper auch mit einem Eis auf dem Balkon steht.«

Die Wahrheit ist: Ein Quickie ist keine leichte Sache, besonders wenn man Kinder hat. Aber ein Quickie kann Ihrem Sexleben neue Würze geben. Einer der besten Tipps, die ich jemals dazu gehört habe, steht in Steve Doocys Buch *The Mr. and Mrs. Happy Handbook: Everything I Know About Love and Marriage (with Corrections by Mrs. Doocy)*: Wenn Sie mitten am Nachmittag Lust auf einen Quickie haben, Ihre Kinder im Vorschulalter aber

Vorteile eines Quickies
- baut sexuelle Spannung ab, verringert die Wirkung anderer sexueller Reize
- befriedigt den männlichen Sexualtrieb
- ermöglicht längeren Sex später in der Woche

Worauf Sie achten sollten:
- kann den Wunsch der Frau nach einem Orgasmus verringern
- zu viele erschöpfen die Frau in der Regel

zu Hause sind, legen Sie zwei Paar Schuhe in den Trockner und stellen Sie ihn auf 30 Minuten. Das hat zwei wichtige Vorteile: 1. Sie haben eine Stoppuhr – auch wenn die meisten Männer keine halbe Stunde brauchen; aber die Uhr läuft, für den Fall der Fälle. 2. Der Trockner ist das Lauteste im ganzen Haus.

Sex und Geschmackssinn

Essen spielt beim Sex und der sexuellen Stimulation eine wichtige Rolle.[8] Schließlich ist körperliche Energie eine wichtige Voraussetzung für guten Sex. Laut Expertenmeinung interessieren wir uns stärker für Sex, wenn wir gut ernährt und gesund sind. Das heißt, dass eine gesunde und nahrhafte Ernährung für unser Sexleben von großem Vorteil ist.

Nahrungsmittel geben Ihnen die Energie für Ihre sexuelle Aktivität. Wenn Sie sich gesund und gut ernähren, sind Sie auch ein leidenschaftlicherer Liebhaber. Gutes Essen fördert auch die Kreativität, und Kreativität wird Ihr Liebesleben beflügeln.

Die folgenden Nahrungsmittel sollen stimmungsaufhellend wirken:

- Mandeln
- Äpfel
- Rüben
- Möhren
- Hühnchen
- Eier
- Milch
- Erdnüsse

- Ananas
- Soja
- Spinat
- Tomaten

Die folgenden Nahrungsmittel werden auch als sinnlich bezeichnet:

- Schlagsahne
- Schokolade
- Erdbeeren
- Weintrauben

Mit der richtigen romantischen Einstellung, kann jede Mahlzeit zur sinnlichen Erfahrung werden. Beginnen Sie damit, Ihrem Partner oder Ihrer Partnerin bei der Zubereitung zu helfen oder das Abendessen selbst zuzubereiten. Wenn das Essen fertig ist, schlagen Sie vor, dass Sie sich vor dem Essen umziehen und etwas Verführerisches anziehen. Füttern Sie sich gegenseitig – Körperteile können zu Tellern und Servietten werden, und mit Ihrer Zunge können Sie auch noch das letzte bisschen genießen. Genießen Sie jeden Moment, in dem Sie zusammen essen. Wer weiß – am Ende haben Sie vielleicht Sex auf dem Esstisch?

Lassen Sie Ihre Finger spazieren gehen

Ich (Ted) habe einen sehr schwachen Magen. Wenn ich Blut sehe, wird mir übel. Als ich das letzte Mal jemanden im Krankenhaus besucht habe, kam der Arzt herein und begann, die Situation zu beschreiben. Das Nächste, was ich mitbekam: Ich lag auf einer Trage, mit einem Erfrischungsgetränk in der Hand. Sobald mir die menschliche Anatomie etwas näher gebracht wird, fühle ich mich wie benebelt. Mir wird schwindlig, meine Hände fangen an zu schwitzen und meine Knie werden weich. Alles, was ich tun kann, ist mich hinzusetzen und den Kopf hängen zu lassen.

Warum ich über meinen schwachen Magen spreche? Bei der Recherche zu diesem Buch las ich spätabends (dazu kam noch, dass ich müde war) »Licht an, Socken aus! Ein erfülltes Sexleben als Basis einer guten Ehe« – ein Buch, dass mein Freund Dr. Kevin Leman geschrieben hat. Ich saß am Esstisch. Als ich auf den Abschnitt stieß, der beschreibt, wie man den G-Punkt einer Frau findet, regte sich schon wieder mein schwacher Magen:

> Vorab möchte ich Sie ernüchtern: Der G-Punkt ist kein Startknopf, den man nur zu drücken braucht, um ein Feuerwerk zu entzünden. Auch diesen Weg müssen Sie sich erarbeiten. Wenn Sie ein paar Finger in Ihre Frau hineinrammen und anfangen, blind herumzutasten, werden Sie Ihre Frau wahrscheinlich eher in einen Killerwal als in ein schnurrendes Kätzchen verwandeln. Tun Sie zunächst Ihre Arbeit, und wenn Ihre Frau dann wirklich erregt ist, führen Sie *vorsichtig* einen oder zwei Finger in ihre Vagina ein (dabei sollte Ihre Handfläche auf *Sie* zeigen). Das, was dann kommt, ist von Frau zu Frau verschieden, doch in der Regel werden Sie drei bis fünf Zentimeter hinter der Vaginalöffnung, oben an der Scheidenwand, auf eine Stelle stoßen, die ein bisschen uneben ist oder sich etwas rauer anfühlt als die umgebende Haut. Da Sie hier die Harnröhre berühren, kann es sein,

> dass Ihre Frau zunächst befürchtet, urinieren zu müssen – aber wenn Sie sanften Druck ausüben, wird dieser Drang rasch in ein äußerst angenehmes Gefühl übergehen. An dem Stöhnen, das Sie dann hören, können Sie erkennen, dass Sie den richtigen Punkt erwischt haben.[9]

Wow. Ich muss zugeben, dass die detaillierte und lebendige Beschreibung von Dr. Leman mir das Blut zu Kopf steigen ließ – manche Dinge kann man leichter tun, als darüber zu reden.

Manche Männer sind eher befangen, mit den Fingern in die Vagina ihrer Frau einzudringen. Sie sind sehr vorsichtig. Aber denken Sie daran: Der Penis macht in der Vagina viel kräftigere Bewegungen. Er dringt auch viel tiefer ein als ein Finger. Reden Sie mir Ihrer Frau darüber. Wenn Sie nicht damit einverstanden ist, dass Sie ihren G-Punkt suchen, dann ist es sowieso außer Frage. Wenn sie ja sagt, dann gehen Sie zärtlich und leidenschaftlich vor.

Wenn Sie sich nach diesem Kapitel überfordert oder unsicher fühlen

Wenn Sie dieses Kapitel verunsichert oder überfordert hat – entspannen Sie sich. Der beste Sex ist oft der einfachste. Kreativität soll Sie nicht überfordern oder frustrieren. Vielleicht werden Sie nur einmal im Monat oder einmal alle zwei Monate kreativ – auch das ist völlig in Ordnung. Es gibt keine Regeln, wie Sie Ihrem Sexleben neuen Schwung geben sollen.

Außerdem sollten Sie beide mit neuen Dingen einverstanden sein. Wenn sich Ihre Frau oder Ihr Mann unwohl damit fühlt, dann machen Sie es nicht. Üben Sie keinen Druck aus. Denken Sie daran, dass Sex nie als Waffe oder Belohnung eingesetzt werden soll.

Ich esse nur bei besonderen Anlässen wie Geburtstagen den in unserer Region typischen Schokoladenkuchen. Im Restaurant steht er meist nicht auf der Karte. Wenn ich also auf eine Feier komme und diesen Kuchen sehe, hellt sich mein Gesicht auf und ich hole mir ein großes Stück. Kreativer Sex funktioniert nicht viel anders: Er findet spontan statt und eben nicht immer, sondern nur von Zeit zu Zeit. Bleiben Sie unvorhersehbar.

Im nächsten Kapitel geht es um den Zusammenhang zwischen Ihrer Sexualität und Ihrer Spiritualität und wie beide einander beeinflussen. Wenn Sie Probleme mit sexueller Intimität haben, soll das folgende Kapitel Sie ermutigen, Intimität mit Gott zu suchen.

@ GarySmalley.com

Frage: Meine Frau und ich führen eine sehr gute Ehe. Wir haben Sicherheit in unserer Beziehung geschaffen – und doch gibt es im Schlafzimmer noch Probleme. Körperliche Intimität fällt meiner Frau sehr schwer. Wie kann ich helfen?

Antwort: Versuchen Sie, sie zu verstehen. Entdecken Sie, wie Sie ihr helfen können, damit umzugehen, wie sie sich beim Sex fühlt – ohne sie verändern oder manipulieren zu wollen.

Dr. Catherine Hart Weber hat vielen Paaren bei Ihren Problemen auf sexuellem Gebiet geholfen. Einer der Faktoren, der Sex hauptsächlich beeinflusst, ist folgender:

Sexualität ist – wer Sie in Ihrem Innersten sind – also nicht nur Ihre Genitalien oder sexuelle Vorlieben, sondern wer Sie in Ihrem tiefsten Inneren sind. Sex ist gefährlich, wenn er nicht wie von Gott gewollt stattfindet. Sex, wie Gott ihn für uns vorgesehen hat, spricht uns ganzheitlich an und heilt. Sex außerhalb von Gottes Plan bringt Zerstörung und Leid. Die Folgen von Sex reichen weiter als der momentane Spaß. In der Sexualität liegt das größte Potential für Sünde. Wenn wir Menschen für Sex benutzen, entstellen wir die Schönheit der ganzen sexuellen Erfahrung. Die Opfer sind meist Frauen und Kinder.

In einer aktuellen Studie haben wir Frauen über ihre sexuelle Vergangenheit befragt. Viele redeten über eine Art sexuelles Trauma – Dinge, die in ihrer Vergangenheit nicht Gottes Willen entsprachen. Sie erzählten von ungeplanten Schwangerschaften, Abtreibungen, davon, ihre Kinder zur Adoption freigegeben zu haben, Sexualkrankheiten, sexuellem Missbrauch. Interessanterweise sind die meisten Frauen von einem Verwandten oder jemanden, der der Familie nahe stand, belästigt worden. Ein emotionales Trauma – die Frauen berichteten von wiederkehrenden Erinnerungen. Konflikte in ihrer Ehe – Blockaden, die sie aufgrund ihrer Erfahrungen in ihrer Ehe hatten.[10]

Ein sexuelles Trauma beeinflusst sehr stark die körperliche Intimität zwischen Mann und Frau. Die Lust einer Frau wird von vielen Faktoren bestimmt, zum Beispiel ihrem Menstruationszyklus, Depression, Energiemangel wegen ihres Jobs oder der Kinder.

Wie Sie helfen können? Lernen Sie, gute Fragen zu stellen. Haben Sie dabei nicht nur Sex als Ziel vor Augen, sondern Heilung. Zeigen Sie Ihrer Frau, dass Sie sich ihr ganzheitlich zuwenden – spirituell, körperlich und emotional. Durch Ihre Fragen werden Sie sie besser verstehen lernen. Wenn Sie einander besser verstehen, wächst auch die Sicherheit in Ihrer Ehe.

Suchen Sie das Herz Ihrer Frau. Hier finden Sie die tiefste Kommunikation, die Sie haben können. Kommunikation auf der 6. Ebene soll hierbei nicht zu Sex führen, sondern dazu, Ihre Frau besser zu verstehen. Wenn sie sich sicher fühlt, öffnet sie sich vielleicht und erzählt, was wirklich los ist.

So wie Sie Ihrer Frau gute Fragen stellen, stellen Sie sich selbst auch Fragen. Welche Tätigkeiten im Haushalt brauchen die Energiereserven Ihrer Frau auf, so dass sie abends müde ist? Gibt es Möglichkeiten, wie Sie ihr helfen können, Energie aufzusparen, zum Beispiel, indem Sie nach dem Abendessen abräumen oder im Haus aufräumen? Welche Möglichkeiten gibt es noch, ihr zu dienen und Sicherheit aufzubauen?

Sicherheit ist das Herzstück von Sex. Suchen Sie nach Möglichkeiten, sie in Ihrer Ehe auszubauen. Beten Sie dafür. Dadurch können Sie die geistliche Seite Ihres Sexlebens weiter entwickeln.

Zusammenfassung

Kreativität in Ihrer Ehe bedeutet viel Mühe. Aber der Erfolg ist riesig.

»Kreativität« und »Sex« im selben Satz sind weder perverse noch schmutzige Worte.

Kreativität ist gesund und kann ohne Schuldgefühle und mit großer Leidenschaft eingesetzt werden.

Es ist nicht immer möglich, überraschend und kreativ zu sein. Kinder, Arbeitszeiten und der Haushalt machen es manchmal unmöglich. Eine Lösung ist der Quickie.

(Aber: Zu viele Quickies sind genau wie zu viel Fast Food ungesund.)

Bettgeflüster

Was ich am meisten an dir mag, ist...

Meine Ziele als Ehemann und Vater sind...

Was hältst du davon, wenn wir an den Tagen, an denen das Leben kopfsteht und wenn wir lange nicht mehr intim waren, einen Quickie machen?

Welche Vorbehalte hast du gegenüber Quickies? Was denkst du darüber?

Was können wir tun, um unser Sexleben aus der Routine zu retten?

Kapitel 10

Die spirituelle Seite des Sex

Sex ist viel mehr als der körperliche Akt an sich. Sex ist auch ein emotionales und spirituelles Erlebnis. Gina Ogden, eine Sextherapeutin, die derzeit an der Universität Harvard forscht, hat ein Buch mit dem Titel »Women Who Love Sex« (Frauen, die Sex lieben) geschrieben. Im Moment beschäftigt sie sich mit dem Zusammenhang zwischen Frauen, Sex und Spiritualität. »Der Schlüssel zu einer tieferen Befriedigung liegt darin, Sexualität mit Spiritualität in Verbindung zu bringen«[11], sagt sie. In anderen Worten: Sexualität und Spiritualität gehören zusammen. Die sexuell erfülltesten Frauen waren auch die spirituellsten Frauen. Wenn Sie die spirituelle Dimension beim Sex außen vor lassen, verpassen Sie einen Teil von dem, was Sex Ihnen geben kann.

Ob es Ihnen bewusst ist oder nicht: Ihr geistliches Leben beeinflusst Ihr Sexleben. Ein gesundes spirituelles Leben beeinflusst Ihre Beziehung, Ihre Einstellung und Ihre Gefühle. Darum ist es so wichtig, auch Ihre spirituelle Beziehung zu stärken.

Unzählige Paare haben uns erzählt, wie ihre Beziehung bereichert wird, wenn sie miteinander beten. Paare, die zusammen zum Gottesdienst gehen, Gott anbeten und die Bibel gemeinsam lesen, erfahren Dinge übereinander, die sie sonst nie erfahren würden.

Bei einer wissenschaftlichen Studie, die Scott Stanley und Howard Markman über eine Telefonumfrage in den USA durchgeführt haben, fanden die beiden Forscher heraus, dass verheiratete Paare öfter und mehr Spaß am Sex haben als Singles. Laut ihrer Ergebnisse haben Paare, die unverheiratet zusammenleben, mehr Sex als verheiratete Paare, es gibt jedoch keine Angabe zur Qualität ihrer Sexualität.[12]

Warum haben verheiratete Paare mehr Spaß am Sex? Mit einem Wort: Verbindlichkeit. Eine spirituelle Bindung zwischen beiden Partnern vertieft die sexuelle Erfahrung noch mehr.

Wenn ein auf Glaubens gegründetes Wertesystem fehlt, kann jede Art von Information dazu missbraucht werden, andere zu manipulieren. Darum ist der Glaube an Gott so wichtig. Wissen, das im Zusammenhang mit dem Glauben angewandt wird, bringt Sinn in ein Leben, der sonst nicht da wäre. In diesem Kapitel wollen wir uns mit der spirituellen Seite von Sex befassen und Ihnen vier Bereiche vorstellen, die Ihre Beziehung zu Gott sowie zu Ihrem Partner oder Ihrer Partnerin verändern können.

Vier geistliche Entscheidungen

Sie können vier Entscheidungen für Ihr geistliches Leben treffen, die Ihre Ehe und sexuelle Intimität für immer verändern können:

1. Ich werde nicht mehr erwarten, dass mein Partner oder meine Partnerin alle meine Bedürfnisse stillt

Wenn Sie nicht mehr von Ihrem Partner oder Ihrer Partnerin erwarten, dass er oder sie alle Ihre Bedürfnisse erfüllt, wird ihm oder ihr viel Druck genommen. Gott hat weder Adam noch Eva geschaffen, um sich selbst zu ersetzen. In der Schöpfungsgeschichte lesen wir, dass Gott das Licht, das Wasser, die Pflanzen und die Tiere ansah, und dass alles gut war. Aber als es darum ging, den Menschen zu schaffen, sagte Gott, dass es nicht gut war – der Mensch brauchte eine Gefährtin. Nichts in der Schöpfung, wie sie bis dahin existierte, eignete sich dazu, dem Menschen ein echtes Gegenüber zu sein. Also schuf Gott die erste Frau.

Seit dem Sündenfall und der Vertreibung aus dem Garten von Eden haben jedoch viele Männer und Frauen versucht, ihre Beziehung zu Gott durch ihre Beziehung zueinander zu ersetzen. Wir erwarten von unserer Partnerin oder unserem Partner, dass er die Hauptquelle unseres Lebens und unserer Lebensfreude wird. Das führt in eine Co-Abhängigkeit.

Co-Abhängigkeit entsteht dann, wenn wir unser Glück an Menschen, Orte oder Dinge hängen. Co-Abhängige machen andere dafür verantwortlich, wenn es ihnen nicht gut geht. Wir alle neigen zu Co-Abhängigkeit. Sie hört sich zum Beispiel so an:

»Wenn du damit aufhörst, höre ich auch auf.«
»Du hast den Streit begonnen.«
»Ich habe gesagt, dass ich es tun würde, weil ich annahm, du würdest es auch tun.«
»Wir haben Geldprobleme, die unsere Ehe zerstören.«
»Du machst mich wütend.«
»Wenn mein Mann einige seiner nervtötenden Angewohnheiten ändern würde, hätten wir eine viel bessere Ehe.«
»Wenn meine Frau aufhören würde zu nörgeln, ginge es mir viel besser.«
»Mein Chef hat Schuld daran, dass ich heute keine Lust habe.«

In Philipper 4,19 heißt es: »Und mein Gott wird euch aus seinem großen Reichtum, den wir in Christus Jesus haben, alles geben, was ihr braucht.« Im Kontext seines Briefes ermutigt Paulus die Gemeinde, aber das Prinzip dahinter gilt für unser aller Leben. Gott ist derjenige, der unsere Bedürfnisse stillt. Er ist die Quelle von allem, was war und sein wird.

Jedes Mal, wenn wir von unseren Partnern erwarten, dass sie unsere Bedürfnisse stillen, werden wir enttäuscht werden. Dieses Gefühl kann so stark werden, dass wir uns nicht wertgeschätzt fühlen und es dem anderen übel nehmen. In jeder unserer Beziehungen wird einmal das Gefühl aufkommen, dass wir zu kurz kommen würden.

Sogar in meiner eigenen Ehe frage ich (Ted) mich von Zeit zu Zeit, ob mich irgendjemand wertzuschätzen weiß. Erst kürzlich habe ich in Schweiß gebadet, bei 38 Grad und an einem Steilhang, Rasen gemäht. Ich hatte nicht gerade die beste Einstellung dabei. Mähte ich den Rasen, weil ich das Lob und die Anerkennung meiner Frau und Familie haben wollte? Oder weil es richtig und nötig war? Was wollte ich? Der egoistische Ted wollte die Anerkennung. *Ich will ja keinen großen Applaus, aber ein wenig Anerkennung wäre nett.* Diese Einstellung stinkt regelrecht nach Co-Abhängigkeit.

Wenn wir erwarten, dass unser Partner oder unsere Partnerin alle unsere Bedürfnisse erfüllt, werden wir enttäuscht werden.

Wenn Sie Ihre Motivation aus dem Verhalten oder der Reaktion Ihres Partners oder Ihrer Partnerin schöpfen, können Sie nur verlieren. Sie müssen das Richtige tun, egal wie der andere reagiert. Sie sind 100 Prozent für sich selbst verantwortlich.

Die Herausforderung in allen Ehen ist deshalb, Ihren Partner oder Ihre Partnerin von der Erwartung zu befreien, dass er oder sie alle Ihre Bedürfnisse stillen muss. Versprechen Sie sich selbst, Ihre Erwartungen loszulassen.

Ihr Partner war nie dazu da, Ihnen die tiefste Liebe, Wertschätzung und Sicherheit zu geben, die es gibt. Es ist Gottes Aufgabe, Ihr höchster und bester Freund und Ihr liebevoller König zu sein. Alle Gesetze in der Bibel können in nur zwei Geboten zusammengefasst werden: Liebe Gott und liebe deinen Nächsten. Es steckt viel mehr Hoffnung und Entspannung darin, zu wissen, was Gottes Wille ist und dass er Ihnen sogar die Kraft schenkt, danach zu leben. Gott ist Liebe; er gibt diese Liebe reichlich an diejenigen, die ihn kennen und ihm dienen wollen. Ich beginne jeden Tag mit dem Gedanken, dass Gott mich mehr liebt, als irgendjemand anders mich lieben könnte oder würde. Er will mir mehr und mehr von seiner Kraft und seiner Liebe schenken. Ich möchte ihn heute wirklich besser kennen als gestern. Deshalb bewahre ich seine lebendigen Worte in meinem Herzen, so dass ich ihn nicht nur besser kennenlernen, sondern auch besser nach seinem Willen leben kann.

2. Ich werde mich bemühen, meine Erfüllung in Gott zu suchen

Dr. Bob Paul vom *National Institute of Marriage* (Nationales Eheinstitut) hat einmal etwas sehr Interessantes gesagt: »Es gibt so viele Dinge in der Welt, die für jemanden, der sich unerfüllt und leer fühlt, attraktiv sind.« In anderen Worten: Leere ist die beste Voraussetzung, um nach etwas süchtig zu werden.

Sich unerfüllt zu fühlen kann immer dann zur Falle werden, wenn wir denken: Wenn wir nur ein bisschen mehr von … hätten, ginge es uns gut. Vielleicht ist es mehr Geld, mehr Zeit oder mehr Spielzeug. Sie denken vielleicht, mehr Kinder, der richtige Job oder nur ein paar Wochen mehr Urlaub im Jahr würden Ihr Leben verändern. Aber wie wir bereits geschrieben haben: Wahre Erfüllung kommt nur aus einer lebendigen Gottesbeziehung. Das heißt, Gott zu suchen, egal, wie die Umstände sind, und egal, wie schlecht es einem geht.

Ich (Ted) hatte meinen ersten Job in einer Gemeinde als ich 22 Jahre alt war. Eifrig bat ich den Pastor dieser Gemeinde: »Würdest du mich vorschlagen, wenn das nächste Mal eine Beerdigung ansteht und du sie nicht halten kannst?« Kurz darauf bekam der Pastor einen Anruf von einem Bestattungsinstitut. Der Tote hatte keine eigene Gemeinde oder Familie in der Region. Weil es meine erste Beerdigung war, trug ich meinen besten Anzug. Ich hatte Angst und war aufgeregt. Mit einiger Überraschung stellte ich fest, dass es einen besonderen Trauer-Raum gab, so dass die Familie während der Trauerfeier hinter einem dunklen Vorhang sitzen würde. Ich stand neben dem offenen Sarg, als das Kirchenlied »Amazing Grace« gespielt wurde. Als das Lied zu Ende war, nickte der Bestatter mir zu.

Ich wusste nicht genau, was er mir mit dem Nicken sagen wollte. Außer zwei Familienangehörigen hinter dem Vorhang, dem Bestatter und dem Toten war niemand da. Ich ging zu ihm hin und fragte ihn leise: »Wo ist die Trauergemeinde?«

»Der Mann war nicht sehr beliebt«, flüsterte er zurück.

Ich ging wieder nach vorn und begann zu predigen. Ich weiß noch, wie ich auf den Vorhang starrte, der zwischen mir und den Familienangehörigen hing, und dachte: *Das ist mit das Verrückteste, was ich jemals gemacht habe.* Aber ich predigte mit Leidenschaft und Kraft, und am Ende war es eine der besten Predigten, die ich jemals gehalten habe.

Zu oft ähnelt eine Ehe dieser Erfahrung bei der Beerdigung. Es ist, als ob ein Vorhang Mann und Frau voneinander trennen würde. Ihr Partner ist da, aber Sie können ihn nicht richtig sehen oder Sie können sie nicht richtig hören. Einer kann leidenschaftlich und voller Energie für Gott sein, während der andere eher kühl und zurückgezogen ist.

Wenn Sie sich darum bemühen, Erfüllung bei Gott zu finden, werden Sie nicht nur von seiner Liebe überschüttet werden – Sie werden auch Ihren Partner oder Ihre Partnerin verschwenderisch mit Liebe überschütten können.

1. Petrus 3 erzählt eine ermutigende Passage, die auf diese Situation zutrifft. Sie beschreibt eine gläubige Frau, die mit einem ungläubigen Mann verheiratet ist. Der Text besagt, dass der Mann die Veränderung in ihrem Leben bemerken würde. In anderen Worten: Wenn Sie den Herrn von ganzem Herzen, von ganzer Seele, mit Ihrem Geist und Ihrer Stärke suchen, können Sie sich nur verändern. Wenn Sie im Herrn wachsen, werden Sie automatisch ein liebevollerer Mensch. Das heißt, dass Sie nicht auf Ihren Partner oder Ihre Partnerin warten, dass er oder sie in die Kirche geht, die Bibel zu lesen beginnt, in einen Hauskreis geht oder jeden Tag betet. Leben Sie diese Dinge stattdessen mit Ihrem Leben vor; seien Sie ein Beispiel. Wenn Sie sich darum bemühen, Erfüllung bei Gott zu finden, werden Sie nicht nur von seiner Liebe überschüttet werden – Sie werden auch Ihren Partner oder Ihre Partnerin verschwenderisch mit Liebe überschütten können.

Ihr Partner, der vielleicht nicht an Gott glaubt, wird sich stärker für den Glauben interessieren, wenn er in Ihnen ein Beispiel sieht, wie jemand mehr und mehr Gott ähnlich wird – ohne dass Sie ihn für sein eigenes Verhalten kritisieren. Die meisten Menschen haben niemanden, der Gottes Wort im Herzen trägt und sich deshalb verändert, oder der mit dem Heiligen Geist lebt und dadurch unglaubliche Kraft erhält, andere zu lieben und ihnen ein Segen zu sein. Wenn diese beiden Dinge in Ihnen wachsen, kann Ihr Partner die Wirklichkeit Gottes sehen und erkennen. Wenn Sie ihn nicht kritisieren, wird er ein echtes Beispiel von der verändernden Kraft und Liebe Gottes sehen.

3. Ich übernehme zu 100 Prozent die Verantwortung für meinen geistlichen Weg

Wenn ein Paar sich bei einer Trauung eine Hochzeitskerze anzünden will – jeder trägt eine eigene Kerze und beide entzünden damit eine gemeinsame Kerze, die Hochzeitskerze –, lasse ich Braut und Bräutigam danach nicht mehr ihre eigene Kerzen ausblasen. Stattdessen sollen ihre Kerzen weiterbrennen. Ich weiß, dass das Bild der gemeinsamen Kerze die Einheit der beiden verdeutlichen soll. Aber im Extremfall kann diese Einheit zu Co-Abhängigkeit führen. Es gibt drei Lebensreisen: Ihre eigene Reise, die Ihres Partners oder Ihrer Partnerin und die gemeinsame Reise in der Ehe. Drei brennende Kerzen symbolisieren die Realität, nämlich, dass eine Ehebeziehung zwischen Mann, Frau und Gott besteht.

Wenn wir Gott gemeinsam suchen, kommen wir uns näher und die Distanz zwischen uns verringert sich. Wenn Sie ein Nachfolger von Jesus sind, wenn Sie sich bekehrt haben und ihn zum Herrn und Chef in Ihrem Leben erklärt haben, wenn Sie glauben, dass er vom Tod auferstanden ist und Sie dadurch gerettet sind und nun im Glauben wachsen können – dann lebt der Geist Gottes in Ihnen. Er ist nicht in diesem Gebäude. Er ist auch nicht in einem Tempel oder einem Götzenbild, das von Menschenhand erstellt wurde. In der Bibel steht, dass *Sie* jetzt der Tempel des lebendigen Gottes sind.

Im Epheserbrief 3,16-18 heißt es: »Ich bete, dass er euch aus seinem großen Reichtum die Kraft gibt, durch seinen Geist innerlich stark zu werden. Und ich bete, dass Christus durch den Glauben immer mehr in euren Herzen wohnt und ihr in der Liebe Gottes fest verwurzelt und gegründet seid. So könnt ihr mit allen Gläubigen das ganze Ausmaß seiner Liebe erkennen.«

Mit anderen Worten: Je tiefer Ihre Beziehung mit Christus wird, desto mehr Liebe wird in Ihnen sein und desto mehr Liebe werden Sie schenken können.

Was hat Jesus gesagt? Er hat nicht gesagt, dass andere erkennen werden, dass wir seine Jünger sind, weil wir uns rächen, herumnörgeln oder immer recht behalten wollen. Er hat gesagt, dass wir uns daran als seine Jünger zu erkennen geben, wie wir einander lieben.

Jesus ruft uns dazu auf zu lieben – auch wenn ein Mensch sehr schwierig ist. Der Lohn wird groß sein!

> Da ihr mit Christus zu neuem Leben auferweckt wurdet, sucht Christus, der zur Rechten Gottes im Himmel sitzt. Denkt nicht an weltliche Angelegenheiten, sondern konzentriert eure Gedanken auf ihn! Denn ihr seid gestorben, als Christus starb, und euer wahres Leben ist mit Christus in Gott verborgen. Wenn Christus, der euer Leben ist, der ganzen Welt bekannt werden wird, dann wird auch sichtbar werden, dass ihr seine Herrlichkeit mit ihm teilt.
> Deshalb sollt ihr die Schwächen der Welt in euch abtöten: Haltet euch fern von Unzucht, Unreinheit, Zügellosigkeit und falschen Leidenschaften. Seid nicht geldgierig, denn das ist Götzendienst. Wer so lebt, den wird Gottes schrecklicher Zorn tref-

> fen. Früher, als euer Leben noch von dieser Welt geprägt war, habt ihr euch so verhalten. Doch jetzt ist es an der Zeit, Ärger, Zorn, Bosheit, Verleumdung und schmutzige Reden aufzugeben. Belügt einander nicht, denn ihr habt eure alte, verdorbene Natur mit ihrem bösen Tun abgelegt und seid neue Menschen geworden, die ständig erneuert werden. Dies geschieht, indem ihr Christus immer ähnlicher werdet, so wie Gott es sich gedacht hat [...] Euren Herzen wünschen wir den Frieden, der von Christus kommt. Denn als Glieder des einen Leibes seid ihr alle berufen, im Frieden miteinander zu leben. Und seid immer dankbar! Gebt den Worten von Christus viel Raum in euren Herzen. Gebraucht seine Worte weise, um einander zu lehren und zu ermahnen. Singt Gott aus ganzem Herzen Psalmen, Lobgesänge und geistliche Lieder. Doch alles, was auch immer ihr tut oder sagt, *soll im Namen von Jesus, dem Herrn, geschehen, durch den ihr Gott, dem Vater, danken sollt!* (Kolosser 3,1-17).

Dieser Text verleiht Ihnen unendliche Kraft. Sie sind in keiner schlechten Ehe gefangen oder an ein Wrack von Mann oder Frau gebunden. Sie müssen nicht in Ihrem ganz persönlichen Tal bleiben. Sie können jeden Morgen aufstehen und Verantwortung dafür übernehmen, wie Sie in den Tag gehen. Sie können Frieden in Ihrem Herzen haben, wenn Sie sich auf Christus und die Ewigkeit konzentrieren. Ihr Mann (oder Ihre Frau) bestimmt nicht, was in Ihrem Herzen vor sich geht.

Als Pastor verbringe ich meine Tage damit, andere Menschen zu ermutigen, aus Ihrem Dreck und Schlamm herauszukriechen. Es ist nicht gerade angenehm, im Schlamm zu stecken, aber meistens muss ich darum kämpfen, sie herauszuziehen. Menschen können sich in ihrem Leid gut einrichten. Das trifft auch auf unsere Ehen zu. Zum Beispiel die Ehe von Fred und Cheryl.

Ich habe Fred und Cheryl kennengelernt, als sie schon getrennt waren. Nach 15 Jahren Ehe hatte Cheryl die Nase voll. Ich hatte schon viele Paare in der Beratung sitzen, die außereheliche Verhältnisse hatten, aber noch nie einen Fall wie den von Fred und Cheryl. Die beiden hatten eine Affäre nach der anderen, um sich am anderen zu rächen. Als wir uns kennenlernten, hatte Fred in den 15 Jahren mit acht verschiedenen Frauen Affären gehabt; Cheryl mit sechs Männern. Sex war eine Vergeltungsmaßnahme. Sie waren das erste Paar, das ich kennengelernt habe, das sich wirklich hasste. Es war auch das erste Mal, dass ich das Gebot von Jesus »Liebt eure Feinde« (siehe Matthäus 5,44; Lukas 6,27 und 35) in einer Eheberatung angewandt habe.

Das Zuhause von Fred und Cheryl war wie vergiftet. Erinnern Sie sich an Kapitel 5? Darin ging es um die verschiedenen Kommunikationsebenen, und wir hatten gesagt, dass es auf Ebene 1 (Plaudern) und 2 (Fakten) kaum Konfliktpotential gibt. Fred und Cheryl konnten sich aber bereits auf dieser Ebene beleidigen: »Kannst du mir das Scheiß-Salz geben?« »Wofür brauchst du die Scheiße?«

Wo fängt man an, wenn ein Paar so wütend ist? Ich begann mit einer Beobachtung: »Fred. Cheryl. Es ist offensichtlich, dass ihr einander hasst. Und auch, dass ihr keine Ehebeziehung habt. Ich rate selten zur Scheidung, aber in eurem Fall muss ich es tun, sonst passiert noch ein Mord. Ich habe jedoch eine Frage: Darf ich euch eine geistliche Frage stellen?«

»Mmh«, murmelte Fred.

»Was wäre, wenn ich euch sagen würde, dass ihr gar kein Eheproblem habt?«

»Was?«, fragte Cheryl überrascht.

»Ihr habt weder mit Sex noch mit Salz ein Problem«, sprach ich weiter. »Was in eurer Ehe passiert, im Bett, mit den Salzstreuern am Esstisch – das sind alles Symptome für ein größeres Bedürfnis.«

»Jesus, oder?«, fragte Fred zögerlich. Schließlich befanden sie sich im Büro eines Pastors.

»Fred, eure Wut, euer Ärger, eure Unzufriedenheit kommen daher, dass euer Leben nicht erfüllt ist«, sagte ich. »Ihr müsst euren Zorn mit der einzigen Quelle des Lebens überwinden.«

Nach diesem ersten Treffen kamen Fred, Cheryl und ich noch mehr als ein Dutzend Mal zusammen. Das war erst der Anfang ihres Lebens mit Christus. Ich habe sie ermutigt, den Schlüssel zu geistlichem Wachstum zu erkennen: Übernehmen Sie die Verantwortung für Ihren eigenen – und nur Ihren eigenen – geistlichen Weg. Sie müssen Ihr eigenes Bedürfnis nach Christus entdecken, wenn Sie die Leere in Ihrem Leben füllen wollen. Der erste Schritt setzt eine Reise in Gang – und keinen Wettlauf oder Sprint. Viel zu oft wollen wir, dass sich unser Leben während eines sechs- oder dreizehnwöchigen Bibelstudiums verändert. Das hat zu der falschen Vorstellung geführt, dass eine Lebensveränderung schnell und sofort stattfindet. Ich glaube, dass eine richtige Lebensveränderung Zeit braucht. Ich denke dabei an Jahre, nicht Wochen oder Monate. Schon allein das sollte ein Paar davor bewahren, zu denken, dass seine Ehe nach ein paar Sitzungen mit einem Pastor oder Therapeuten bereits perfekt sei. Lassen Sie sich Zeit. Fred und Cheryl verbrachten mehr als ein dutzend Wochen nur mit dem ersten Schritt: zu 100 Prozent Verantwortung für ihren eigenen geistlichen

Weg übernehmen. So fing ihr gemeinsamer Weg der Heilung an.

4. Ich werde Gott und nicht meinen Partner oder meine Partnerin zum Zentrum meines Lebens machen

Stellen Sie sich einen blauen Plastikeimer vor. Dieser Eimer ist voll mit sauberem, kristallklarem Wasser von Gott. Er wird nie leer. Aber Ihr Partner ist – ganz anders als der Wasserbestand im Eimer – begrenzt. Irgendwann kommt er an seine Grenzen. Ihr Partner oder Ihre Partnerin hat nicht die Energie, jedes Ihrer Bedürfnisse zu stillen. Jesus sagte zu der Frau, die am Brunnen ihren Eimer füllen wollte, dass sie wieder durstig werden würde. Aber er versprach ihr, dass sie, wenn sie von ihm trinken würde, nie wieder Durst verspüren würde.

Wenn Sie eine lebendige Beziehung mit Gott eingehen, werden Sie wie der blaue Eimer werden. Sie werden Tag für Tag wieder mit Gott gefüllt werden. Sie werden erneuert und können sich in Ihre Partnerin oder Ihren Partner, Ihre Familie sowie Ihre Nachbarschaft investieren.

Bevor ich morgens aufstehe, zitiere ich Kolosser 3,15 (SLT) – »Der Friede Gottes regiere in euren Herzen« – als Gebet. Warum? Weil Kolosser 3,16 uns rät: »Lasst das Wort Christi reichlich unter euch wohnen: Lehrt und ermahnt einander in aller Weisheit; mit Psalmen, Lobgesängen und geistlichen Liedern singt Gott dankbar in euren Herzen« (LUT). Wenn wir die einfachen geistlichen Disziplinen wie Gebet, Anbetung und Gemeinschaft mit anderen praktizieren, werden wir neu erfüllt, und der Geist Gottes kann in unseren Herzen regieren. Wenn wir uns auf Gott konzentrieren, werden unsere Partner ganz von allein den Überfluss in uns verspüren.

Viel zu oft glauben Paare, dass ihr Glück vom anderen abhängig ist. Unser wahres Glück und unsere echte Freude finden wir jedoch in unserer persönlichen Beziehung zu Gott. Paare sagen oft, dass sie für ihre Ehe Hilfe brauchen – nur wenn sie zusammen sind, gibt es Probleme und zeigt sich die Sünde. Sie machen die Ehe für die Probleme verantwortlich – aber diese Probleme waren schon vor der Ehe da.

Es gibt eine Reihe von Fragen, die eher ungesund sind und die sich viele stellen, wenn sie heiraten wollen:

»Was springt für mich dabei heraus?«
»Werde ich glücklich sein?«
»Wird der andere für mich sorgen?«
»Wird der andere alle meine Bedürfnisse stillen?«
»Sind wir seelenverwandt?«

Einige glauben, ihre Ehe sei schlecht, weil sie und ihr Partner nicht seelenverwandt wären. Das ist schlicht falsch. Das Konzept der Seelenverwandtschaft hat seine Wurzeln in der Vorstellung von Wiedergeburt. Die Seele desjenigen, den Sie suchen, hat in vergangenen Leben schon Ihr Leben geteilt, und so haben sich Ihre Seelen miteinander verbunden. Platon, ein griechischer Philosoph der Antike, bezeichnete den Seelengefährten auch als die andere Hälfte. Das Konzept der Seelenverwandtschaft dient vielen Paaren als Rechtfertigung zur Flucht aus einer Beziehung, aber es entbehrt jeder biblischer Grundlage.

Viel zu oft glauben Paare, dass ihr Glück vom anderen abhängig ist. Unser wahres Glück und unsere echte Freude finden wir jedoch in unserer persönlichen Beziehung zu Gott.

Oft habe ich von Verheirateten zu hören bekommen: »Er ist ein toller Mann – aber er ist einfach nicht für mich geschaffen.« Oder: »Sie ist eine wunderbare Frau und wird jemanden anderes sehr glücklich machen – nur nicht mich.« Diese Sichtweisen sind falsch, wenn man eine gesunde Ehe führen will.

Welche Fragen sind die richtigen? Hier ist die Grundlage dafür, dass Sie Ihre Ehe richtig beginnen:

- Spiegelt mein Verhalten den liebevollen Charakter von Jesus Christus wider? Wenn nicht, muss ich sein Wort in meinem Herzen wieder aufleben lassen, so dass ich nicht gegen meinen Partner schuldig werde.
- Habe ich selbst Verantwortung für mein Verhalten und meine Reaktionen übernommen? Wenn nicht, dann sollte ich mich weniger über meinen Partner ärgern, sondern zuerst von Gott für mich selbst Hilfe suchen. Dann Ratschläge von anderen suchen.
- Habe ich verstanden, dass ich in mir einen selbstzerstörerischen Antrieb trage, der zur Sünde führt und den nur Gott stoppen kann?
- Habe ich verstanden, dass ich Fehler mache, versage und das Herz Gottes verletze?
- Habe ich mich jemals nach Gott ausgestreckt wie ein Bettler und zugegeben, dass ich ohne ihn hilflos bin und ihn brauche, um der Partner zu werden, der ich sein will?
- Habe ich verstanden, dass ich es aufgrund von Adam und Eva mit Erbsünde zu tun habe?
- Weiß ich, dass Sünde grundsätzlich bedeutet, dass ich mein eigenes Ding durchziehe und dabei Gott ignoriere?
- Wird meine Partnerin oder mein Partner mich auf meinem geistlichen Weg begleiten, wenn sie oder er die Veränderung in mir sieht?

In der Bibel steht: »Alle Menschen haben gesündigt und das Leben in der Herrlichkeit Gottes verloren« (Römer 3,23). Wir alle haben mit Sünde zu kämpfen. Die Frage ist eher, wie wir damit umgehen. Römer 10,9-10 besagt, dass wir Jesus zum Herrn (oder Chef) unseres Lebens erklären sollen und in unseren Herzen glauben sollen, dass Gott ihn vom Tode auferweckt hat; dann, so heißt es in der Bibel, werden wir gerettet werden. Das ist eine einmalige Entscheidung, die sich in einer Veränderung des Lebensstils auswirkt.

Wenn ich (Ted) Paare bitte, mir von ihrem geistlichen Weg zu erzählen, fangen die meisten bei einem Gebet an oder damit, wie sie vor den Altar traten oder wie sie bei einem Gebet bei einer Veranstaltung aufstanden. Ich freue mich über diese Entscheidungen, Jesus nachzufolgen, aber ich will auch die Frucht davon sehen. Ich möchte auch von ihrem spirituellen Weg erfahren und nicht nur das Datum und die Zeit ihrer Bekehrung. Viel zu viele Paare glauben, dass ihre Bekehrung ausreichend sei, und arbeiten nicht daran, Gott besser kennenzulernen. Eine Lebensveränderung beginnt immer im Inneren eines Menschen, und genauso verändert sich auch eine Ehe. Ich mache mir kaum Sorgen darüber, in welcher Art von Gemeinde ein Paar aufgewachsen ist und welchen Glauben die Eltern hatten. Was mich interessiert, ist, was die beiden heute tun, um Gott besser kennenzulernen.

Ich kenne keine wirksamere Strategie als zehn einschlägige Bibelverse auswendig zu lernen und sie für den Rest Ihres Lebens zu wiederholen und darüber nachzudenken. Dadurch wird sich viel verändern, und Sie werden sehen, wie Sie mehr Liebe füreinander entwickeln, als Sie sich vorstellen können. Denken Sie daran: Gottes Wort ist lebendig, wirksam und schärfer als das schärfste Schwert (siehe Hebräerbrief 4,12).

In Christus zu wachsen heißt zu erfahren, wer wir durch Gottes Gnade bereits sind. Wir sind gerechtfertigt. Wir verdienen uns unsere Erlösung nicht, indem wir wie Christus werden. Wir sollen wie er werden, weil er uns dazu berufen hat. Die meisten Paare, die eine Krise erleben, sind noch nicht bei dieser Erkenntnis angelangt. Sie haben Probleme, weil ihre sündige Natur stärker ist als sie und einer oder beide der Partner co-abhängig geworden sind. Sie erwarten vom anderen, dass er ihre Bedürfnisse stillt und sie glücklich macht.

Echte Reife zeigt sich jedoch darin, wenn jemand sein Leben als Christ mit Freude erlebt – egal, wie die Umstände sind.

Am Arbeitsplatz gilt genau dasselbe Prinzip. Ihr Chef ist nicht dafür verantwortlich, dass Sie sich schlecht fühlen. Vielleicht ist es nicht leicht, mit ihm zu arbeiten. Aber Paulus sagt, dass wir unsere Arbeit so erledigen sollen, als würden wir Gott dienen (siehe Kolosser 3,23). Meine Ehe soll ein Ort sein, an dem ich Amy so liebe, wie ich Gott dienen würde. Und sie soll mich so lieben, wie sie dem Herrn dient.

Die Bibel sagt, wir sollen einander dienen – aus Ehrfurcht vor Christus und vor dem, was er getan hat. Wie zeigen wir also unsere Dankbarkeit? Lieben Sie Ihren Partner oder Ihre Partnerin aus Ehrfurcht vor Christus, auch wenn es schwer ist. Das ist ein Zeichen von Reife. Denken Sie daran, dass Menschen, Orte und Dinge Sie nie bis zum Überfluss erfüllen können. Sie können nicht die Quelle zur Stillung Ihrer Bedürfnisse sein. Gott, und nicht Ihr Partner oder Ihre Partnerin, ist der Einzige, der alle Ihre Bedürfnisse stillen kann.

Eine spirituelle Verbindung zu Ihrem Partner aufbauen

Entlasten Sie Ihren Partner oder Ihre Partnerin!

Sagen Sie Ihrem Mann oder Ihrer Frau, dass Sie ihn oder sie nicht länger für Ihre Launen, Gefühle, Worte und Reaktionen verantwortlich machen. Sie werden ihm oder ihr nicht mehr die Schuld an Ihren Unzulänglichkeiten geben oder ihn oder sie für Ihren spirituellen Weg zur Verantwortung ziehen.

Übernehmen Sie Verantwortung!

Beginnen Sie Ihre spirituelle Reise und kümmern Sie sich zuerst um Ihren eigenen geistlichen Weg.

Suchen Sie sich Hilfe

Sie sind der Chef Ihres Lebens, aber Sie können Ihren Partner oder Ihre Partnerin um Unterstützung und Hilfe bitten. Wie kann er oder sie Ihnen helfen? Es gibt verschiedene Möglichkeiten:

- Täglich füreinander beten.
- Täglich miteinander beten.
- Lesen Sie gemeinsam ein Buch – jedoch zu verschiedenen Zeiten und an verschiedenen Orten. Reden Sie dann darüber, was Sie gelernt haben.
- Erstellen Sie eine »spirituelle Verfassung« für Ihre Ehe oder so etwas wie einen Vertrag für die Familie. Darin halten Sie die vier geistlichen Entscheidungen aus diesem Kapitel fest und unterschreiben ihn gemeinsam.

> Sie können auch Ihren Pastor bitten, mit zu unterschreiben. Wenn Ihre Kinder älter werden, können auch sie einen eigenen Vertrag mit Ihnen aufsetzen.

Der beste Sex Ihres Lebens hat eine starke spirituelle Seite. Im nächsten Kapitel wollen wir Ihnen zeigen, wie Sie Konflikte in Ihrer Partnerschaft lösen können – bevor sie aufbrechen.

@ GarySmalley.com

Frage: Wie gehe ich mit einem Mann um, der sich langsam von Gott entfernt und pornografiesüchtig wird?

Antwort: Ich kann Sie verstehen. Die Gefühle, die dabei aufkommen, wenn Sie Ihren Mann beim Porno-Konsum erwischen, sind fast genauso, als ob man um einen Toten trauert. Meine Frau hat mir gesagt: Wenn ich dich dabei erwischen würde, Pornografie anzuschauen, wäre das genauso, als würde ich dich mit einer anderen Frau im Bett sehen. Pornografie verletzt und zerstört das Vertrauen in einer Beziehung. Keine Frau, egal wie gut sie aussieht, will mit einer anderen Frau verglichen werden. Wenn ein Mann Pornografie anschaut, tut er aber genau das. Er drückt aus: »Meine Frau ist mir nicht mehr genug. Ich muss mir außerhalb meiner Ehe Stimulation suchen.«

Pornografie hat ein hohes Suchtpotential. Pornografiesucht muss genauso behandelt werden wie jede andere Sucht nach Alkohol oder Drogen auch: Entzug. Der Schmerz geht tief. Ich erwarte nicht von Ihnen, dass Sie so tun, als wäre nichts passiert. Sie müssen Ihr Herz vor Bitterkeit bewahren. Sie und Ihr Mann sind vor Gott gleich viel wert.

Gott ist der Einzige, der das Herz eines Menschen verändern kann. Im Fall Ihres Mannes klingt es so, als würde er sein Bedürfnis nach einer Beziehung mit Gott und anderen mit seiner Sucht zu stillen versuchen.

Ich möchte Sie ermutigen, die Worte aus 1. Petrus 3 in Ihr Herz zu schließen. Der Text ist sehr ermutigend und gibt gute Anregungen, wie eine gläubige Frau ihren ungläubigen Mann beeinflussen kann: »Das Beispiel eures Lebens wird sie mehr überzeugen als alle Worte. Sie werden für Gott gewonnen werden, wenn sie sehen, wie ihr vorbildlich und in Ehrfurcht vor Gott lebt« (1. Petrus 3,1-2). Denken Sie daran: Sie können ihn nicht verändern.

Vermeiden Sie es, ihn anzupredigen. Sie haben wahrscheinlich schon gemerkt, dass das nicht funktioniert. Beten Sie jeden Tag für ihn. Achten Sie darauf, wie Sie Ihr Leben vor ihm leben. Wenn Sie ihm wegen seiner Sucht immer im Nacken hängen, gleichzeitig aber mit Freundinnen am Telefon den neuesten Klatsch austauschen oder Ihren Chef oder Freund belügen, wird er Ihre Scheinheiligkeit gern als Rechtfertigung benutzen, um sich nicht um sein geistliches Leben zu kümmern. Achten Sie genau auf Ihr eigenes Verhalten und passen Sie auf, dass Sie nicht so tun, als wären Sie perfekt und frei von Sünde.

Sagen Sie ihm, dass Sie ihn lieben und zeigen Sie, wie verletzlich Sie durch den Schmerz, den er Ihnen zugefügt hat, und durch Ihre eigenen Probleme sind. Ehrlichkeit und Verletzlichkeit sind beide im Sinne von 1. Petrus 3. Halten Sie vor allem an der Hoffnung fest, dass Gott ihn verändern kann. Aber überlassen Sie es Gott, ihn zu verändern. Schauen Sie, was passiert, wenn Ihr Mann sieht, wie Sie in Christus wachsen und sich selbst verändern.

Zusammenfassung

Sex ist viel mehr als der körperliche Akt.

Sex ist auch ein emotionales und spirituelles Erlebnis.

Ihr geistliches Leben beeinflusst Ihr Sexleben.

Verabschieden Sie sich von der Vorstellung, dass Ihr Partner oder Ihre Partnerin alle Ihre Bedürfnisse stillen wird. Suchen Sie Erfüllung bei Gott.

Übernehmen Sie 100 Prozent Verantwortung für Ihren eigenen spirituellen Weg.

Machen Sie Gott, nicht Ihren Partner oder Ihre Partnerin, zum Zentrum Ihres Lebens.

Viel zu oft glauben Paare, dass Ihr Glück vom anderen abhängt.

Wahres Glück – echte Freude – kommt aus unserer persönlichen Beziehung mit Gott.

Bettgeflüster

Findest du, dass mein Verhalten den liebevollen Charakter von Jesus widerspiegelt?

Meinst du, dass ich meine Verantwortung für mein Verhalten und meine Reaktionen wahrnehme?

Wie können wir unser geistliches Leben stärker in unsere Beziehung einbringen?

Kapitel 11

Konfliktlösung

Auch wenn ich (Ted) keine Statistik darüber kenne, wie viele Paare sich auf ihrer Hochzeitsreise streiten – so würde ich wetten, dass die Zahlen uns überraschen würden. Aber vielleicht auch nicht! Wie die meisten Paare haben auch Amy und ich uns auf unserer Hochzeitsreise gestritten. Wir waren vier Tage auf einem Törn in den Bahamas unterwegs. Schon vorher hatte sie mir gesagt, dass sie gern schnorcheln würde. »Klar, ich würde sehr gern mit dir schnorcheln!«, antwortete ich. Ich hatte ja keine Ahnung.

Wir landeten mit 150 anderen Leuten auf einer dieser großen Bargen. Das Boot war vollgepackt mit Menschen und Ausrüstung. Als ich den Berg Schnorchelausrüstung sah, konnte ich nicht anders, als mich zu fragen: *Wie viele Menschen hatten die schon im Mund?* Iiihgitt! Ich wählte mir einen Schnorchel aus, holte eine Flasche antibakterielles Gel aus meiner Tasche und rieb das Mundstück mit dem Gel ein. Amy schaute mich an, als käme ich von einem anderen Planeten. Aber sie sagte nichts.

Wir mussten in einer langen Schlange warten, bis wir dran waren und ins Wasser konnten. Um die Sache zu beschleunigen, zog ich meine Taucherbrille über, meine Schwimmflossen an und steckte den Schnorchel in den Mund. Wir waren in der Schlange noch ziemlich weit hinten – aber ich war bereit, sofort ins Wasser zu springen. Heute weiß ich, dass ich absolut lächerlich aussah, aber ich dachte: *Hey, ich bin jetzt verheiratet. Was soll's!* Um keine Minute im Wasser zu verschwenden, schlug ich meiner frisch Angetrauten vor, dass sie ihre Ausrüstung auch schon anziehen sollte. »Ich mache das erst an der Wasserkante«, antwortete sie. »So kann ich erst einmal meine Füße ins Wasser halten, so dass sie sich an die Temperatur gewöhnen. Ich mache meine Knie nass, und dann ziehe ich die Ausrüstung an.«

Obwohl ihre Logik absolut einwandfrei war, machte ich mir mehr Sorgen darüber, dass wir die anderen in der Schlange aufhalten könnten (obwohl wir eigentlich ziemlich am Ende standen). Als wir dem Wasser näher kamen, ermunterte ich sie wieder: »Wir sind fast so weit – zieh deine Brille und Flossen an!«

»Nein«, gab sie zurück. »Ich gehe langsam ins Wasser.«

»Aber die Leute hinter uns in der Schlange warten! Das ist peinlich.«

»Die werden damit klarkommen«, sagte sie zuversichtlich.

Amy ist ein Mensch, der sich nie darüber Sorgen macht, was andere denken könnten. Das ist eine Gabe, die ihr Gott ganz klar geschenkt hat – und die ihr als Pastorenfrau sehr hilft. Aber an diesem schicksalhaften Tag wusste ich diese Gabe nicht zu schätzen. Ich war wütend. Als wir dran waren, machte ich einen klassischen Schnitzer: Ich schubste sie ins Wasser.

Um alles noch schlimmer zu machen, sprang ich ins Wasser und rief »Komm schon, Amy!« Sie hat nicht nur eine ihrer Flossen, sondern auch ihren Respekt für mich verloren. Ich hatte mich wie ein unreifer Trottel verhalten und merkte es nicht einmal. Meine Frau hasste jede Minute, die wir im Wasser verbrachten, und als wir wieder ins Boot kletterten, wurde mir klar, wie sehr ich alles vermasselt hatte. Sogar beim Abendessen hatte sich die Stimmung noch nicht aufgehellt – sie war so wütend auf mich. Dieser Streit stahl uns fast zwei Tage unserer Hochzeitsreise!

Wir alle erleben Konflikte mit unseren Partnern. Das ist normal. Aber wie wir darauf reagieren, macht den Unterschied zwischen einer guten und einer sehr guten Beziehung aus. Dieser Unterschied wird nirgends offensichtlicher, als wenn Konflikte in unser Sexleben schwappen. Das ist nichts Neues – sogar Salomo hat es erlebt. In diesem Kapitel behandeln wir vier Faktoren, die Konflikte in einer Partnerschaft auslösen können. Wir wollen auch Anregungen geben, wie Sie Konflikte in Ihrem intimsten Bereich, dem Schlafzimmer, lösen können. Außerdem wollen wir Ihnen die beste Anekdote über Konflikte erzählen.

Intimitätskiller

Manchmal können schon kleine Dinge unsere Intimität behindern. Salomo nennt diese Dinge *Füchse*: »Fangt uns die Füchse, die kleinen Füchse, die den Weinberg verwüsten, denn unsere Reben stehen in voller Blüte« (Hoheslied 2,15). Damals waren Füchse die Tiere, die einen Weinberg am meisten verwüsten konnten. Sie konnten einen ganzen Weinberg zerstören, indem sie die Knospen fraßen, bevor sie treiben konnten. Wenn sie genug Knospen fraßen, konnten sie eine ganze Ernte vernichten.

Die Ehe ist unser moderner Weinberg. Die Füchse stehen für alles, das Wachstum und Fruchtbarkeit untergräbt. Wir wollen Ihnen vier Faktoren vorstellen, die die Intimität in Ihrer Beziehung beeinträchtigen können. Wir nennen sie »Eindringlinge«.

1. Eskalation

Die Gefahr der Eskalation schleicht sich ein, wenn wir versuchen, uns zu verteidigen bzw. einen Streit zu gewinnen.

Dieser Eindringling verführt dazu, sich gegenseitig entweder Schuld zuzuweisen oder sich zu verteidigen. Sie laden diesen Eindringling dann in Ihre Ehe ein, wenn Sie sagen: »Es war dein Fehler.«, »Du tust immer …« , »Du tust nie …«.

Die Gefahr der Eskalation schleicht sich zwar leise, aber ganz schnell ein. Eine Situation eskaliert oft dann, wenn wir unsere Gefühle lange zurückgedrängt haben. In einem einzigen Moment passiert dann etwas und *bumm!* – wir lassen alles raus. Eskalation funktioniert wie ein Vulkan. Sie können nie wissen, wann er ausbricht, und Sie können auch den Lavafluss nicht beeinflussen.

Eskalation und die anderen drei Eindringlinge beeinflussen unsere Beziehungen deshalb, weil sie beide Partner mit ungelöstem *Ärger* zurücklassen. Dieser Ärger tötet die Liebe. Ärger verdunkelt nicht nur unsere Herzen, er vertreibt die Liebe auch komplett, wenn wir wütend bleiben. Wir können das Licht Gottes bzw. seine Liebe nicht sehen und laufen wie ein Blinder durch das Haus, auf der Suche nach einem Weg zurück in die Harmonie.

2. Verletzende Worte

Wir haben absichtlich nicht von Schimpfworten gesprochen. Denn das allein würde nicht ausreichen. »Über eure Lippen komme kein böses Wort, sondern nur ein gutes, das den, der es braucht, stärkt, und dem, der es hört, Nutzen bringt«, heißt es in der Bibel (Epheserbrief 4,29; EU). Mit verletzenden Worten meinen wir alles, was den anderen herabsetzt, ihn erniedrigt oder verletzt.

Sie führen dazu, dass wir denken, dass die Logik oder die Gefühle des anderen dumm sind: »Es ist verrückt, so zu denken oder zu fühlen.«; »Was hast du dir bloß dabei gedacht?«; »Ich habe es dir nicht nur einmal, sondern schon tausendmal gesagt.«

»Worte haben Macht: sie können über Leben und Tod entscheiden«, heißt es in Sprüche 18,21 (HFA). Verletzende Worte haben Macht. In einer ärgerlichen Minute können Sie etwas sagen, das Ihr Partner niemals vergessen wird. Achten Sie auf Ihre Worte.

3. Rückzug

Dieser Eindringling kommt dann zum Zuge, wenn ein Partner den anderen ausschließt, sobald ein Streit beginnt. »Ende der Diskussion.«; »Es ist vorbei.«; »Klar doch.« – dies sind alles Formen des Rückzugs. »Können wir später darüber reden?«, ist meine liebste Wahl. Wären wir bei einem Treffen der Anonymen Rückzieher, wäre ich jetzt dran aufzustehen und zu sagen: »Hallo, ich heiße Ted. Ich vermeide Konflikte, wo immer es geht.« Viele Menschen ziehen sich zurück, weil sie wollen, dass der Konflikt so schnell wie möglich vorüber ist. Sie würden alles sagen oder tun, nur damit der Streit aufhört. Und alle ungelösten Probleme sind immer noch auf dem Tisch.

Von allen vier Eindringlingen mag dieser Ihnen nicht ganz so gefährlich erscheinen. Sie denken vielleicht: *Den Konflikt vermeiden, anstatt zu streiten, scheint mir gesünder als eine Eskalation.* Das habe ich mir früher selbst auch immer gesagt. Aber dieses Verhalten ist genauso zerstörerisch, weil Sie Ihrem Partner oder Ihrer Partnerin damit sagen, dass Sie ihn oder sie nicht anhören wollen. Wenn ich mich zurückziehe, fühlt sich Amy zurückgewiesen und abgelehnt. Wenn sie explodiert, erhöht sie nur die Anzahl der Worte, die sie benutzt, um mit mir eine Verbindung herzustellen. Wie die meisten Frauen benutzt sie Worte, um sich mit anderen verbunden zu fühlen.

Wenn wir uns streiten, verlasse ich den Raum und gehe weg von ihr. Dadurch breche ich unsere Verbindung ab –

emotional und physisch. In ihrer Liebe zu mir folgt sie mir in das andere Zimmer.

Nach Jahren, in denen wir uns durch diese Situationen durchgekämpft haben, sind wir an einem Punkt angelangt, wo wir die meisten Konflikte (aber nicht alle) in fünf bis zehn Minuten lösen können. Ich werde immer dazu neigen, mich zurückzuziehen. Aber mittlerweile lege ich einen Zeitpunkt fest, an dem ich zurückkomme und mich versöhne. Wenn Sie auch den Rückzug vorziehen – hören Sie mir zu: Geben Sie Ihrer Partnerin oder Ihrem Partner die Hoffnung auf Versöhnung. Legen Sie eine Zeit fest, wann Sie zurückkommen. Und tun Sie während Ihres Rückzugs etwas Sinnvolles: Beten Sie – akzeptieren Sie, dass Sie für Ihren geistlichen Weg verantwortlich sind.

4. Falscheinschätzung

Dieser Eindringling schleicht sich ein, wenn wir dem Verhalten des anderen bestimmte Motive unterstellen. Wenn Ihr Partner zum Beispiel spät nach Hause kommt, können Sie das negativ oder auch falsch einschätzen, warum das so ist. Ihre Vorstellungskraft zeichnet das Schlimmste – anstatt das Beste – an Ihrem Partner. Solche Gedanken sind Gift für jede Ehe.

Es kann sein, dass auf dem Heimweg Stau war oder der Chef eine späte Sitzung einberufen hat. Kommt er aber nach einer Affäre zu spät nach Hause, dann schlussfolgert man schnell: »Er ist mit der anderen zusammen gewesen.«

»Ich weiß, was du denkst, und du liegst falsch.«; »Das hast du mit Absicht gemacht.«; »Du willst unsere Ehe ruinieren«; »Du willst nicht, dass ich in meinem Beruf Erfolg habe. Deshalb bist du immer wütend, wenn ich zu spät komme.« Auch bei diesen Beispielen werden bestimmte Dinge vorausgesetzt werden, die nicht stimmen müssen.

Das Gespräch kann dann leicht eskalieren:

»Du bist schon wieder zu spät. Es reicht mir«, sagt die Frau.

»Schatz, ich habe im Moment unglaublich viel zu tun«, antwortet der Mann.

»Wann hört das auf?«, fragt die Frau.

»Weiß ich doch nicht«, schnappt der Mann zurück.

Und plötzlich kommen folgende Gedanken auf:

Sie denkt	**Er denkt**
»Er liebt seinen Job mehr als mich.«	»Denkt sie nicht an die Rechnungen, die bezahlt werden müssen?«
»Wir hätten nie Kinder haben sollen.«	»Sie hat keine Ahnung, was ich alles tun muss, um meinen Chef zufriedenzustellen.«
»Verliert er sein Interesse an mir?«	»Sie will, dass ich kündige und den ganzen Tag zu Hause sitze.«

Jeder dieser Gedanken ist eine unbestätigte Annahme. Wie ein Eindringling, der in ein Haus einbricht, können solche Gedanken eine Ehe gefährden. Der Konflikt hat nichts mit den Kindern, den Rechnungen, sexuellem Interesse oder einer Kündigung zu tun. Er hat mit dem Herzen zu tun, Kommunikationsebene 6. Sie müssen aus Ihrem eigenen Kopf raus und in das Herz Ihres Partners schauen.

Die letzten 10 Prozent

Amy und ich haben ein System entwickelt, dass uns helfen soll, aufzuhören, dem anderen etwas zu unterstellen. Einmal im Vierteljahr setzen wir uns dafür zusammen. Manchmal auch öfter, normalerweise nachdem ich mich wieder einmal zurückgezogen habe und es ein ungelöstes Problem gibt. Bill Hybels, Pastor der Willow Creek Gemeinde, hat den Begriff »die letzten 10 Prozent« geprägt. In Konflikten setzen wir uns meist mit 90 Prozent der Problematik ohne großes Blutvergießen, Tränen oder Schweiß auseinander. Die letzten 10 Prozent sind jedoch wie ein Elefant im Zimmer – sie können die Beziehung gefährden.

Unser letztes Quartalstreffen war vor zwei Monaten. Montag ist mein freier Tag. Dienstags gehen Amy und ich um 6.30 Uhr gemeinsam frühstücken. An jenem Morgen waren wir ziemlich still. Wir wussten, wir würden über unsere Herzenseinstellungen reden müssen, auch wenn es hart werden würde. Es ging um die letzten 10 Prozent.

Amy und ich sind gerade an einem Punkt, an dem wir uns entscheiden müssen, wie wir unsere geistlichen Ämter weiterführen wollen. Wir wissen, dass Gott uns so leitet, dass wir uns auf die Arbeit mit Familien und die Eheberatung konzentrieren sollen. Aber wir waren auch die ersten beiden, die unsere Gemeinde »Woodland Hills Church« vor fünf Jahren gegründet haben, und wir wissen, dass wir dort immer noch gebraucht werden. Wie können wir die Arbeit mit Familien und Paaren mit der Vollzeitarbeit in der Gemeinde vereinbaren? Das war die zentrale Frage bei unserem Treffen. Ich bin Amys Ehemann, Liebhaber und Pastor. Auf dieser Grundlage laufen unsere Gespräche. Amy darf Sachen zu mir sagen, die die meisten Kirchenmitarbeiter ihren Pastoren nicht sagen können.

»Bist du wütend?« Ich weiß so unheimlich gut, wie man mit Worten umgeht. Mein Timing kann fantastisch sein.

»Nein, bin ich nicht«, antwortete Amy.

»Wir waren heute Morgen beide sehr still. Müssen wir über etwas sprechen?«, fragte ich.

»Wo stehen wir in der Arbeit mit der Gemeinde? Willst du Woodland Hills noch als Pastor leiten?«, fragte Amy.

Ich fühlte mich plötzlich wie ein Versager. Ich interpretierte die Frage so, als würde sie sagen, ich würde eine schlechte Arbeit leisten (falsche Annahme!).

»Was soll das denn heißen?«, fragte ich.

(Wir stellen uns bisher nur Fragen. Das ist ein Zeichen dafür, dass wir in Verteidigungsstellung gehen.)

»Na ja, du schienst nicht sehr am Inhalt des Teamtreffens interessiert zu sein. Willst du die neue Vision überhaupt unterstützen?«, fragte sie.

Amy und ihr Team waren gerade auf einer Konferenz in Atlanta gewesen. Dort hatten sie den Impuls bekommen, eine stärkere Vision von Familienarbeit in unserer Kirche umzusetzen. (Wenn jemand von einer Konferenz erzählt, die der andere nicht besucht hat, kommt auch oft das Gefühl »Du hättest dabei sein sollen.« rüber.) Ich interessierte mich sehr für das neue Konzept, von dem mir Amy vor drei Tagen erzählt hatte, aber ich war nicht so enthusiastisch wie sie. Sie hatte immer noch das Hochgefühl, das man von so einer Konferenz mitbringen kann.

Ich sagte eines der dümmsten Dinge in meinem Leben: »Ich bin der leitende Pastor.« Ich sagte es mit der Reife und dem Nachdruck, mit dem ich mit sechs Jahren erklärt hatte: »Das ist mein Fahrrad und wenn du nicht damit aufhörst, nehme ich es und fahre nach Hause!« Was für ein Idiot ich manchmal sein kann!

Danach sagte Amy gar nichts mehr. Ich hatte kommuniziert, dass ich mich nicht unter Druck setzen ließ und dass das Gespräch beendet war. Die nächsten 15 Minuten verbrachten wir schweigend. Pochierte Eier auf einem Brötchen haben nie so schlecht geschmeckt.

Nachdem 15 Minuten vergangen waren, sagte ich: »Es tut mir leid.« Von gegenüber kam keine Antwort. Da wusste ich, dass es schlimm stand.

Plötzlich erschlug es mich fast: »Es tut mir leid.« war eine zu pauschale Aussage. Sie brauchte eine Liste, was mir leid tat.

»Es tut mir leid, dass ich dich abgewürgt habe und deine Gefühle sowie deinen Enthusiasmus über die Entwicklung der Gemeinde nicht ernst genug genommen habe. Es tut mir leid, dass ich meine Meinung und meine Gefühle über deine gestellt habe (verletzende Sprache). Kannst du mir verzeihen?«

»Ja«, sagte sie und Tränen rollten ihr über die Wangen.

Oh Mann, Ted, dachte ich mir.

Amy erinnerte mich dann daran, dass wir keine Feinde sind. Dass wir im selben Team spielen. Wir verbrachten die nächste Stunde – und den Rest des Tages auch – damit, uns gegenseitig unsere Herzen zu offenbaren. Amy sagte, dass sie vor allem eine gute Mutter sein wollte und eines Tages die Kinderarbeit gern an jemanden abgeben würde. Ich wünsche mir das auch für sie. Ich sagte, dass ich nicht der Chef der ganzen Gemeinde sein wollte. Ich wollte Menschen bei ihren Problemen im Leben unterstützen und nicht allein der Organisation und Struktur der Gemeinde verpflichtet zu sein. Sie wünschte sich das auch für mich.

Es brauchte dieses Gespräch, damit wir unsere Einschätzungen revidieren und uns auf unsere Herzenswünsche konzentrieren konnten. Wenn wir uns darauf fokussieren, werden wir sofort Mitstreiter für dieselbe Sache.

Wenn Sie Interesse an solchen Klärungsgesprächen haben, will ich Ihnen einige Tipps mitgeben:

1. *Halten Sie es kurz und einfach.* Beginnen Sie damit, um Erlaubnis zu fragen, ein solches Gespräch zu führen. »Ich möchte mich mit dir über die letzten 10 Prozent unterhalten.«
2. *Konzentrieren Sie sich auf die Beziehung und nicht auf das Problem.* Die letzten 10 Prozent haben nichts mit

dem Kellner, mit der Kassiererin oder Leuten, die Sie auf der Straße treffen, zu tun. Sie gehören in Ihre engsten Beziehungen und sind dazu da, Konflikte zu bewältigen. Denken Sie daran, dass Konflikte wertvoll sind, weil sie zu tieferer Intimität führen. Beziehungen sind wichtiger als Meinungen.

3. *Suchen Sie das persönliche Gespräch.* Die letzten 10 Prozent gehören in keine E-Mail und sollten auch nicht am Telefon geklärt werden.

Welches Thema steckt wirklich hinter den Konflikten in Ihrer Ehe? »Was verursacht die Kriege und Streitigkeiten unter euch? Sind es nicht die vielen Begierden, die in euch kämpfen?«, heißt es in Jakobus 4,1. Die Quelle Ihrer Konflikte ist hier zusammengefasst: Sie haben eine sündige Natur, und Ihr Partner auch. Sie sind ein unzulänglicher Mensch, der mit einem anderen unzulänglichen Menschen verheiratet ist – und die Gnade Gottes hält Ihre Ehe zusammen. »Gott stellt sich den Stolzen entgegen, den Demütigen aber schenkt er Gnade«, steht in Jakobus 4,6. Er möchte in Ihrer Ehe wirken, aber nur wenn Sie es zulassen. Sie können nicht alles selbst wieder kitten. Die Gnade, die er Ihnen schenken möchte, kommt nur von ihm. Seine Gnade können jedoch nur diejenigen empfangen, die erkennen, dass sie nicht perfekt sind, und verstehen, dass Gott der Einzige ist, der ein menschliches Herz verändern kann. Das gilt auch für das Herz Ihres Partners oder Ihrer Partnerin.

Konflikte im Schlafzimmer

Wussten Sie, dass sogar Salomo und seine Braut Konflikte hatten? Und einer Ihrer größten Konflikte drehte sich um Sex!

Im Hohenlied 5,2 sagt die junge Frau: »Ich schlief, aber mein Herz [Salomo] war wach. Da, hört, mein Geliebter klopft an die Tür. ›Öffne mir, meine Schwester, meine Freundin, meine Taube, meine Vollkommene‹.«

In anderen Worten: Salomo drückt aus, dass er Lust auf Sex hat. Er nennt sie bei Kosenamen, um ihre Aufmerksamkeit zu wecken. In der modernen Version klopft er an die Tür und sagt: »Meine Süße, mein Engel, mein Schatz.«

Die junge Braut antwortet in Vers 3: »Ich habe mein Kleid schon ausgezogen, soll ich mich wieder anziehen? Ich habe meine Füße gewaschen, soll ich sie wieder schmutzig machen?« Das ist das Äquivalent zu einer hebräischen Migräne. Sie sagt: »Ich habe keine Lust.«

Und vielleicht ist das verständlich. Ihr König war den ganzen Tag nicht da. Wir wissen, dass er kein Mobiltelefon und auch keinen E-Mailanschluss hatte. Also konnte er sie auch nicht wissen lassen, wie sehr er sie liebte. Stattdessen klopft er an ihre Tür und fordert sie auf, sich ihm zu öffnen. Er will Sex mit ihr haben. Sie sagt nein. Es ist ihr erster Konflikt – und er dreht sich um Sex.

Wenn Sie also in Ihrer Ehe und Ihrem Sexleben Konflikte erleben – dann sind Sie nicht die Einzigen. Glücklicherweise gibt es einige Möglichkeiten, damit umzugehen.

»Mein Geliebter streckte seine Hand durch die Öffnung in der Tür, und mein Herz fing an, wie wild zu schlagen vor Sehnsucht nach ihm. Ich sprang auf, um meinem Geliebten zu öffnen. Meine Hände troffen von Myrrhe und meine Finger von bestem Öl, als ich nach dem Riegel griff«, heißt es weiter in Vers 4. Salomo reichte ihr flüssige Myrrhe durch die Tür – ein Zeichen der Zuneigung. Er klopfte nicht weiter.

Torheit bedeutet, dass man dieselben Dinge wieder und wieder tut und dabei ein anderes Ergebnis erwartet.

Nirgends in der Bibel finden wir, dass Anschreien, Streiten oder Sichanschweigen eine Lösung für einen Konflikt bringt. Diese Strategien funktionieren einfach nicht. Gott hat Ihnen nicht die Macht gegeben, das Herz Ihres Partners oder Ihrer Partnerin zu verändern. Stattdessen lädt er Sie dazu ein, ihn selbst widerzuspiegeln, indem Sie Ihren Partner oder Ihre Partnerin lieben und ihm oder ihr dienen.

Nachdem Salomo seiner Frau die Myrrhe gereicht hat, geht er weg. Wissen Sie, was als Nächstes passiert? Als er geht, will sie ihn! »Ich öffnete meinem Geliebten, doch mein Geliebter war fort, er war verschwunden. Ich war außer mir, dass er fort war! Ich suchte ihn, doch ich fand ihn nicht. Ich rief ihn, doch er antwortete mir nicht«, heißt es im Hohenlied 5,6.

Es ist verrückt, immer wieder das Gleiche zu tun, aber andere Ergebnisse zu erwarten. Vielleicht haben Sie über Jahre hinweg gleich reagiert, wenn Ihr Partner oder Ihre Partnerin keine sexuelle Intimität mit Ihnen wollte. Versuchen Sie etwas Neues.

Als Salomo sich von ihr entfernte, ohne Nötigung oder Druck auszuüben, begann Gott, an ihrem Herzen zu arbeiten. Dieses junge Paar hatte einen Konflikt, aber beide haben fair gekämpft. Es gibt keine Zeichen von Herabsetzung, Sarkasmus oder verletzender Sprache. Sie haben einfach eine Auseinandersetzung.

Wie hätte Salomo auch mit der Situation umgehen können? Alternativ hätte er verschiedene negative Reaktionen haben können:

»Du hast nie Lust.«

»Du sagst immer, dass du müde bist.«

»Wir haben schon wochenlang keinen Sex gehabt.«

Diese kleinen Sticheleien werden Ihre Frau bestimmt dazu bringen, dass sie Lust hat! Solche Reaktionen entfernen Sie eher von ihr. Als er weggeht, zeigt Salomo Reife, Respekt und Wertschätzung für seine Braut.

Das Gegenmittel für Konflikte

Das Gegenmittel für Konflikte ist einfach und kraftvoll zugleich: Vergebung. Wenn wir uns entscheiden zu vergeben, konzentrieren wir uns nicht länger auf das, was uns trennt, sondern auf das, was uns verbindet. Eine der Gründe, warum Amy und ich Konflikte überleben – egal, ob es ums Schnorcheln oder irgendetwas anderes in unsere Ehe geht – ist, dass wir die Möglichkeit einer Scheidung für uns ausgeschlossen haben. Wir haben die Entscheidung getroffen, dass das keine Option für uns ist. Im Hohenlied 6,3 bezieht sich die Braut auf dieses Versprechen: »Ich gehöre meinem Geliebten und mein Geliebter gehört mir.«

Um das Versprechen, das wir einander gegeben haben, zu halten, müssen wir lernen, einander zu vergeben. Vergebung ist kraftvoll. Sie ist ein unglaublich wirksames Gegenmittel zum Egoismus. Wenn Sie sich entscheiden zu vergeben, können Sie nicht anders, als sich selbst zu vergessen. Sie geben das Recht auf, recht zu haben. Sie können nur so weit Vergebung schenken, wie Sie Vergebung verstehen. Das größte Verständnis von Vergebung kommt von Gott. Weder Sie noch ich bringen ein Gramm Liebe allein auf. Wir können nicht ein Gramm Vergebung aufbringen. Liebe und Vergebung werden uns von Gott geschenkt. Wir lieben, weil er uns zuerst geliebt hat.

Weder Sie noch ich bringen ein Gramm Liebe allein auf. Wir können nicht ein Gramm Vergebung aufbringen. Liebe und Vergebung werden uns von Gott geschenkt. Wir lieben, weil er uns zuerst geliebt hat.

Über die Jahre habe ich viel über Vergebung gelernt – nicht nur in meiner Beziehung zu Amy, sondern in allen meinen Beziehungen, ob privat oder beruflich. Ich habe gelernt, dass es einen großen Unterschied zwischen Schlichtung und Versöhnung gibt. Versöhnung bedeutet, die Beziehung wieder herzustellen. Schlichtung heißt, den Konflikt in Freundschaft zu beenden.

Wissen Sie, was die meisten Paare heute wollen? Sie wollen keine Versöhnung, wenn sie Vergebung anbieten – sie wollen Schlichtung. Sie wollen einfach weitergehen und den Streit beenden, ohne sich wirklich mit den Themen und Problemen zu beschäftigen, ohne den anderen im Herzen erkennen zu wollen. Traurigerweise entscheiden sich viele für eine Scheidung – eine Form der Schlichtung –, weil so alles in »Freundschaft« beendet werden kann (außer Sie sind eines der Kinder).

Die besten Beziehungen brauchen Versöhnung – echte Vergebung – und wie Sie als Nächstes lesen werden, gibt es nichts Besseres nach der Vergebung als Versöhnungssex!

Konfliktlösung stärkt die Intimität

Wenn Sie Konflikte in Ihrer Ehe lösen, ist Intimität ein natürliches Ergebnis. Die besten Ehen und Beziehungen kultivieren einen Geist der Vergebung. Wissen Sie, wie man das macht? Nutzen Sie die Quelle aller Vergebung. Wenn Sie ein Mensch sind, der nur schwer vergeben kann, haben Sie nicht verstanden, wie sehr Gott Ihnen vergeben hat. Wenn Sie andere oft verurteilen, hat Stolz Ihr Herz gepackt. Sie sind für Ihre eigenen Schwächen blind. Wenn Sie Ihre eigenen Grenzen erkennen und akzeptieren, dann lernen Sie auch gnädig mit sich selbst umzugehen – und diese Gnade auch anderen zu schenken.

Nichts bereitet ein Paar besser auf das Schlafzimmer vor als Vergebung. Im Hohenlied sagt die Braut: »Ich ging hinunter in den Nussbaumhain, um das frische Grün des Tales zu sehen. Ich wollte nachsehen, ob die Weinstöcke schon treiben und die

Granatapfelbäume blühen. Doch ohne dass ich's merkte, trieb mich mein Verlangen [Salomo] zu den Wagen Amminadabs« (Hoheslied 6,11-12). In anderen Worten: Nach dem Konflikt fühlt sie sich besser als vorher. Das ist die Kraft der Vergebung.

Drei Tipps, um in Stimmung zu kommen

1. Erinnern Sie sich an Ihr Versprechen

Wenn Sie keine Lust haben, erinnern Sie sich an Ihr Versprechen. Ich sage oft zu den Paaren, die heiraten wollen und zu mir in die Ehevorbereitung kommen: Wenn Sie nicht zwei- oder dreimal in der Woche Sex haben wollen, dann brauchen Sie auch nicht zu heiraten. Sex ist ein Schlüsselaspekt einer Ehe. Also erinnern Sie sich an Ihr Versprechen: Sie verfügen nicht mehr über Ihren Körper. Das bedeutet, dass der Mann, der immer wieder mit Masturbation zu kämpfen hat, bedenkt, dass auch seiner Frau sein Körper gehört. Wir sollen einander achten und bewundern.

2. Sexuelles Interesse entwickelt sich

Sie kennen sicherlich auch Situationen, in denen Sie zuerst keine Lust hatten, aber als Sie mit dem Sex anfingen, dann doch Lust bekommen haben.

Es gab viele Tage in unserer Ehe, an denen weder ich noch Amy Lust hatten. Ja, sogar ich als Mann kenne die Tage, an denen mir Sex einfach als zu anstrengend erscheint! Lange Arbeitstage, kranke Kinder, den ganzen Tag Baseball-Spiele mit unseren Kindern bei über 30 Grad und auch Camping können verhindern, dass Lust aufkommt. An diesen Abenden schauen Amy und ich uns beim Zähneputzen an und sagen: »Weißt du, es ist schon eine Woche her.« Wir sind beide überrascht, wie schnell wir Lust bekommen, wenn wir einmal anfangen. Sexuelles Interesse entwickelt sich wirklich.

3. Es geht nicht um Sie

Das ist sowohl für den Mann als auch die Frau wichtig, auch wenn Frauen sich oft so fühlen, als würde die Last nur auf ihren Schultern liegen. Schließlich haben wir ein paar Kapitel vorher auch über die Vorteile von Quickies gesprochen.

Wenn Sie beim Sex Ihrem Partner oder Ihrer Partnerin Lust verschaffen wollen, dann leben Sie diese Realität wirklich aus: »Es ist segensreicher zu geben als zu nehmen« (siehe Apostelgeschichte 20,35).

Konflikte auf gute Art lösen

Während der Schnorcheltour auf unserer Hochzeitsreise standen Amy und ich verschiedenen Herausforderungen gegenüber – inklusive der vier Eindringlinge Eskalation, verletzende Worte, Rückzug und falsche Einschätzungen. Aber wissen Sie was? Wir haben den Konflikt bewältigt. (Wenn Sie schon einmal auf einer ähnlichen Bootstour waren, wissen Sie wahrscheinlich, dass man beim Essen mit anderen Menschen an einem Tisch sitzt. Wir haben unsere Probleme im Beisein eines Paares aus Boston und eines Paares aus Maryland besprochen.)

Unsere Lösung für das Schnorchel-Disaster war nicht sehr tiefgehend und ausgeklügelt – aber unser Versprechen, Konflikte in unserer Ehe tatsächlich zu bearbeiten, war grundlegend. Die Bearbeitung eines Konflikts ist sogar wichtiger als die Lösung oder das Ergebnis. Bis heute, elf Jahre später, ist es für mich nicht relevant, welche Entscheidungen wir in diesen Konflikten treffen. Das Wichtigste ist für mich, dass wir einander wirklich verstehen und wertschätzen. Mittlerweile kämpfen wir darum, den anderen gewinnen zu lassen. Seltsam, ich weiß. Es ist wirklich komisch, wie manche Dinge funktionieren.

Konflikte sind wie eine Wegkreuzung in einer Beziehung. Konflikte sind gut, weil die Versöhnung umso schöner ist. Wussten Sie, dass Versöhnungssex biblisch ist? Wollen Sie wissen, welche beiden Verse ich zu Hause ständig benutze und auch vor meinen Kindern ausspreche? »Freue dich an ihr, die du geheiratet hast, als du jung warst« (Sprüche 5,18) und »Ihre Brüste sollen dich allezeit berauschen« (Sprüche 5,19).

Jetzt kennen Sie die Faktoren, die sich in Ihre Ehe einschleichen und Ihre Intimität gefährden können (die vier Eindringlinge). Im nächsten Kapitel sprechen wir über die Faktoren, die Ihnen Intimität rauben.

@ GarySmalley.com

Frage: Meine Frau ist sehr sensibel und sagt, dass ich unsensibel bin. Sie hat den Eindruck, dass meine Entschuldigungen nicht von Herzen kommen und ich mich nur aus Pflichtbewusstsein entschuldige. Wenn ich ihre Gefühle verletze, möchte ich es wieder gutmachen, aber ich suche nach den richtigen Worten. Wie kann ich mich entschuldigen und sie davon überzeugen, dass ich es wirklich so meine?

Antwort: Einige Gedanken dazu, wie man sich richtig entschuldigen kann:

1. *Denken Sie darüber nach, was Sie sagen wollen.* »Für einen unerfahrenen Menschen besteht mehr Hoffnung als für jemanden, der redet, ohne nachzudenken« (Sprüche 29,20). Der andere kann erkennen, wie ernst Sie es mei-

nen, wenn er merkt, dass Sie wirklich darüber nachgedacht haben.

2. *Konzentrieren Sie sich auf Gefühle und nicht auf das Problem:* »Gewiss, wir alle haben Erkenntnis. Doch die Erkenntnis macht aufgeblasen, die Liebe dagegen baut auf« (1. Korinther 8,1; EU). Ein lösungsorientierter Ansatz konzentriert sich auf das Problem, Versöhnung konzentriert sich jedoch auf den Beziehungsaspekt. Zeigen Sie Ihrer Frau, dass Ihre Ehe wichtiger ist als die Meinungsverschiedenheit.
3. *Werden Sie ein Wortschmied:* Wählen Sie bedeutsame Worte, die Wirkung haben. »Freundliche Worte sind wie Honig: süß für die Seele und gesund für den Körper« (Sprüche 16,24). »Wer unüberlegt redet, der verletzt andere, die Worte der Weisen aber sind wie Balsam« (Sprüche 12,18). »Eine freundliche Antwort vertreibt den Zorn, aber ein kränkendes Wort lässt ihn aufflammen« (Sprüche 15,1; HFA).
4. *Weniger ist oft mehr.* Manchmal kann es passieren, dass wir drei neue Fettnäpfchen aufmachen, während wie versuchen, eins wieder zu schließen. »Ist kein Holz mehr da, erlischt das Feuer; wo kein Verleumder ist, legt sich der Streit« (Sprüche 26,20; EU). »Rede nicht zu viel, denn das führt zur Sünde. Sei klug und halte dich mit deinen Worten zurück!« (Sprüche 10,19) »Ein weiser Mensch macht nicht viel Worte; ein kluger Mensch verhält sich besonnen. Selbst einen Narren hält man für weise, wenn er schweigt; solange er den Mund nicht aufmacht, scheint er klug zu sein« (Sprüche 17,27-28).

Ich hoffe, diese Tipps und Bibelverse werden Ihnen helfen, von pauschalen Entschuldigungen wegzukommen und zu vermitteln, dass Ihr Anliegen von Herzen kommt.

Zusammenfassung

Manchmal können schon kleine Dinge in unser Leben eindringen und unsere Intimität gefährden. Salomo nennt diese Eindringlinge »Füchse«. »Fangt uns die Füchse, die kleinen Füchse, die den Weinberg verwüsten, denn unsere Reben stehen in voller Blüte« (Hoheslied 2,15). Diese Eindringlinge heißen »Eskalation«, »verletzende Worte«, »Rückzug« und »falsche Einschätzungen«.

Torheit bedeutet, dass man dieselben Dinge wieder und wieder tut und dabei ein anderes Ergebnis erwartet.

Das Gegenmittel für Konflikte ist einfach und kraftvoll zugleich: Vergebung.

Wenn Sie Konflikte in Ihrer Ehe lösen, ist Intimität das natürliche Ergebnis.

Bettgeflüster

Welcher Verteidigungsmechanismus setzt bei dir ein, wenn wir einen Konflikt haben?

Was können wir tun, um diese »Eindringlinge« aus unserer Ehe herauszuhalten?

Gibt es im Moment irgendwelche frei laufenden »Füchse«, für die ich um Vergebung bitten sollte?

Kapitel 12

Sex-Räuber

Ann und Fred waren knapp bei Kasse, weil Ann ein kleines Problem mit dem Shoppen hatte. Fred las gerade die Zeitung, als sie an einem Nachmittag nach Hause kam. Sie steckte den Kopf zur Tür herein und sagte: »Fred, ich habe eine Überraschung für dich.«

Er schaute sie über die Brille hinweg an. »Was hast du gekauft?«

»Mach die Augen zu. Es ist eine Überraschung«, antwortete sie. Fred machte widerstrebend die Augen zu. Ann kam um die Ecke und sang »Tataaa!«.

»Ann, was hast du da gemacht?«, fragte Fred.

»Gefällt es dir? Findest du, dass es gut aussieht?«, antwortete sie.

»Wie viel hat es gekostet? Sag es mir«, beharrte er.

»Passt es nicht super zu den Schuhen?«

»Ann, wie viel hat es gekostet?«

Schließlich gab sie auf und sagte es ihm.

»Was hast du dir dabei gedacht? Was ist dir bloß durch den Kopf gegangen, als du in dem Laden warst?«

»Naja, ich bin in die Umkleidekabine gegangen und habe das Kleid anprobiert. Ich habe mich im Spiegel gesehen und der Teufel hat mich verführt, das Kleid zu kaufen. Es sah einfach so gut aus.«

»Warum hast du dem Teufel nicht einfach gesagt, sich hinten anzustellen?«, fragte Fred.

»Habe ich, aber er sagte, dass Kleid würde auch von hinten gut aussehen!«

Auch wenn dieser Dialog humorvoll ist – das Ende der Geschichte ist es nicht. Fred hatte eine Affäre mit einem der Mädchen in seinem Büro. Er konnte sie einfach nicht vergessen. Anns Herz war gebrochen, als sie davon erfuhr.

Unsere Gesellschaft und unser Land sind voller sexueller Verlockungen. Die Stärke eines Landes liegt in den Familien und auf der Basis, auf der die Eltern ihre Kinder erziehen – gottesfürchtig, das heißt, auf Grundlage der Bibel. Wenn der Familienbund aufgelöst wird und das massenhaft, wird ein Land geschwächt. Deshalb ist es so wichtig, Ihre Beziehung zu schützen. In diesem Kapitel wollen wir die vier »Räuber« besprechen, denen Paare mit der Zeit zum Opfer fallen, bis sie merken, dass sie zu weit gegangen sind. Wir beschäftigen uns damit, wie Sie Ihre Beziehung und Ihr Sexleben schützen können.

Die fünf »Sex-Räuber«

Die »Räuber«, die darauf aus sind, Ihr Liebesleben zu sabotieren und Ihre Ehe zu zerstören, kommen in fünf Gestalten. Da in der Realität sowohl Männer als auch Frauen untreu werden können, müssen auch beide sich mit ihnen auseinandersetzen. »Schließlich kennen wir seine [Satans] Fallen und Tricks nur zu gut«, schreibt Paulus in 2. Korinther 2,11 und Petrus bestätigt: »Wie ein brüllender Löwe streift er umher und sucht nach einem Opfer, das er verschlingen kann« (1. Petrus 5,8). Auch wenn der Teufel Ihre Seele nicht holen kann, weil Sie sicher bei Jesus sind, kann er Sie immer noch ablenken und Ihnen die Orientierung rauben. Im Alten Testament gibt es viele Menschen, die leitende Funktionen hatten und sich in der Unmoral verloren haben. Die gute Nachricht ist, dass Sie, wenn Sie die fünf »Räuber« erst einmal kennen, sich auch gegen sie schützen können.

1. Ein Vakuum in der Intimität

Wir haben schon angesprochen, dass Intimität sich nicht nur sexuell, sondern auch emotional zeigt. Intimität bedeutet, dass Sie Ihrem Partner alles mitteilen können. Wenn Sie in Ihrer Ehe jedoch ein emotionales Vakuum erleben – das heißt, Sie haben keine Intimität mehr –, dann will diese Leere gefüllt werden. Das verstehen wir unter dem Räuber Nummer eins – der tödlich sein kann.

Wenn Sie in Ihrer Ehe zu einem Diener oder einer Dienerin geworden sind, erleben Sie ein Vakuum an Intimität. Ich (Ted) erinnere mich, wie eine junge Frau mir einmal sagte: »Ich wünschte mir, dass mein Mann mich einmal so gut wie die Kellnerin behandeln würde, die uns bedient, wenn wir ausgehen, ›bitte‹ und ›danke‹ sagt und irgendeine Art von Wertschätzung zeigt.« Wenn Sie Ihren Partner oder Ihre Partnerin im Bereich der Intimität nicht zufriedenstellen, können Sie sicher sein, dass der Teufel direkt um die Ecke jemanden hingestellt hat, der das macht. Ich versichere Ihnen, dass er mit ihm vor den Augen Ihrer Partnerin herumwedeln wird, und zwar genau dann, wenn sie es richtig braucht – und schon sind Sie diesem »Räuber« zum Opfer gefallen.

2. Fantasie

Dieser Räuber schleicht sich ein, wenn Sie anfangen, sich Ihre eigene Fantasieinsel in Ihrer Beziehung zu bauen: Sie stellen sich vor, wie Sie mit jemandem anders zusammen sind. Sie denken daran, wie der andere mit Ihnen umgeht, über

Ihre Witze lacht und kleine Dinge an Ihnen bemerkt, die Ihr Partner oder Ihre Partnerin entweder vergessen oder noch nie erwähnt hat. Wenn Sie mehr von dieser Droge wollen, bauen Sie sich ein großartiges Fantasieleben mit diesem Menschen auf. Sie fangen mit Tagträumen an und laden den nächsten Räuber in Ihr Leben ein: Ihre Fantasie.

Dass die Kirschen in Nachbars Garten immer leckerer als die eigenen erscheinen, liegt vielleicht daran, dass Sie seine Bäume gewässert haben – oder es gibt ein Loch in Ihrem Tank.

Fantasie kann am Anfang harmlos erscheinen – aber lassen Sie sich davon nicht täuschen! Dieser »Räuber« ist auch tödlich. Vielleicht fangen Sie an, auf die Kirschen in Nachbars Garten zu schielen, weil sie leckerer aussehen als die eigenen. Aber mir hat jemand gesagt, dass die anderen Kirschen nur leckerer als die eigenen erscheinen, weil Sie die fremden Bäume bewässert haben. Wo Sie Ihre Gedanken investieren, sieht es auch aus wie im Paradies. Natürlich glauben Sie, dass Sie dort sein müssten. Ihr eigener Garten ist vertrocknet, weil Sie sich nicht darum gekümmert haben. Wo Sie Ihre Gedanken investieren, werden die Kirschen am besten aussehen. Und jeder will dort sein, wo es die besten Kirschen gibt.

Wenn Sie es mit dem Räuber der Fantasie zu tun haben, dann stellen Sie einfach jeden Gedanken unter die Macht und Kraft von Jesus. Sie müssen sich fragen: *Was kann ich tun, damit ich meine Beziehung zu meiner Partnerin oder meinem Partner besser gestalten kann?* In anderen Worten: Was können Sie tun, damit Ihr Garten besser aussieht? Bewässern Sie Ihren Garten mit Ihren Gedanken. Sie müssen die unreinen Gedanken aus Ihrem Kopf verbannen und sie immer wieder mit reinen Gedanken ersetzen. Wie Paulus gesagt hat: Denken

Sie an Dinge, die rein, liebenswert und bewunderungswürdig sind (Philipper 4,8).

Sie *können* Ihre Gedanken beeinflussen. Der Teufel zwingt Sie zu nichts – Sie allein entscheiden, welche Gedanken Sie zulassen. Sie können sich dafür entscheiden, den Räuber Fantasie zu verbannen und sich wieder der Realität zuzuwenden. Die gute Nachricht: Sie müssen es nicht allein tun. Sie können sich jemanden suchen, dem Sie Rechenschaft geben. Sie können Ermutigung bekommen. Sie können Menschen bitten, für Sie zu beten und Sie herauszufordern, ein reines Leben zu führen.

Jesus sagt: »Ihr habt gehört, dass es im Gesetz von Mose heißt: ›Du sollst nicht Ehebruch begehen.‹ Ich aber sage: Wer eine Frau auch nur mit einem Blick voller Begierde ansieht, hat im Herzen schon mit ihr die Ehe gebrochen« (Matthäus 5,27-28).

Die Bibel macht mehrere Aussagen zu Lust und reinem Lebenswandel:

> »Mit meinen Augen habe ich einen Bund geschlossen, niemals ein Mädchen lüstern anzusehen« (Hiob 31,1; HFA).
>
> »Auf unnütze und schädliche Vorhaben lasse ich mich niemals ein« (Psalm 101,3).
>
> «Alles menschliche Denken nehmen wir gefangen und unterstellen es Christus, weil wir ihm gehorchen wollen« (2. Korintherbrief 10,5).

Ob Sie verheiratet sind oder nicht – Sie werden mit sexuellen Verlockungen zu kämpfen haben. Josef ist als junger Mann versucht worden, und was sagt die Bibel über ihn? Er tat, was wir alle tun sollten, wenn wir dem Räuber Fantasie begegnen. Er rannte schnell weg! Er hat sich der Gefahr gar nicht erst ausgesetzt. Er blieb nicht in der Situation stecken, wo er seiner Vorstellung einfach freien Lauf lassen konnte. Er floh. Er rannte. (Lesen Sie 1. Mose 39, um die ganze Geschichte zu erfahren.)

Was hat Jesus getan, als der Teufel ihn dreimal verführen wollte? Er benutzte das Wort Gottes. Wenn Sie vom Teufel verführt werden, tun Sie dasselbe (siehe Matthäus 4,1-11 und Lukas 4,1-13). Wenn Sie körperlich verführt werden – laufen Sie weg! Entfernen Sie sich aus der Situation. Ich kann nicht sagen, wie viele Menschen ich schon beraten habe, die gesagt haben: »Meine Freundin und ich haben es in den Sand gesetzt.«

Ich frage: »Wirklich? Was habt ihr gemacht?«

»Na ja, wir waren allein, haben uns geküsst und plötzlich fielen die Kleider.«

Sie fragen sich, warum Sie sündig geworden sind. Wenn Sie Fantasie in Ihrem Leben erlauben, werden andere »Räuber« schnell folgen.

3. Der Fantasie die Wirklichkeit folgen lassen

Sie haben es dann mit dem dritten »Räuber« zu tun, wenn Sie eine Brücke von Ihrer Fantasieinsel in die Realität bauen. Dann spielen Sie mit der Versuchung, wie Simson es mit Delila getan hat. Sie kennen wahrscheinlich die biblische Geschichte: Simson (dessen Name »Sonne« bedeutet) lässt sich mit Delila (»wallende Locken«) ein. Delila wickelt ihn um ihren kleinen Finger und löscht am Ende sein Lebenslicht aus. Simson wird blind, gefesselt und geknechtet. (Lesen Sie dazu Richter 16,4-22.)

Wenn Sie sich willentlich einem Menschen aussetzen, der Ihr emotionales Vakuum füllen kann, lassen Sie einen anderen tödlichen »Räuber« in Ihr Leben. Wenn es sich um einen

Kollegen handelt, werden Sie darauf achten, dass Sie gleichzeitig in die Pause gehen oder sich zur gleichen Zeit einen Kaffee holen. Oder Sie arbeiten extra länger, wenn Sie beide im Büro sind. Wenn es sich um einen Kellner oder eine Kellnerin handelt, werden Sie herausfinden, wann er oder sie arbeitet, um gerade dann da zu sein. Sie stellen sicher, dass Sie zur richtigen Zeit am richtigen Ort sind. So werden Sie Beute dieses »Räubers«. Wir zitieren gern unseren Freund Dr. Gary Chapman zum Problem am Wasserspender: »Wenn Sie damit an Ihrem Arbeitsplatz ein Problem haben, hören Sie auf, Wasser zu trinken. Wenn die Frau den Arbeitgeber wechselt, können Sie wieder anfangen, Wasser zu trinken.«

Hier wird es gefährlich. Sprüche 7,6-9 erzählt von einem jungen Mann, der sich an einen bestimmten Ort begibt, damit er einer Frau begegnen kann: »Eines Tages blickte ich aus dem Fenster meines Hauses und sah mitten in einer Gruppe junger Leute einen unerfahrenen jungen Mann, dem jeglicher Verstand zu fehlen schien. Er überquerte die Straße vor dem Haus einer Frau und ging den Weg zu ihrem Haus entlang zur Zeit der Dämmerung, als der Tag sich zum Abend neigte, als die Dunkelheit der Nacht anbrach.« Er ist extra die Straße entlanggegangen bis zu ihrer Ecke und zu ihrem Haus, in der Abenddämmerung. Welche Tageszeit war es? Wo war er? Er war im Rotlichtviertel.

Sprüche 7 erzählt weiter: »Die Frau kommt ihm entgegen, verführerisch gekleidet und mit hinterlistigen Gedanken. Sie war frech und hemmungslos, eine, die zu Hause keine Ruhe findet« (Sprüche 7,10-11). Diese Frau hat keine Furcht vor Gott. Sie hat das Eheversprechen gegeben, aber es ist ihr egal. Es bedeutet ihr nichts.

»Man sieht sie oft in den Straßen und auf den Plätzen, wie sie an jeder Ecke steht und lauert. Sie fällt ihm um den Hals, küsst ihn und sagt mit unverschämtem Blick: ›Gerade habe ich meine

Opfer dargebracht und meine Versprechen abgelegt‹« (Sprüche 7,12-14). Sie sagt: »Ich bin Christin, also ist es okay. Ich habe ein Fischabzeichen hinten auf meinem Auto. Hör zu: Du bist in deiner Ehe unglücklich, und du bist mit deiner Partnerin unglücklich, also lass uns zusammen abhauen.« Traurigerweise kennen wir mehr Menschen, als wir aufzählen können, die berichten, dass Gott zu ihnen gesprochen und ihnen geraten hätte, sich scheiden zu lassen. Wenn wir sie jedoch fragen warum, geben sie meistens dieselbe Antwort: Weil sie unglücklich sind.

Ich (Gary) erinnere mich an eine Situation, in der ich nahe dran war, Norma zu betrügen. Wir hatten drei Kinder. Ich hatte sehr viel Arbeit und fühlte mich bei meinen langen Autofahrten einsam. Ich war überarbeitet und müde. Weil ich viel unterwegs war, war ich auch oft in Hotels. Und bevor ich wusste, was geschah, merkte ich, dass ich immer mit derselben Frau länger bei der Arbeit blieb.

An einem Abend mussten wir ein Projekt für unseren Chef fertig machen und arbeiteten länger als sonst. Deshalb nahm ich die Arbeit mit in mein Hotelzimmer. Das Projekt sollte in zwei Tagen fertig sein und ich dachte, ich schaffe es nicht alleine – zumindest glaubte ich das damals. In meinem Innersten brannte ich vor Verlangen.

Obwohl ich sie nicht ein einziges Mal berührt habe, ließ ich meiner Vorstellungskraft freien Lauf. In meinem Kopf habe ich bestimmt hundert Mal mit ihr Sex gehabt. Jahre später gestand sie, dass sie wahrscheinlich mitgemacht hätte, wäre ich meiner Versuchung erlegen.

Noch heute kann ich mich erinnern, welcher Kampf an diesem Abend in mir tobte: ich dachte daran, dass ich Norma und die Kinder verletzen würde. Ich fürchtete, dass sie mich zurückweisen könnte. Ich dachte daran, von Gott abzufallen. Die Aufgabe, die Gott mir gegeben hatte, würde ich beschmutzen. Ich dachte an die Konsequenzen, die so ein Schritt haben kann, und an alle, die sich aufgrund einer Affäre getrennt hatten. Alle diese Gedanken stürmten auf mich ein.

Das Bild, das mir immer wieder in den Kopf kam, war das Bild meiner traurigen Kinder, wie sie mit Norma aus meinem Leben verschwanden. Es war einfach zu viel.

Damals wusste ich nichts davon, wie man sich sexuell befreien kann. Ich wusste nichts davon, wie man das Wort Gottes in seinem Herzen bewahrt und dass es mich von sexuellen Verlockungen befreien würde.

4. Ihre Wünsche aussprechen

Sagen wir, Sie haben die Brücke von Ihrer Fantasieinsel zur Realität überquert. Sie sprechen Ihre Wünsche konkret aus. Ihre Worte sind wie verbale Tennisspiele. Anrufe oder E-Mails verlaufen etwa so:

»Klar verbringe ich gern Zeit mit dir.«

»Ich auch.«

»Es ist so viel besser mit dir zusammen zu sein als mit meinem Partner oder meiner Partnerin.«

»Ja, mir geht es genau so. Bei meinem Partner oder meiner Partnerin fühle ich mich nicht so wie bei dir.«

»So ist das bei mir auch.«

Sie spielen den verbalen Tennisball hin und her, und jetzt haben Sie alles – bis auf die Ausführung Ihrer Wünsche. Wenn Sie diesem »Räuber« begegnen, Ihr Herz ausschütten und sich von dem anderen Bestätigung holen, dass er Sie auch will, ist Ihre Ehe schon fast kaputt.

In Sprüche 6,27 heißt es: »Kann ein Mann Feuer unter seinem Mantel tragen, ohne dabei in Brand zu geraten?« Wenn Sie mit Ihren Worten spielen, werden Sie sich verbrennen. Sie sagen, dass Sie sich durch den anderen gut und lebendig fühlen und dass er in Ihnen Gefühle weckt, die Ihr Partner nie in

Ihnen hervorruft. Aber Sie haben Gott ein Versprechen gegeben, und er geht nicht leichtfertig damit um, wenn Sie dieses Versprechen brechen.

5. Den Wünschen nachgeben

Wenn Sie Ihre Wünsche offenbart haben, fehlt nur noch ein kleiner Schritt, um sie auch umzusetzen. Jetzt geht es nur noch darum, mit dem anderen allein zu sein und einen Ort dafür zu finden. Darin liegt eine große Gefahr. Die Konsequenzen einer solchen Entscheidung – die sich für den Moment sicher gut anfühlt – sind unvorstellbar. Deshalb rate ich immer: Überlegen Sie sich, was nach dem Genuss kommt. Betrachten Sie den Schmerz. Halten Sie sich an Ihrem Retter Jesus Christus fest. Richten Sie Ihre Aufmerksamkeit auf die Menschen, die Ihnen am nächsten stehen: Ihren Partner oder Ihre Partnerin, Ihre Kinder, Ihre Familie, Ihre Kollegen, Ihre Nachbarn. Sie werden sie alle verletzen. Sie werden ihr Vertrauen in Sie, ihren Glauben an Sie und ihre Überzeugungen enttäuschen.

In meinem (Gary) Buch *Die Wortbild-Methode: Wie Sie Gefühle so ausdrücken können, dass jeder sie versteht* erzähle ich von einem Mädchen, das seinem Vater einen Brief schreibt. Er hat seine Familie für eine andere Frau verlassen. Eines Tages, als er in seinem neuen Zuhause seine E-Mails abruft, entdeckt er einen Brief von seiner Tochter:

> Lieber Papa,
>
> es ist schon spät in der Nacht und ich sitze auf meinem Bett, während ich dir schreibe. Ich wollte in den vergangenen Wochen schon so oft mit dir reden, aber es scheint keine Möglichkeit zu geben, mit dir allein zu sein. Papa, ich weiß, dass du mit einer

anderen Frau zusammen bist und es sein könnte, dass du nie wieder mit Mama zusammenkommst. Es fällt mir unglaublich schwer, das zu akzeptieren und besonders zu wissen, dass du nie nach Hause zurückkommen und für Brian und mich ein Vater sein wirst.

Ich will, dass du wenigstens weißt, was in unseren Leben passiert. Denk bloß nicht, dass Mama mich gebeten hat, dir zu schreiben. Hat sie nicht. Sie weiß nicht, dass ich dir schreibe. Brian weiß es auch nicht. Ich möchte dir nur sagen, was ich denke. Papa, es fühlt sich so an, als wäre unsere Familie für die längste Zeit in einem Luxuswagen gefahren. Du weißt schon, so ein Auto, das man immer gern als Firmenwagen hätte; das innen komplett ausgestattet ist und außen keinen einzigen Kratzer hat.

Über die Jahre hinweg hat das Auto einige Probleme bekommen. Es qualmt, die Reifen haben eine Unwucht und die Sitzbezüge sind zerrissen. Es ist schwieriger geworden, das Auto zu fahren, weil es quietscht und wackelt, aber es ist immer noch ein toller Wagen – oder könnte ein toller Wagen sein, wenn man es einmal überholen und reparieren würde. Ich weiß, dass es noch Jahre laufen könnte. Seit wir das Auto haben, sitzen Brian und ich auf der Rückbank, und Mama und du vorn. Wir fühlen uns sicher, wenn du fährst und Mama neben dir sitzt.

Aber letzten Monat saß Mama am Steuer. Es war spät abends und wir fuhren gerade um die Ecke in der Nähe unseres Hauses. Plötzlich sahen wir ein anderes Auto, das völlig außer Kontrolle auf uns zugerast kam. Mama versuchte auszuweichen, aber das Auto ist trotzdem in uns hineingefahren. Durch den Aufprall wurden wir von der Straße gegen einen Laternenpfahl geschleudert. Die Sache ist nur die: Bevor wir zusammenstießen, haben wir dich am Steuer des anderen Autos erkannt. Und wir haben noch etwas gesehen: Neben dir saß eine andere Frau.

Der Unfall war so schlimm, dass wir alle in die Notaufnahme kamen. Aber als wir fragten, wo du wärest, wusste es keiner. Wir wissen bis heute nicht, wo du bist, ob du verletzt wurdest oder Hilfe brauchst. Mama wurde stark verletzt. Sie knallte gegen das Lenkrad und brach sich mehrere Rippen. Eine Rippe riss ihre Lunge auf und fast ihr Herz. Die Seitentür flog gegen Brian. Er hat überall Schnittwunden von dem herumfliegenden Glas und seinen Arm gebrochen, der jetzt eingegipst ist. Aber das ist nicht das Schlimmste. Sein Schock und sein Schmerz sind immer noch so groß, dass er mit niemandem reden oder spielen will. Ich selbst wurde ganz aus dem Auto geschleudert. Ich lag lange mit einem gebrochenen Bein in der Kälte. Als ich so dalag und mich nicht bewegen konnte, wusste ich nicht, wie es Mama und Brian ging. Ich hatte selbst so große Schmerzen, dass ich ihnen nicht helfen konnte.

Seit diesem Abend habe ich mich einige Mal gefragt, ob überhaupt einer von uns überleben würde. Obwohl es uns allen schon ein wenig besser geht, sind wir noch im Krankenhaus. Die Ärzte sagen, ich würde viel Physiotherapie brauchen, um mein Bein wieder fit zu bekommen. Ich weiß, dass sie mir

helfen können, aber ich wünschte, du wärest es, der hilft. Der Schmerz ist wirklich schlimm, aber das Allerschlimmste ist, dass wir dich alle so vermissen. Jeden Tag warten wir und fragen uns, ob du uns vielleicht im Krankenhaus besuchen kommst. Aber du kommst nicht. Ich weiß, es ist vorbei, und trotzdem würde mein Herz Luftsprünge machen, wenn du doch in mein Zimmer kommen würdest. Wenn es nachts im Krankenhaus ganz leise ist, dann fahren sie mich und Brian ins Zimmer von Mama und wir reden über dich. Wir reden darüber, wie gern wir mit dir fahren und wie sehr wir uns wünschen, dass du bei uns wärest.
Geht es dir gut? Hast du von dem Unfall Schmerzen? Brauchst du uns so, wie wir dich brauchen? Wenn du mich brauchst: Ich bin hier und ich habe dich lieb.

Deine Tochter Kimberly[13]

Schauen Sie immer über die momentane Befriedigung hinaus auf den Schmerz, der folgen kann. Die Sünde macht nur einen kurzen Augenblick Spaß, bevor Satan sich lachend davonmacht, wenn Sie fallen. Ich möchte Ihnen eine Anregung geben, die Sie als Ehepaar anwenden können, damit so etwas in Ihrer Ehe nicht passiert. Sie kann das emotionale Vakuum füllen und in 95 Prozent der Fälle Ihr Problem lösen! Nehmen Sie sich Zeit für Ihren Partner oder Ihre Partnerin. Gehen Sie aus, verbringen Sie allein Zeit miteinander. Diese Zeit sollte etwas sein, das nicht infrage gestellt werden darf.

@ GarySmalley.com

Frage: Ich arbeite in einem Büro, in dem ich immer wieder sexuellen Verlockungen ausgesetzt bin. Wie bekämpfe ich diese Versuchung am Arbeitsplatz?

Antwort: Setzen Sie sich selbst Richtlinien, an die Sie sich halten. Die folgende Liste hat mein Pastor Ted Cunningham im letzten Gottesdienst vorgestellt. Ursprünglich ist es eine Liste, die Rick Warren für die Mitarbeiter der Saddleback Gemeinde in Kalifornien gemacht hat. Ted hat sie angepasst. Machen Sie aus dieser Liste Ihre eigene und passen Sie sie an Ihre spezielle Situation an. Besprechen Sie sie mit Ihrem Chef und Ihrer Partnerin.

- Gehen Sie nicht mit einer Frau zum Mittagessen (oder mit einem Mann, wenn Sie eine Frau sind). Gemeindeglieder über 65 sind okay. Bitte fragen Sie nicht, warum ich dieses Alter nenne. Ich habe es willkürlich genannt und es soll niemanden beleidigen.
- Sie sollten sich nicht von einer Frau (oder einem Mann, s. o.) abholen lassen oder mit ihr oder ihm im Auto fahren, wenn Sie beide allein sind.
- Sie sollten keine Frau oder keinen Mann (s. o.) allein zu Hause besuchen.
- Sie sollten die Tür offen lassen, wenn Sie eine Frau oder einen Mann (s. o) in der Beratung haben. Beraten Sie die Person nur einmal allein; danach ziehen Sie immer den Partner hinzu oder verweisen die Person an jemanden anders, der helfen kann.
- Wenn Sie eine Frau oder einen Mann (s. o.) beraten, sollten Sie keine sexuellen Probleme im Detail erörtern. Leiten Sie die Anfrage entsprechend weiter.

- Sie sollten Ihre Eheprobleme mit keinem weiblichen oder männlichen (s. o.) Gemeindeglied besprechen.
- Seien Sie achtsam, wenn Sie E-Mails oder Briefe von Frauen oder Männern (s. o.) beantworten.
- Sie sollten immer bereit sein, einen anderen Mitarbeiter an Ihren Computer zu lassen, um die Webadressen, die Sie benutzt haben, zu überprüfen.

Finden Sie auf dieser Liste Anregungen, die auch in Ihrem Arbeitsumfeld umsetzbar sind? Sie können jetzt damit anfangen, Sicherheit in Ihrer Ehe aufzubauen.

Vor kurzem hatte ich ein Paar in der Beratung, bei dem die Frau eifersüchtig war, weil ihr Mann mit einer Frau aus seinem Büro auf Geschäftsreisen ging. Sie dachte, dass ihr Mann dadurch leicht in eine schwierige Situation geraten könnte, in der er sexuell versucht werden würde. Ihre Sorge war ihm wichtig genug, nicht auf Geschäftsreise zu gehen, aber er hatte Angst, seinen Job zu verlieren, wenn er es seinem Chef erklärte. Ich ermutigte ihn, seine Integrität hinter der Entscheidung zu offenbaren. Den Sex in einer Ehe zu schützen, ist wirklich ein Thema der Integrität und außerdem der Sicherheit in der Beziehung. Er sagte die Reisen ab, und sein Chef hatte kein Problem mit dieser Entscheidung. Im Gegenteil: Er war positiv überrascht, dass er die Bitte seiner Frau so achtete.

Begeben Sie sich nicht freiwillig in Situationen, in denen Sie versucht werden können. Wenn Sie sich in einer solchen Situation befinden – gehen Sie raus! »Seid besonnen und wachsam und jederzeit auf einen Angriff durch den Teufel, euren Feind, gefasst! Wie ein brüllender Löwe streift er umher und sucht nach einem Opfer, das er verschlingen kann« (1. Petrus 5,8). Treffen Sie Vorkehrungen.

Zusammenfassung

Wenn Sie in Ihrer Ehe ein emotionales Vakuum erleben – das heißt, Sie haben keine Intimität mehr –, dann will diese Leere gefüllt werden. Dort kann »Räuber« Nummer 1 einfallen.

»Räuber« Nummer 2 schleicht sich heran, wenn Sie sich vorstellen, wie Sie mit jemand anderem zusammen sind.

Wenn Sie versuchen, der Person, die Ihre Fantasie beschäftigt, immer wieder zu begegnen, ist »Räuber« Nummer 3 am Werk.

Wenn Sie Ihre Wünsche dem anderen offenbaren, schlägt »Räuber« Nummer 4 zu.

»Räuber« Nummer 5 liegt auf der Lauer, wenn Sie mutwillig Orte und Zeitpunkte suchen, wo Sie mit dem anderen allein sein können. Das ist sehr gefährlich.

Bettgeflüster

Was machen wir im Moment, um uns diese Räuber vom Hals zu halten?

Was tust du, damit unsere Ehe gegen schädliche Einflüsse von außen geschützt ist?

Ist unsere Ehe sicher genug, dass wir einander erzählen würden, wenn wir uns von jemand anderem angezogen fühlen?

Was wollen wir tun, um uns gegen Versuchungen zu wappnen?

Fazit

Genau an dem Tag, als das Manuskript für dieses Buch fertig wurde, brachte die Tageszeitung »Chicago Tribune« folgende Schlagzeile: »237 Gründe für Sex«. »Wenn Sie denken, dass Menschen Sex haben, weil sie Spaß haben und sich fortpflanzen wollen, haben Sie recht. Sie haben auch Sex, wenn sie ihre Kopfschmerzen loswerden wollen, um ein besonderes Ereignis zu feiern, um befördert zu werden und um sich Gott näher zu fühlen«, schrieb die Autorin Judy Peres in ihrem Artikel.

Ich (Ted) habe den Artikel regelrecht verschlungen, um zu erfahren, wie viele der angegebenen Gründe mit dem Inhalt dieses Buches übereinstimmen. Von den genannten 237 Gründen spiegeln nur sehr wenige die biblische Wahrheit wider. Der Text zitiert auch die Ergebnisse einer aktuellen Umfrage:

> Die meisten Studenten nannten die üblichen Gründe, warum sie Sex hatten: »Ich fand den anderen attraktiv«, »Ich fühle mich gut dabei«, »Ich wollte meine Zuneigung zeigen«, waren auf der Liste von Männern und Frauen ganz oben. Weiter unten wurden Gründe wie »Jemand hat mir Geld dafür angeboten.«, »Ich wollte mir selbst wehtun.« und »wegen einer Wette« angegeben.[14]

Wir beten, dass dieses Buch Sie dazu ermutigt, aus den richtigen Gründen guten Sex zu wollen.

Großartiger Sex ist ein Spiegel großartiger Liebe. Liebe schafft zuerst Wertschätzung, Sicherheit und Intimität; erst danach genießt sie die Freiheit von Vorspiel, Kreativität und Entspannung.

»Berauscht euch an der Liebe!«
– *Gott* (Hoheslied 5,1)

Anhang – Antworten auf gewisse Fragen

An einem sonnigen Nachmittag in Branson, Missouri, hatte ich (Ted) die Gelegenheit, mit dem Bestseller-Autor und Psychologen Kevin Leman eine Angeltour auf dem See Taneycomo zu machen. Kevin Leman geht sehr gern Fliegenfischen.

Wir glitten langsam auf dem See dahin, als Kevin mich fragte: »Welchen Monat haben wir?«

»April«, antwortete ich. »Warum fragst du?«

»Statistisch gesehen wollen Frauen in keinem Monat mehr Sex als im Juni«, antwortete er. »Ich warte nur auf den Juni.«

Vielleicht sind Sie in einem Elternhaus oder einer Gemeinde aufgewachsen, wo Sex ein Tabuthema war. Zwei Drittel der Studenten, die ich unterrichte, sind in einem Umfeld aufgewachsen, wo kaum über Sex gesprochen und wenn doch, das Thema verniedlicht wurde. Nur ein Drittel meiner Studenten kommt aus Elternhäusern, in denen offen über Sex gesprochen wurde.

Ich bin selbst in einem dieser »verschwiegenen« Elternhäuser aufgewachsen. Meine Eltern sprachen nur über das Thema, wenn ich Fragen stellte. Ich erinnere mich, wie meine Mutter eines Abends nach dem Essen abwusch. Ich hatte tagsüber in der Schule etwas aufgeschnappt und fragte sie (ich benutzte dabei meine Hände, um zu veranschaulichen, was ich meinte): »Stimmt es, dass es so geht?«

»Genau so geht es, Ted«, antwortete sie.

Ich dachte: »Oh, wie eklig! Widerlich! Wie könnt ihr Erwachsenen nur! Was soll daran Spaß machen?!«

Ein anderes Beispiel: Meine (Garys) zehnjährige Enkelin Hannah erzählt mir: »Opa, wenn Kyle und ich heiraten, werden wir drei Kinder adoptieren und in einem großen Haus am See wohnen.«

«Wirklich?«, antwortete ich. »Warum willst du Kinder adoptieren?«

»Weil ich diese eklige Sache nicht mit ihm machen will.«

Gut!, dachte ich. Belassen wir es dabei.

Gott hat Sex geschaffen und gesagt, es ist sehr gut. Ich (Ted) habe lange gebraucht, um sagen zu können: Sex ist großartig. Er macht mir wirklich Spaß. In meinen Ehevorbereitungsseminaren kann ich das nur immer wieder hervorheben.

Sex kann man so oder so sehen

Viele haben eine ganze Menge Fragen über Sex. Dafür gibt es mehrere Gründe, aber am häufigsten liegt es daran, dass Sex in vielen Elternhäusern und Gemeinden ein Tabuthema ist. Ich erinnere mich noch an das erste Mal, als ich in unserer Gemeinde Woodland Hills über Sex gepredigt habe. Ich konnte den Widerstand förmlich spüren. Es war für viele in unserer Gemeinde das erste Mal, dass eheliche, sexuelle Intimität an einem Sonntagmorgen öffentlich besprochen wurde. (Stellen Sie sich vor, wie ein älteres Gemeindemitglied ein Programmheft zur Hand nimmt und liest »Fünf Schlüssel zu einer sexuell erfüllenden Ehe«.)

Drei Tage nach dieser Predigt war ich im Zentrum von Branson unterwegs. Als ich durch ein Bürogebäude lief, rief mich Adam (einer unserer Gemeindemitglieder) in sein Büro.

»Ted, ich muss dir sagen, wie sehr mich deine Predigt am Sonntag schockiert hat«, sagte er. »Als du anfingst, war ich fassungslos, wie du so ein unpassendes Thema wählen konntest.«

»Okay.« Mehr brachte ich nicht heraus.

»Meine Frau und ich haben nachher noch den ganzen Nachmittag über die Predigt gesprochen«, erzählte er weiter.

Ich bereitete mich darauf vor, dass Adam mir sagen würde, dass er und seine Familie aus unserer Gemeinde austreten würden. Aber er überraschte mich.

»Unseren Diskussionen folgte der beste Sex, den wir jemals hatten – und wir sind seit 20 Jahren verheiratet. Also bleib dran am Thema!«

Ich muss heute noch lächeln, wenn ich an diese Unterhaltung denke. Da das Thema Sex in Gemeinden nicht sehr oft behandelt wird, gibt es viele Missverständnisse darüber, was die Welt, die Gemeinde und unsere Eltern uns beigebracht haben, und darüber, wie Gott Sex sieht.

Überzeugungen, die aus der Welt um uns herum kommen:

- Wenn es sich gut anfühlt, dann tu es.
- Wir können uns nicht selbst kontrollieren.
- Menschen sind Objekte.

Überzeugungen, die uns unsere Eltern oder die Gemeinde mitgegeben haben:

- Sex ist schmutzig und schlecht.
- Über Sex redet man nicht. Reden wir lieber über meine Beerdigung (schließlich wird über keins von beiden gesprochen).

Wie Gott Sex sieht

Schauen wir uns Adam und Eva im Garten von Eden an. Sie haben eine perfekte Beziehung mit Gott. Die Bibel erzählt:

»Adam und seine Frau waren beide nackt, aber sie schämten sich nicht« (1. Mose 2,25). Das heißt, dass jeder Gedanke, den Adam über den Körper seiner Frau hegte, rein war – genauso wie jeder Gedanke, den Eva über Adams Körper hatte. Ihre Sexualität war heilig. Sie drückte Schönheit aus. Sie war die lustvollste Sache, die Gott zwei Menschen geschenkt hatte.

Als beide Früchte vom Baum aßen, das heißt, als sie Gott gegenüber ungehorsam waren, »wurden den beiden die Augen geöffnet und sie bemerkten auf einmal, dass sie nackt waren« (1. Mose 3,7). »Deshalb flochten sie Feigenblätter zusammen und machten sich Lendenschurze« (1. Mose 3,7).

Hier ist meine Frage an Sie: *Warum haben Sie das gemacht?*

Ich kann verstehen, dass sie sich vor Gott versteckt haben, weil sie sich geschämt haben, ungehorsam gewesen zu sein. Aber warum haben sie das, was rein und schön war, voreinander verborgen? Ich frage mich manchmal, ob es so war, weil Adam zum ersten Mal – jetzt, da der Mensch gesündigt hatte – einen perversen, unangebrachten Gedanken über die Sexualität seiner Frau hatte. Niemand weiß, was ihm durch den Kopf ging. Aber offensichtlich hatte er unreine Gedanken über die Nacktheit seiner Frau. Wahrscheinlich hat er gedacht: Wenn er so etwas über sie denkt, was denkt sie dann über ihn? Also bedeckten sie ihre nackten Körper.

Dann fragte Gott Adam: »Wo bist du?« (1. Mose 3,9). Gott wusste genau, wo sie waren, aber er rief dennoch nach ihnen. Er war der Jagdhund des Himmels und suchte ihre Spur. Als Adam antwortete, fragte Gott: »Wer hat dir gesagt, dass du nackt bist?« (1. Mose 3,11)

Warum erwähnt Gott seine Nacktheit überhaupt? Ich weiß es nicht. Aber ich denke, das ist der Grund, warum es vielen Menschen in der Gemeinde schwerfällt, über Sex zu reden. Unser Fleisch ist sündig geworden. Wir wissen, dass das, was

Gott ursprünglich schön, heilig und rein geschaffen hat, in unserer gefallenen Welt verdreht ist.

In diesem Buch haben wir Ihnen Anregungen gegeben, wie Sie den besten Sex Ihres Lebens haben können. Wir wissen aber auch, dass es wahrscheinlich noch offene Fragen gibt. In diesem Anhang soll es um einige der gewissen Fragen über Sex gehen, einschließlich Häufigkeit, Oralsex und Masturbation. Wir haben sie in drei große Gruppen eingeteilt und die Fragen ausgewählt, die am häufigsten gestellt werden.

Fragen zu vorehelichem Sex

Können wir Sex haben, wenn wir sowieso heiraten wollen?

»Haltet die Ehe in Ehren und bleibt einander treu! Gott wird Menschen, die unzüchtig leben und die Ehe brechen, ganz sicher richten«, steht im Hebräerbrief 13,4. Sex wurde für die Beziehung innerhalb einer Ehe geschaffen – nicht außerhalb. Im Rahmen einer Ehe werden Sie Sexualität am besten auskosten können.

Gott will, dass wir wie Jesus werden – geheiligt, von Sünden befreit. »Heilig« ist ein großes Wort, aber es bedeutet einfach, die irdischen Dinge immer mehr loszulassen und mehr wie Jesus zu werden. Wenn Sie sich bekehren, empfangen Sie den Heiligen Geist und werden Teil des Leibes Christi. Für Paulus ist jede sexuelle Handlung außerhalb der Ehe Prostitution. Wenn Sie Geschlechtsverkehr haben, werden Sie eins. Grundlegend geht es bei Sex darum, mit dem anderen eins zu werden.

Denken Sie daran, dass Salomo uns dazu anhält, vor allem auf unser Herz zu achten. Unsere Überzeugungen setzen sich in unseren Herzen fest. Auch vor der Ehe raten wir, Ihr Herz rein zu machen durch die Rettung durch Jesus Christus, mit seinem Wort, dass Sie in Ihrem Herzen bewahren, und der Kraft des Heiligen Geistes, die jeden Winkel Ihres Herzens durchdringt. Sich von der fleischlichen Lust zu befreien, heißt nein zu sagen zur Lust einer anderen Frau oder eines anderes Mannes und enthusiastisch ja zu Ihrer Braut oder Ihrem Bräutigam. Stellen Sie sich vor, auf Ihrer Hochzeitsreise an einem exotischen Strand zu sein und nur Augen für Ihren Partner oder Ihre Partnerin zu haben. Sie werden die Freiheit haben, sich ihm oder ihr zu verschenken und Ihrer Kreativität freien Lauf zu lassen. Sie können Ihre Lust auf eine einzige Person konzentrieren und Gott dafür preisen, dass er Sex geschaffen und für eine Person gemacht hat.

Was ist, wenn wir bereits Sex haben und heiraten wollen?

Wir wissen, dass Gott vergibt. Lassen Sie die folgenden Verse in Ihr Herz sinken:

> Glücklich ist der, dessen Sünde vergeben ist und dessen Schuld zugedeckt ist. Glücklich ist der, dem der Herr die Sünden nicht anrechnet, und der ein vorbildliches Leben führt! (Psalm 32,1-2)

> Wer seine Sünden verheimlicht, dem wird es nicht gut gehen. Aber wenn er sie bekennt und davon lässt, wird er Barmherzigkeit finden. (Sprüche 28,13)

> Wären eure Sünden auch rot wie Scharlach, sie sollen weiß werden wie Schnee. Wären sie rot wie Purpur, sie sollen weiß werden wie Wolle. (Jesaja 1,18; EU)

> Denn alle Menschen haben gesündigt [...]. Doch Gott erklärt uns aus Gnade für gerecht. Es ist sein Geschenk an uns durch Jesus Christus, der uns von unserer Schuld befreit hat. (Römer 3,23-24)

> Jetzt gibt es keine Verurteilung mehr für die, welche in Christus Jesus sind. (Römer 8,1)

Mit Christus können Sie noch einmal von vorn anfangen. Und ja, es lohnt sich, jetzt damit aufzuhören, auch wenn Sie nächsten Monat oder nächste Woche heiraten. Sie werden froh sein, dass Sie sich so entschieden haben!

Wir lange sollten wir ein Paar sein, bevor wir heiraten?

Ich (Ted) kann junge Paare nur ermutigen, sich Zeit zu lassen. In 1. Mose 29 verliebt sich Jakob in Rahel. Er gewinnt sie lieb, erzählt uns die Bibel. Er tut etwas, was ich bei meinem ersten Date mit meiner zukünftigen Frau nicht getan habe: Er küsst sie. Dann verpflichtet er sich, sieben Jahre für ihren Vater zu arbeiten, damit er sie heiraten kann. Schließlich arbeitet er sogar 14 Jahre, um sie zu heiraten, weil ihr Vater ihn das erste Mal übers Ohr haut. Jakob heiratet zuerst seine ältere Tochter Lea und dient ihm weitere sieben Jahre, bis er auch Rahel heiraten darf. Die Bibel berichtet jedoch, dass ihm die ersten sieben Jahre wie »einzelne Tage vorkamen, so lieb hatte er sie«. Wir können davon ausgehen, dass die zweiten sieben Jahre genauso vorbei gingen.

Ich habe schon viele Ehen gesehen, in denen das Gegenteil der Fall ist. Jahre fühlen sich nicht wie Tage an, sondern Tage wie Jahre. Das ist oft so, weil die Betroffenen es nicht erwarten konnten und sehr schnell geheiratet haben.

Ich ermutige Teenager und junge Erwachsene, beim Kennenlernen ihres zukünftigen Partners auch Fehler zu machen. Ich meine damit keineswegs moralische Vergehen. Ich spreche davon, wie man Erfahrungen sammelt und an ihnen wächst. Üben Sie sich in der Kommunikation. Üben Sie Konfliktlösung. Üben Sie sich darin, sexuell rein zu bleiben.

Üben Sie, jemanden anders zu lieben, auch wenn er gerade nicht liebenswert scheint. Viele der besten Erfahrungen sammelt man im Kennenlernprozess.

Wenn sie diese Erfahrungen nicht machen, finden sich einige Paare in einer schwierigen Situation wider. Ich hatte mehr als nur ein Paar in meiner Ehevorbereitung sitzen, bei dem die Hochzeitsvorbereitungen schon fast fertig waren; aber als wir über bestimmte Themen sprachen, wurde immer klarer, dass sie noch nicht bereit waren, zu heiraten. Ich scheue mich nicht davor, einem Paar zu sagen, wenn ich denke, dass sie noch nicht bereit sind, sich trauen zu lassen. Die übliche Reaktion lautet dann: »Sind Sie verrückt? Wissen Sie, wie viel Geld wir dafür schon ausgegeben haben?!« Ich sage daraufhin, dass eine Scheidung noch viel teurer ist als die 10 000 oder 25 000 Dollar, die sie für eine Hochzeit ausgeben.

Das ausgegebene Geld ist kein Grund zu heiraten. Es ist besser, die Hochzeit zu verschieben oder abzublasen. Früher suchten Heiratswillige einen Pastor auf, um zu sehen, ob sie für die Ehe bereit waren und sich die Erlaubnis dafür zu holen. Aber heute kommen viele nur noch zum Pastor, damit er die Trauung vollzieht.

Haben Sie es nicht zu eilig. Die Zeit ist Ihr bester Freund. Behandeln Sie die Zeit nicht wie einen Feind. Mit der Zeit verblasst die erste Verliebtheit. Das erste Prickeln wird schwächer. Sie denken jetzt wahrscheinlich, dass Sie nicht wollen, dass das Prickeln vergeht. Mehr Zeit erlaubt Ihnen jedoch, herauszufinden, ob der andere der Richtige für Sie ist, und Wegweisung von Gott zu erfahren.

Kann ich jemanden heiraten, der nicht an Gott glaubt?

Sich bewusst dafür zu entscheiden, als Christ jemanden zu heiraten, für den Christus nicht Herr und Retter ist, ist nach der

Bibel verboten. Paulus schreibt im 2. Brief an die Korinther: »Macht nicht gemeinsame Sache mit Ungläubigen. Wie kann die Gerechtigkeit sich mit der Gesetzlosigkeit zusammentun? Wie kann das Licht mit der Finsternis zusammenleben? Welche Übereinstimmung kann es zwischen Christus und dem Teufel geben? Wie kann ein Gläubiger der Partner eines Ungläubigen sein?« (2. Korinther 6,14-15).

1. Petrus 3,1-6 gibt Frauen, die mit Nichtchristen verheiratet sind, Ermutigung und Weisheit. Sie sollen ihn nicht verlassen, ihn anpredigen oder ihm auf die Nerven gehen, sondern ihm mit einem »freundlichen und stillen Herzen« ihren Glauben vorlieben (Vers 4). Diese Art, den Glauben zu leben, bedeutet nicht nur Gott sehr viel, sie kann auch den Mann überzeugen (siehe Vers 1).

Es gibt Hoffnung für alle, die mit Nichtgläubigen verheiratet sind. Sowohl Frauen als auch Männer in unserer Gemeinde haben erzählt, was sie alles ausprobiert haben. Sie haben den christlichen Radiosender besonders laut gestellt. Sie haben ihre Bibel »zufällig« auf dem Kopfkissen ihres Partners liegen lassen. Sie haben offen versucht, den anderen zu bekehren. Die Bibel sagt jedoch: Das Beste und Wirksamste, was Sie tun können, ist, Ihren Glauben zu leben. Ich habe gesehen, wie Frauen in unserer Gemeinde diesen Weg eingeschlagen haben. Nicht viel später hörte ich ihre Männer sagen: »Oh Mann, ihr Verhalten färbt langsam auf mich ab.«

Wir sind verlobt und wissen, dass wir heiraten werden. Warum können wir nicht zusammenleben?

Die Bibel verbietet das Zusammenleben vor der Ehe. Die Bibel sagt: »Hütet euch vor der Unzucht! Jede andere Sünde, die der Mensch tut, bleibt außerhalb des Leibes. Wer aber Unzucht treibt, versündigt sich gegen den eigenen Leib.« (1. Korinther 6,18).

Stellen Sie sich die einfache Frage: *Wie frei fühle ich mich, bis zur Ehe auf Sex zu warten?* Schätzen Sie sich auf einer Skala von 1 bis 10 ein.

Ich habe keine Geduld.	1 2 3 4 5 6 7 8 9 10	Ich bin erwartungsvoll.
Ich denke täglich daran.	1 2 3 4 5 6 7 8 9 10	Er oder sie ist es wert.
Ich masturbiere regelmäßig.	1 2 3 4 5 6 7 8 9 10	Ich vertraue Gott auf dem Gebiet.

Wenn Sie ein Mann sind und eine 10 erreichen, heißt das, dass Sie frei sind. Sie können Frauen so lieben, dass Sie hoffen, dass sie jemanden haben, der sie so liebt, wie Gott es sich gedacht hat. Wenn Sie daran denken, wie Sie sie ausziehen und mit ihr ins Bett gehen, um Ihre eigene Lust zu befriedigen, dann ist Ihr Herz noch nicht bereit. Ihnen fehlt noch die Einstellung, die Gottes Wort widerspiegelt.

Wenn Sie zu sich selbst sagen können: »Ich hoffe, dass sich immer ein liebevoller Vater, Ehemann oder Freund um sie kümmern wird.«, dann denken Sie an das Wohlergehen der Frau und nicht an Ihre eigene sündige Lust.

Dr. Richard Dobbins sagt dazu etwas sehr Interessantes:

> Wenn ich mit Teenagern über die körperliche Fähigkeit spreche, sich auf jemanden einzulassen, benutze ich oft die Analogie von Klebeband. Klebeband ist nicht dafür gemacht, mehrmals benutzt zu werden. Es klebt beim ersten Mal am besten. Sie können das Klebeband wieder lösen und erneut aufkleben, und es wird halten – aber bei jedem Mal schlechter. Wenn Sie das Experiment weiter so fortsetzen, wird das

Klebeband irgendwann gar nicht mehr kleben. Der Klebstoff ist aufgebraucht. Gott will, dass die Verbindung zwischen zwei Menschen die stärkste ist, die möglich ist. Deshalb stellt Paulus klar, dass der Körper nicht für die Unzucht gemacht ist.[15]

Verstehen Sie die Analogie? Die Einheit, die Sie mit einem anderen Menschen erleben können, wird beeinträchtigt, wenn Sie ein Stück von sich weggeben. In den Medien hören wir oft, dass Sex nichts weiter als ein kurzes Intermezzo zwischen zwei Menschen ist. Aber Sex ist viel mehr – nicht nur sexuelle Erfüllung. Sex bedeutet auch, sich mit dem anderen auf emotionaler und seelischer Ebene verbunden zu fühlen. Wenn Sie mit jemandem schlafen, mit dem Sie nicht verheiratet sind, dann geben Sie ein Stück von sich her. Sie untergraben Gottes Plan dafür, in der Ehe mit Ihrem Partner eins zu werden.

Wie kann ich mich auf meine Hochzeitsnacht vorbereiten?

Ich sage immer wieder: Das Schlimmste für die Hochzeitsnacht ist die Hochzeit. Lassen Sie nicht Tante Gertrude und Onkel Erwin bestimmen, wann die Trauung stattfinden soll. Sie werden versuchen, Ihnen Schuldgefühle zu machen, so dass Sie aus Scham das tun, was sie wollen. Bei der Hochzeit geht es um Sie. Sie sind das Zentrum. Wählen Sie ein Uhrzeit, die Ihnen gut passt. Wenn Sie um 14 Uhr getraut werden, drei Stunden lang Fotos machen und dann bis Mitternacht tanzen, werden Sie absolut erschöpft in Ihr Hotelzimmer stolpern. Sie werden kaum Kraft für Sex haben!

Jungen Männern sage ich, dass sie in der Hochzeitsnacht wahrscheinlich erschöpft sein werden. Sie werden schnell erregt sein, aber vielleicht nur 20 oder 30 Sekunden durchhalten und dann mit sich selbst unzufrieden sein. Aber es gibt Übungen für junge Männer, um sich auf die Hochzeitsnacht vorzubereiten und sich besser unter Kontrolle zu haben. Reden Sie mit Ihrem Arzt. Lassen Sie sich untersuchen.

Frauen beschweren sich oft darüber, dass ihr erstes Mal unangenehm und schmerzvoll ist – sowohl Braut wie Bräutigam sollten sich darüber informieren, dass das normal ist. Wenn Paare sich aber in den Tagen vor der Hochzeit gegenseitig Wertschätzung zeigen, Sicherheitsgefühl aufbauen und Intimität erleben, können sie in der Hochzeitsnacht immer noch ein wunderbares Erlebnis haben, sich einander verbunden und sexuell erfüllt fühlen – auch wenn es die ersten Male leichte Schmerzen gibt. (Sollten die Schmerzen der Frau länger als ein paar Tage andauern, suchen Sie Ihren Arzt auf.)

Ich erinnere mich an ein Paar, das vor der Ehe in meiner Beratung war. Sie waren beide noch unberührt – sie hatten sich füreinander aufgehoben. Sie waren wegen der Hochzeit, der Hochzeitsnacht und allem anderen sehr aufgeregt. Nach zwei Monaten Ehe ging es ihnen nicht mehr besonders gut. Beim Sex bekam er seinen Samenerguss, rollte sich auf die Seite und schlief ein. Sie hatte nie einen Orgasmus. Sie dachte: *Wenn das alles ist, was Sex zu bieten hat: Vergiss es.* Und ich dachte, Sex wäre phänomenal.

Ich musste ihn beraten. Ich musste mich mit ihm unter vier Augen hinsetzen und ihm erklären, wie er seine Frau befriedigen konnte. Er wusste es nicht – niemand hatte es ihm jemals erklärt. Sie wollte keinen Sex mehr mit ihm haben, also riet ich ihm, sie nicht mehr zu bedrängen, sondern zu warten, bis sie zu ihm kam und dann *dies* und *das* mit ihr zu machen. Ich erklärte ihm einige Sachen, die er machen könnte.

Eine Woche später rief er mich an und sagte: »Du bist ein Genie.«

Fragen zur Lust auf Sex und zu sexuellen Reizen

Was kann ich tun, um mich selbst vor sexuellen Reizen zu schützen?

Männer neigen dazu, Frauen erobern zu wollen und sie als Herausforderungen zu sehen, die es zu bewältigen gilt, um ihren Sexualtrieb befriedigen zu können. Wir denken, dass jemand anderes, der im Moment nicht zur Verfügung steht, uns glücklicher machen kann. Oft existiert dieser »jemand« nur in unserer Vorstellung. Selbst wenn diese Person wirklich existiert, ordnen wir ihr unrealistische Charakterzüge zu. Unsere Anziehung konzentriert sich üblicherweise auf sexuelle Reize, weil wir uns vorstellen, wie aufregend und wunderbar erfüllend es wäre, diesen Menschen in den Armen zu halten. Männer können auch ganz verrückt auf Sportveranstaltungen und nach einer Niederlage ganz deprimiert sein.

Frauen sehnen sich nach anderen Männern, wenn ihre Ehebeziehung schwierig ist. Aber Frauen wünschen sich auch leidenschaftlich gern Schmuck, Möbel, Häuser und viele andere Dinge.

Wir alle haben bestimmte Begierden und sehnen uns weniger nach Gott, wenn wir im Leben den maximalen Spaß und die maximale Aufregung wollen. Das ist ein ganz normales weltliches System, dem viele Menschen Glauben schenken. Das einzige Problem daran ist, dass wir, wenn wir Freunde dieser Welt sind, nicht Gottes Freunde sein können. Wir müssen uns zwischen der Freundschaft mit dem, der alles Leben erschaffen hat, und den leeren Überzeugungen der Welt entscheiden. Ich habe mit einigen Menschen gesprochen, die in Affären verwickelt waren oder dabei waren, eine einzugehen, weil sie dachten, dass die Kirschen in Nachbars Garten besser wären. Ich sage dann einfach: »Es scheint so aufregend, weil du mit diesem Menschen keine Kinder hast, die du großziehen musst. Du hast keine Rechnungen, die auf dir lasten. Du mähst nicht den Rasen mit ihr.«

Es ist leicht zu glauben, dass man nur einen Menschen verlassen und zum nächsten gehen kann, und alles ist besser. Das funktioniert so nicht – alle Ihre Erwartungen, Probleme und Sorgen werden Ihnen folgen.

Männer sind oft wie Welpen. Wie verhalten Sie sich, wenn Sie einen Welpen sehen? Ihre Stimme wird plötzlich höher und Sie sagen: »So ein süßer Hund.« Wenn Sie diese Worte sagen, sind wir genauso aufgeregt wie der Welpe: Wir wedeln mit dem Schwanz und warten darauf, was wir als Nächstes tun dürfen. Wir wollen Sie beeindrucken. Denken Sie daran, dass Männer gar nicht wissen, dass es ein Problem in der Beziehung gibt, bis Sie es ansprechen. Männer, das sollte uns wirklich schockieren! Es wollte uns wachrütteln, dass die meisten Frauen uns nicht noch einmal heiraten würden, wenn sie wieder die Wahl hätten.

Ich weiß nicht, wie viele Paare sich auf einer Party kennenlernen. Die Chance, jemanden, den Sie auf einer Party kennengelernt haben, zu heiraten, ist nicht besonders groß. Jemand, der unter Alkoholeinfluss steht, gibt mehr von sich preis, als er versteckt. Sie sehen die lustige Seite an diesem Menschen. Aber wenn zwei Menschen heiraten, dauert es meist nicht lange, bevor Rechnungen, Jobs und Kinder die Realität bestimmen. Die Party ist vorbei und sie fragen sich: *Was habe ich getan?* Sie waren nicht richtig auf das Eheversprechen vorbereitet.

Wie können Sie sich also vor sexueller Begierde schützen? Für mich selbst habe ich herausgefunden, dass es mir am meisten hilft, wenn ich meiner Frau gegenüber absolut offen bin. Eine zweite, sehr wirksame Strategie ist das Gebet. Wenn mir eine attraktive Frau begegnet, bete ich für sie. Ich gehe davon aus, dass jede Frau, die ich treffe, einen Vater hat, der sie nicht geliebt hat. Ich denke, sie hat wahrscheinlich einen Ehemann, der sich nicht um sie kümmert. Ihr Chef behandelt sie schlecht. Ich bete: »Vater, ich bete, dass sie heute erfährt, wie deine Liebe ist.« Es ist vergleichbar mit dem Gebot, wie wir unsere Feinde behandeln sollen. Wenn Sie für Ihre Feinde beten und ihnen Gutes wünschen, können Sie kaum noch schlecht über sie denken. Es fällt genauso schwer, eine Frau sexuell zu begehren, für die Sie beten und deren Leben Sie Gottes Liebe wünschen.

Wie gehen Sie mit sexueller Begierde und sexuellen Reizen um?

Vor kurzem war ich (Gary) außerhalb der Stadt unterwegs und wollte ein paar Kilometer an einer ruhigen Straße entlanglaufen. Es dauerte nicht lange und ein hübsches Mädchen mit sehr kurzen Hosen – kürzer geht es gar nicht – sowie einem sehr freizügigen Trägerhemd joggte an mir vorüber. Als sie vorbei war, fragte ich mich: *Wieso habe ich, im Alter von 65 Jahren, immer noch lustvolle Gedanken? Wann wird es aufhören, dass ich so leicht reizbar bin, als wäre ich noch 16 Jahre alt?* Mir fiel ein: Wenn alle meine Gefühle und Reaktionen mit den Überzeugungen zu tun haben, die ich in meinem Herzen trage, dann geht es hier vielleicht um etwas, das ich schon seit meiner Kindheit unbewusst glaube. Ich weiß, dass wir Gott immer um Weisheit bitten können. Wir können mit ihm über alles reden, ohne dass wir uns schämen müssten. Also wollte ich Gott fragen, wo meine Probleme mit sexueller Versuchung herkamen.

Innerhalb von Minuten holte mich die Erkenntnis ein. Mein Vater und meine älteren Geschwister hatten – so schien es –

sehr nach ihren eigenen Bedürfnissen gelebt, egal wie die Bedürfnisse oder Gefühle der Menschen um sie herum aussahen. Ihre größte Aufmerksamkeit galt dem Angeln, Jagen, Filmen, Essen, Frauen, Sex, Affären, Wettspielen, Urlaub, Wassersport, Skifahren – allem, was Spaß macht. Ich wuchs also mit der Grundüberzeugung auf, dass es im Leben um meinen Spaß und meine Befriedigung ging. Ohne dass ich es bewusst merkte, schlich sich diese Überzeugung in mein Herz.

Mir fielen sofort Bibelverse ein, die vom Gegensätzlichen sprachen. Einer davon steht in Galater 5,13: »Ihr seid berufen, liebe Freunde, in Freiheit zu leben – nicht in der Freiheit, euren sündigen Neigungen nachzugeben, sondern in der Freiheit, einander in Liebe zu dienen.« Meine Freiheit in Christus wurde mir nicht gegeben, damit ich meiner sexuellen Lust nachgeben sollte, sondern damit ich anderen dienen kann, in dem ich ihnen die Liebe gebe, die ich mir auch selbst wünsche. Der Fokus liegt nicht auf mir und meiner Bedürfnisbefriedigung, sondern darauf, das Beste für andere zu wollen. Anstatt mir selbst zu dienen, kann ich anderen dienen.

Wenn wir die Einstellung verinnerlichen, dass wir hier sind, um anderen zu dienen – so wie Christus es getan hat –, dann werden alle Aspekte unseres Lebens davon beeinflusst. Auf meinem Spaziergang an diesem Morgen wiederholte ich Galater 5,13 wieder und wieder, damit das Prinzip des Dienens wirklich Platz in meinem Herzen fand und den Egoismus der lustvollen Gedanken ersetzte. Jeden Tag dachte ich mehr an andere. Ich begann, mehr zu schauen, wie ich ihnen in Liebe dienen kann, anstatt sie als Mittel zu sehen, um meine Bedürfnisse zu befriedigen. Ich konzentrierte mich darauf, Gottes Wort in meinem Herzen Raum zu geben, und war überrascht, wie schnell und leicht sich mein Verhalten änderte. Innerhalb von zwei Wochen, in denen ich diesen Vers von morgens bis abends wiederholt hatte, verschwanden meine lustvollen Gedanken.

Wenn mich heute ein lustvoller Gedanke zu erreichen sucht, sage ich zu Gott: »Ich war früher so lustorientiert, Herr, aber du hast mir die Kraft gegeben, anderen durch deine Liebe zu dienen.« Anstatt mich meinen Fantasien über eine Frau hinzugeben, stelle ich mir vor, wie sehr Gott sie liebt. Und ich hoffe, sie wird eines Tages dieses Buch lesen, um das Beste, was Gott ihr im Leben geben kann, zu entdecken.

Inwieweit sollte ich mein Lust-Problem mit meiner Frau besprechen?

Sprechen Sie über Tendenzen, keine Details. Dass meine (Ted) Frau Amy mehr über das männliche Gehirn erfahren hat (siehe Kapitel 4), war mit das Beste, das in unserer Ehe und meinem Leben passieren konnte. Ich möchte, dass sie weiß, was mich sexuell reizt. Bevor ich auf eine Predigtreise übers Wochenende wegfahre, sagt Amy: »Ich werde dich sexuell befriedigt auf den Weg schicken, damit du keine Probleme mit Versuchung und Begierde hast.« Meistens haben wir kurz vor der Abreise einen Quickie.

Wenn Sie dieses Problem mit Ihrer Partnerin besprechen, sprechen Sie auch an, wie Sie Gottes Führung suchen, um besser damit umgehen zu können. An die Ladys: Ihre Männer haben sexuelle Gelüste – oder sie haben ein anderes Problem. Doch wenn Gott ihnen dieselbe Freiheit schenkt, wie auch meinem Co-Autoren Gary, werden Sie große Veränderungen erleben. Die meisten Männer haben sexuelle Begierden – das ist die Realität. Die Frage ist nur: Wollen Sie die Einzelheiten wirklich wissen? Die Antwort sollte nein sein. Ihr Mann sollte sich einen anderen Mann suchen, der ihn auf seinem Weg begleitet. Mit einem anderen Mann kann er die Einzelheiten seines Problems auf eine gute Weise besprechen. Ich kannte einmal einen Mann, der diesen Ratschlag nicht beherzigte. Er erzählte seiner Frau alles. Auf einmal konnten sie nicht einmal mehr zusammen fernsehen. Eines Abends schauten sie sich Eiskunstlaufen an und sie sagte: »Ich weiß, dass du diese Läuferin begehrst.« Und schaltete ein anderes Programm ein. Es ist nicht gut, in die Einzelheiten zu gehen.

Ist Masturbation okay?

Gibt es Sünde, die Sie in Ihrem Kopf begehen können? Salomo sagte zu seinem Sohn: »Trink Wasser aus deinem eigenen Brunnen; liebe nur deine eigene Ehefrau. Warum solltest du das Wasser deiner Quelle nach draußen vergießen und dich mit anderen Frauen einlassen? Du solltest es für dich behalten und es nicht mit Fremden teilen« (Sprüche 5,15-17). Das gilt auch für Ihre Gedanken.

Bei Masturbation geht es nicht darum, was körperlich passiert, sondern darum, was in Ihrem Kopf vor sich geht. Auch wenn sowohl Frauen als auch Männer masturbieren, sind es die Männer, die immer davon reden. Sie sagen: »Die Bibel erwähnt Masturbation gar nicht. Also kann es nicht falsch sein. Ich brauche Erleichterung.« Aber woran denken Sie, wenn Sie masturbieren? Paulus sagt in Kolosser 3,5-8:

> Deshalb sollt ihr die Schwächen der Welt in euch abtöten: Haltet euch fern von Unzucht [das heißt: Sex außerhalb der Ehe; daher kommt das Wort »Pornografie«, von *porneia*], Unreinheit, Zügellosigkeit [Paulus spricht nicht nur über physische sexuelle Unzucht, sondern auch über die Gedanken, die wir im Kopf haben und benutzt das Wort *pathos* – »lustvolles Begehren«] und falschen Leidenschaften. Seid nicht geldgierig, denn das ist Götzendienst. Wer so lebt, den wird Gottes schrecklicher Zorn treffen. Früher, als euer Leben noch von

> dieser Welt geprägt war, habt ihr euch so verhalten. Doch jetzt ist es an der Zeit, Ärger, Zorn, Bosheit, Verleumdung und schmutzige Reden aufzugeben.

Gott hat Sex für zwei Menschen geschaffen und nicht für einen. Ich weiß, dass es schwer ist, aber Sie müssen vor Gott zugeben, dass Sie schwach sind, dass Sie nicht aufhören können, sich Sex mit anderen Frauen vorzustellen und zu masturbieren. Denken Sie daran, dass Gott »treu und gerecht [ist], dass er uns vergibt und uns von allem Bösen reinigt« (1. Johannes 1,9). Er ist der Einzige, der Sie rein machen und Ihnen durch den Heiligen Geist sowie die Kraft seines lebendigen Wortes Freiheit schenken kann. Gottes Gnade rettet sie, nicht Ihre eigenen Anstrengungen. Erlauben Sie ihm, Ihnen seine Worte so ins Herz zu legen, wie Sie es brauchen. Lassen Sie zu, dass er sich Ihrer annimmt. Dafür ist sein Sohn für Sie und mich gestorben.

Aber ist Masturbieren okay, wenn meine Frau und ich nicht zusammen sein können?

Da die Bibel keine direkte Aussage zu diesem Thema trifft, müssen wir andere biblische Prinzipien zu Rate ziehen und im Gebet Gottes Willen für uns herausfinden. Bei Masturbation sollte sich ein Paar folgende vier Fragen stellen:

Erstens: Hält uns die Selbstbefriedigung davon ab, sexuell füreinander da zu sein? Wenn ein Partner masturbiert und deshalb keinen Sex mit dem anderen will, dann verletzt dieses Verhalten die Beziehung.

Zweitens: Hat Masturbation mit sexuellem Begehren zu tun? Das ist wirklich die Schlüsselfrage. Fragen Sie sich: Habe ich von Gott die Freiheit geschenkt bekommen, nicht zu masturbieren? Stelle ich mir Sex mit anderen vor, um meine eigenes sexuelles Begehren zu stillen? In anderen Worten:

Wie frei sind Sie? Sie können auf verschiedenen Ebenen Begehren verspüren. Begehren bedeutet, dass wir etwas oder einen Menschen wollen, was oder den wir im Moment nicht haben. Selbstbefriedigung geht meist damit einher, dass man sich nach einem Menschen sehnt, der nicht der eigene Partner ist und dessen Körper wir sexuell anziehend finden – und das ist aus Gottes Sicht absolut falsch. Es ist möglich, dass Selbstbefriedigung eine rein physische Reaktion auf sexuelle Anspannung ist – ohne, dass man an überhaupt jemanden denkt, oder dass man dabei an Sex mit dem eigenen Partner oder der eigenen Partnerin denkt. In diesem Falle geht es nicht um Begehren. Aber seien wir einmal ehrlich: Wie viele Männer haben so viel innere Stärke, dass sie nur ihre eigene Frau begehren? Wenn Sie dazugehören, dann preisen Sie Gott.

Drittens: Ist Masturbation für Sie eine Sucht? Jemand, der davon kontrolliert wird, ist abhängig. Viele Verhaltensweisen können sich zu einer Sucht entwickeln und werden so zur Sünde. Paulus sagt: »Es ist alles erlaubt« – aber ich werde von nichts beherrscht (1. Korinther 10,23-31).

Viertens: Ist Ihre Selbstbefriedigung Missbrauch an Ihnen selbst? Es kann vorkommen, dass Menschen, die in ihrer Vergangenheit missbraucht wurden, sich selbst physisch oder emotional misshandeln, wenn sie sich selbst befriedigen. Das ist immer falsch. Unser Körper ist ein Tempel für den Heiligen Geist. Er sollte beschützt werden, und wir sollten uns um ihn kümmern.

Unsere Sexualtrieb sollte uns niemals beherrschen. Trotzdem ist der menschliche Sexualtrieb etwas Natürliches, das uns von Gott gegeben wurde. Wenn Sie diese beiden Aspekte beachten und im Gleichgewicht halten, können Sie besser entscheiden, wie Sie mit Masturbation in Ihrer Ehe umgehen wollen.

Fragen zu Sex in der Ehe

Wie oft ist es gesund für ein Paar, Sex zu haben? Wie oft sollten wir es tun?

Wenn Sie erst frisch verheiratet sind, wird es ziemlich oft sein. Ich habe hunderten von älteren Paaren diese Frage gestellt, als ich für dieses Buch recherchiert habe. Ihre Antwort: zwei oder dreimal im Monat, aber dann ist es heißer Sex. Für Menschen im mittleren Alter kann es zwei bis dreimal in der Woche sein. Aber es gibt zu viele Faktoren, die das Ganze beeinflussen, als dass ich Ihnen eine mathematische Formel für gesunden Sex präsentieren könnte.

Wenn Sie Ihre Beziehung nicht pflegen, dann wird Ihre Einheit mit Ihrem Partner darunter leiden und ich kann Ihnen versprechen, dass Ihr Sexleben abflacht. Sex ist nicht mehr aufregend und attraktiv. Wenn Sie Ihre Beziehung pflegen, wird sich automatisch Intimität einstellen.

Vergessen Sie nicht, wie viele Männer mit ihrer Partnerin keinen Sex mehr haben wollen oder können, jedoch effektiv beim Masturbieren Begehren für eine andere Frau empfinden. In keinem Alter bedeutet es das Ende einer Ehe oder dass es überhaupt keine körperliche Zuneigung mehr gibt, wenn der Sex aufgehört hat. Ich (Gary) bin jetzt 68. Meine Frau und ich können einander noch sehr viel körperliche Zuneigung geben, aber durch die Medikamente, die ich seit meinem Herzinfarkt und einer Nierentransplantation nehmen muss, können wir keinen Sex mehr haben.

Einer unserer Freunde erzählt uns, dass er operiert werden würde. Das sei der »Tod« seines Sexlebens. Norma sagte ihm mitfühlend: »Das tut mir leid, aber jetzt wirst du wie ein sterilisierter Hund sein – die sind meist viel zahmer nach der OP.«

Er lächelte, auch wenn er ihren Kommentar nicht wirklich gut fand.

Ich selbst bin begeistert, wie Gottes Wort mich verändert und mir die Freiheit gegeben hat, andere ohne Hintergedanken oder Begehren zu lieben. Ich fühle mich wirklich frei, andere zu lieben, indem ich herausfinde, wie ich ihnen dienen kann – und das mehr als jemals zuvor. Ich fühle mich, als wäre ich 40, und jeder Tag ist neu, an dem ich Gott und andere neu lieben kann.

Ist Oralsex okay?

Okay? Er ist phänomenal! Oralsex ist eines der besten Geschenke für einen Mann und eine Frau, die sich leidenschaftlich lieben. Aber denken Sie immer daran, dass die Frau bestimmt, wie weit Sie im Schlafzimmer gehen können. Beide müssen sich dabei wohlfühlen.

Wie unser Freund Dr. Kevin Leman sagt: »Mr. Happy möchte geküsst werden.«

Ist Analsex okay?

Analsex kann sehr gefährlich sein. Die Haut des Anus ist viel empfindlicher und zarter als die Haut der Vagina. Diese Praktik kann schwere gesundheitliche Folgen haben. Wir empfehlen sie nicht.

Eine wichtige Frage an einen Partner, der Analsex vorschlägt, ist: »Warum?« Ist der andere Sex nicht kreativ genug? Kam diese Idee außerhalb der Ehe, vielleicht durch Pornografie, auf? Es gibt viele Möglichkeiten, die Leidenschaft wieder in Ihr Sexleben zu holen, ohne Analsex zu praktizieren.

Ist es in Ordnung, als Paar gemeinsam Pornografie zu schauen?

Nein. Kreativität macht einen großen Teil des Sexlebens aus, wie wir in Kapitel 9 besprochen haben. Wenn Sex als Vehikel für den Orgasmus gesehen wird und nicht als Möglichkeit, mit dem anderen eins zu werden, dann verliert er seine Spontaneität, die Aufregung und alles, was Gott sich darunter vorgestellt hat.

Was können Sie tun, wenn das Sexleben langweilig wird? Manchmal höre ich (Ted) Männer sagen, dass sie einfach kein Interesse mehr an Sex haben. Meistens glaube ich ihnen nicht. Wenn sich ein Mann bei seiner Frau keine Erleichterung holt, dann holt er sie sich anderswo oder er befriedigt sich selbst. Manchmal wollen Paare wieder Schwung in ihr Sexleben bringen, indem sie sich Pornografie anschauen. Sie sagen sich: »Da mein Körper dich nicht mehr erregt und dein Körper mich nicht mehr erregt bzw. du meine emotionalen Bedürfnisse nicht erfüllst, schauen wir uns Pornografie an. Lass uns ein Video ausleihen und es zusammen anschauen.«

Sexuelle Unzucht zerstört jedoch unser geistliches Wachstum. Sie wollen nur das Bild Ihrer Frau oder Ihres Mannes in Ihrem Kopf haben, wenn Sie Sex haben. Denken Sie darüber nach. Wenn Sie mit Ihrem Partner oder Ihrer Partnerin im Bett sind, das Licht aus ist und die Augen geschlossen sind, dann wollen Sie doch sicher nicht, dass er oder sie an jemanden anderes denkt. Sobald Sie Pornografie in Ihr Leben lassen, öffnen Sie sich für eine Sucht, die Ihre Beziehung untergraben kann.

Werden Sie sich dessen bewusst, dass Sie mit Ihrer Partnerin oder Ihrem Partner nicht die Intimität entwickeln können, für die Gott Sie geschaffen hat, wenn Sie an einen Hollywood-Star denken. Auch Soft-Pornos schaffen schon unrealistische Erwartungen. Ihr Partner wird mit all den Kameras, dem Licht und dem Glamour nicht mithalten können. Es ist wichtig, dass Sie solche unrealistischen Erwartungen erst gar nicht aufbauen.

Denken Sie daran, dass Sex nur ein Gradmesser für Ihre Ehe ist. Wenn es im Schlafzimmer nicht heiß hergeht, müssen Sie dafür nicht Pornografie schauen. Denken Sie sich stattdessen etwas Kreatives aus! Ladys, machen Sie von sich eine Polaroid-Aufnahme und lassen Sie sie irgendwo liegen, wo sie Ihr Mann finden kann (aber nur Ihr Mann!). Das ist absolut okay!

Ladys, ziehen Sie sich morgens langsam vor ihm an. Verstecken Sie sich nicht. Lassen Sie ihn sehen, wie Sie sich anziehen. Beeilen Sie sich nicht; nehmen Sie sich Zeit. Abends werden Kerzen Ihre besten Freunde. Sie sorgen für eine warme Atmosphäre im Zimmer, so dass Sie sich vor Ihrem Mann wohlfühlen können.

Lesen Sie Kapitel 9 zum Thema Kreativität noch einmal! Denken Sie daran, dass das Schlafzimmer nicht der einzige Ort ist, an dem Sie Sex haben können. Die Küche ist ein guter Ort. Das Wohnzimmer. Das Esszimmer. Gehen Sie aus dem Haus, an Orte, wo es passt. Sie können viele Sachen machen, ohne ein anderes Paar auf Video in Ihr Sexleben zu holen.

Männer, die beste Art, um Sex kreativ zu halten, ist: Seien Sie außerhalb des Schlafzimmers aufmerksam. Reden Sie mit ihr. Sie steht auf zärtliche Gesten und Berührungen, die nicht sexuell geprägt sind. Ihre Energie und ihr Sexualtrieb hängen zusammen.

Ist es okay, wenn mein Mann und ich uns beim Sex filmen?

Wir wollen eine ernste Warnung aussprechen. Das Ehebett ist eine private Sache und sollte geschützt werden. Wenn Ihr Filmmaterial von niemandem anders als Ihnen selbst gesehen wird, können wir kein definitives Nein aussprechen. Aber sobald die Möglichkeit besteht, dass es von jemand anderem, vor allem Kindern, gesehen wird, dann ist die Antwort definitiv Nein. Es ist besser, dabei kein Risiko einzugehen.

Wie wehre ich mich gegen Internet-Pornografie?

Es gibt fünf Möglichkeiten, sich gegen Internet-Pornografie und das eigene Begehren stark zu machen.

Erstens: Rufen Sie sich die negativen Konsequenzen ins Bewusstsein, auch wenn Sie schon lustvolle Gedanken haben:

- Verlust von Vertrauen
- Verlust der Ehe
- Verlust der Position in der Gemeinde
- Verlust der Familie
- Nicht rückgängig zu machender Schaden in Beziehungen

Zweitens: Lernen Sie Bibelverse auswendig, die sich speziell mit sexueller Freiheit beschäftigen. Danach bitten Sie Gott immer wieder, Ihr Leben mit diesen Versen in Einklang zu bringen:

- Matthäus 6,13
- Römer 6,6
- 1. Korinther 10,13
- Kolosser 3,5
- 1. Petrus 2,11
- 1. Petrus 4,2

Drittens: Besonders für Männer: Seien Sie auf der Hut vor dem Teufelskreis, der sich aus Begierde und Wut entwickeln kann. Viele Männer empfinden dann besonders großes Begehren, wenn Sie zu Hause oder bei der Arbeit ein Problem haben. Wenn Sie Ihrem Begehren dann folgen, bricht es diesen Kreislauf jedoch nicht auf – sondern er wird noch stärker. Das heißt, jetzt sind Sie nicht nur wütend und deprimiert, weil Sie zu Hause oder bei der Arbeit ein Problem haben, sondern Sie ärgern sich auch über Ihre fehlende Selbstkontrolle. Und noch oben drauf – wenn Sie Christ sind – zeigt Ihnen der Heilige Geist, dass Sie sündig geworden sind. Im biblischen Sinne wirklich umzukehren, ist gut. Über sich selbst wütend zu werden und zu schwören, dass es nie wieder passieren wird, wird jedoch nicht viel bringen.

Viertens: Verbannen Sie Ihren Computer. Wenn Sie für die Arbeit einen Computer brauchen, dann installieren Sie sich entsprechende Filterprogramme und suchen sich eine andere Person, vielleicht Ihren Pastor, einen Freund oder eine Gruppe, vor der Sie Rechenschaft ablegen und die Ihren Computer überprüft. Vor jemand anderem Rechenschaft ablegen zu müssen, ist eine Schlüsselstrategie, um von einer zerstörerischen Sucht loszukommen.

Denken Sie auch darüber nach, ob Sie sich vielleicht einer Selbsthilfegruppe anschließen. Eine Sucht zu bekämpfen, ist ein langwieriger Prozess.

Darf mein Partner oder meine Partnerin sich von mir scheiden lassen, weil ich pornografiesüchtig bin?

Eine Sucht kann eine Ehe zerstören. Wenn ein Mann sich durch Pornografie sexuell stimuliert, fühlt sich die Frau zurückgewiesen, unattraktiv, abgelehnt – die Liste der Emotionen könnte so fortgesetzt werden. Ihre Befriedigung, die Sie aus Ihrer Sucht bekommen, hat Ihr sexuelles Begehren für Ihre Frau eingeschränkt. Frauen sehnen sich nach einer emotionalen Verbindung zu Ihren Männern. Ihre Frau hat keine Verbindung mit Ihnen. Ich beschreibe all das, damit Sie sehen können, wie zerstörerisch diese Sucht für eine Ehe ist. Sie müssen sich Hilfe suchen und eine Person, der Sie Rechenschaft ablegen, damit Ihre Ehe heilen kann.

In Matthäus 19,9 steht, dass wir uns nicht scheiden lassen sollen, außer es geht um Ehebruch. Das Wort für Ehebruch ist *porneia*. Es bedeutet, dass jemand über längere Zeit hinweg unnachgiebig und ohne Reue fremdgeht. Begehren und sexuelle Lust wurden noch nie in der Bibel als Scheidungsgründe angegeben.

Die Scheidung zu vermeiden, sollte nicht Ihr Ziel sein. Ihre erste Priorität sollte sein, sich von Ihrer Sucht zu befreien. Arbeiten Sie an sich selbst, bevor Sie daran arbeiten, Ihre Frau zurückzugewinnen. Machen Sie nicht Ihre Frau oder jemanden anders für Ihr Unglück verantwortlich. Nur Sie allein tragen die Verantwortung für Ihre Sucht.

Mit Gottes Hilfe können Sie es schaffen. Reine Willenskraft wird nicht ausreichen. Sie brauchen die Kraft von Christus, die durch Sie fließt. Alles ist möglich durch Christus, der Ihnen die Kraft gibt, die Sie brauchen (siehe Philipper 4,13).

Beginnen Sie bei sich. Arbeiten Sie dann an Ihrer Ehe.

Ich bin in einem Elternhaus aufgewachsen, wo nicht einmal das Wort »Sex« ausgesprochen werden durfte. Wie kann es mir gelingen, eine gesunde Sicht auf Sex zu entwickeln?

Einige Eltern machen das Thema Sex zu etwas, wofür man sich schämen muss, weil sie die Unschuld ihrer Kinder bewahren wollen. Sie benutzen Code-Wörter und sprechen mit großer Schüchternheit und wenig Einzelheiten über das Thema. Wer so aufwächst, glaubt später oft, dass Sex etwas Unaussprechliches und Schmutziges ist.

Gott ist heilig. Gott hat Sex geschaffen. Er will, dass Sie ihn genießen. Ich als Pastor sorge mich um das Sexleben jedes Gemeindemitglieds. Ich wünsche mir, dass jeder Einzelne in einem biblischen Kontext großartigen Sex hat. Diejenigen Paare in unserer Gemeinde, die guten, beiderseits befriedigenden Sex haben, haben auch die stärksten Ehen.

Es gibt vier Schritte, in denen Sie gesunde Überzeugungen zum Thema Sex entwickeln können:

Lesen Sie. Sie haben schon damit angefangen, indem Sie dieses Buch gelesen haben. Ich hoffe, Sie haben neue Erkenntnisse über sexuelle Intimität gewonnen, die direkt aus der Bibel kommen und die Sie vorher nicht kannten.

Reden Sie darüber. Fangen Sie mit Ihrer Partnerin oder Ihrem Partner oder Ihrer Zukünftigen oder Ihrem Zukünftigen an. Reden Sie mit Ihren Kindern. Diskutieren Sie mit engen Freunden oder innerhalb eines Bibelstudiums über sexuelle Intimität. Gesunde Gespräche fördern gesunde Überzeugungen.

Hören Sie auf zu schweigen. Wir müssen Sex wieder zu einem Thema machen, das in Gemeinden und Elternhäusern besprochen wird, und nicht von Hollywood oder in den Schulen.

Suchen Sie sich Hilfe. Fragen Sie einen Pastor oder Therapeuten. Vielleicht brauchen Sie mehr Hilfe, als einige Bücher und Freunde Ihnen geben können. Suchen Sie sich eine gute Beratungsstelle, die auf Basis der Bibel berät.

Wie sprechen wir mit unseren Kindern über Sex?

Ich denke, die beste Art mit Kindern über Sex zu reden, ist mit Liebe, Ehrlichkeit und Geduld und begleitet von Gebet.

Viel zu oft benutzen Eltern Code-Wörter – eine Gewohnheit, die meist entsteht, wenn die Kinder noch klein sind.

Meine vierjährige Tochter Corynn stellt viele Fragen. Einige davon haben auch mit Sexualität zu tun. »Was ist das, was Carson da hat?«, fragt sie. Anstatt zu sagen: Das ist sein »Pullermann« oder sein »Schniedelwutz« oder sein »Piephahn«, sage ich ihr: »Das ist der Penis deines Bruders.«

Es ist wichtig zu verstehen und auch zu kommunizieren, was angebracht ist und was nicht. Wenn wir jedoch Code-Wörter benutzen und die Wahrheit hinter Bienchen und Störchen zu verstecken suchen, rauben wir unseren Kindern die Möglichkeit, sich so zu entdecken, wie Gott sie geschaffen hat.

Vor Kurzem, als ich mit meiner Tochter spazieren ging, sagte sie plötzlich:

»Das ist auch ein Mädchen, stimmt's, Papa?«

»Ja, das ist ein Mädchen«, antwortete ich.

»Sie hat Brüste. Ich habe keine«, sagte sie.

»Eines Tages wirst du auch einen BH kaufen!«, antwortete ich. »Das wird sicherlich ganz aufregend, wenn sich in etwa zehn Jahren deine Brüste ausbilden.«

Meine Tochter kennt noch nicht den Unterschied zwischen zehn Jahren und zehn Minuten, also schaut sie immer wieder nach, ob sich schon etwas getan hat. Ich sage ihr, dass es noch eine Weile dauern wird.

In der Vorschulzeit entwickelt sich das Gehirn eines Kindes sehr schnell. Wenn Sie Ihren Kindern beibringen, dass sie sich für ihre Körper schämen müssen, auch wenn Sie es ganz subtil machen, dann werden sie noch Jahre später daran glauben. Deshalb ist es so wichtig, keine Code-Wörter zu benutzen und mit Ihren Kindern ehrlich zu sein.

Quellenangaben

1 Anne Moir und David Jessel. Brain-Sex: Der wahre Unterschied zwischen Mann und Frau. Düsseldorf: Econ, 1990/im Original: Brain Sex: The Real Difference between Men and Women. New York: A Delta Book/Dell Publishing, 1989, S. 9.

2 Ebenda. Im Original S. 5.

3 Robert Kohn. «Patterns of Hemispheric Specialization in Preschoolers". Neuropsychologia, 12:505, S. 12.

4 Louann Brizendine. Das weibliche Gehirn: Warum Frauen anders sind als Männer. Hamburg: Hoffmann und Campe, 2007/im Original: Louann Brizendine, M.D. The Female Brain. New York: Morgan Road Books, 2007, S. 15.

5 »Kissing«. Bits and Pieces. (25. Juli 1992), S. 4-5, zitiert auf Bible.org. 2007. http://www.bible.org/illus.php?topic_id=860 (Zugriff im August 2007).

6 Nick Hazell. »Finding Love Again with 100 Days of Sex. Career-Focused Couple's Radical Attempt to Revive Relationship". ABC News, 1. Juni 2007. http://abcnews.go.com/US/story?id=32 3072 (Zugriff im August 2007).

7 Premature Ejaculation. Wikipedia, the Free Encyclopedia, 26. August 2007. http://en.wikipedia.org/wiki/Premature_ejaculation (Zugriff im August 2007).

8 Abschnitt basiert auf »Role of Diet in Sex«. Levitra Bliss, 2006. http://www.levitrabliss.com/role_diet_in_sex.html (Zugriff im August 2007).

9 Kevin Leman. Licht an, Socken aus! Ein erfülltes Sexleben als Basis einer guten Ehe. Holzgerlingen: SCM Hänssler, 2005/im Original: Kevin Leman. Sheet Music: Uncovering the Secrets of Sexual Intimacy in Marriage. Carol Stream: Tyndale House Publishers, 2003. S. 129.

10 Catherine Hart Weber. »Redeeming Sexuality in Marriage«. Vortrag, Saddleback Community Church, Orange County, CA, 4. Oktober 1998.

11 »Sex and Spirituality«. Oprah.com. http://www.oprah.com/relationships/relationships_content.jhtml?contentId=con20 020 916_sexspirit.

xml&section=Sex&subsection=Sex (Zugriff im Oktober 2007).
12 Scott M. Stanley und Howard J. Markman. Marriage in the 90s: A Nationwide Random Phone Survey. PREP. Inc, 26. Mai 1997. http://www.prepinc.com/main/docs/marriage_90s_1997.pdf (Zugriff im August 2007).
13 frei übersetzt nach: Gary Smalley und John Trent. The Language of Love. How to Be Instantly Understood by Those You Love. Carol Stream: Tyndale House Publishers, new. ed. 2006. S. 20.
14 Judy Peres. »The 237 Reasons to Have Sex«. The Chicago Tribune, 1. August 2007. http://www.chicagotribune.com/news/chi-sex01aug01,0,649 209.story?page=1&coll=chi-newsopinion-hed (Zugriff im Oktober 2007).
15 Richard Dobbins. »Bonding«. Homemade (November 1987), zitiert auf Bible.org, 2007. http://www.bible.org/illus.php?topic_id=1392 (Zugriff am 24. August 2007).